脊椎脊髄外科テキスト

編集 高橋和久

南江堂

■ **編集者**
　高橋　和久　　千葉大学整形外科

■ **執筆者**（執筆順）
　高橋　和久　　千葉大学整形外科
　山崎　正志　　筑波大学医学医療系整形外科
　青木　保親　　東千葉メディカルセンター整形外科
　折田　純久　　千葉大学整形外科
　國府田正雄　　千葉大学整形外科
　豊根　知明　　昭和大学整形外科
　村田　泰章　　東京女子医科大学整形外科
　大鳥　精司　　千葉大学整形外科
　井上　　玄　　北里大学整形外科
　高相　晶士　　北里大学整形外科
　古矢　丈雄　　千葉大学整形外科
　新籾　正明　　帝京大学ちば総合医療センター整形外科
　小谷　俊明　　聖隷佐倉市民病院整形外科
　宮下　智大　　松戸市立病院整形外科
　大河　昭彦　　千葉医療センター整形外科
　板橋　　孝　　成田赤十字病院整形外科

序　文

　近年，インターネットなどの進歩に伴い，膨大かつ多様な情報が容易に入手可能となった．一方，提供された情報の正否を正確に吟味することは，個人には困難な場合が多い．脊椎脊髄外科領域においても状況は同様であり，進歩を続ける本領域の最新の知識を選択し，整理し，記載することは意義あることと思う．

　本書は脊椎脊髄外科を専門領域とする医師のテキストをめざし，近い将来整備が進められる脊椎脊髄外科専門医に必要な知識・技術をまとめることを目的とした．常に進歩を続ける本領域の最新の知識・技術を効率的にまとめるため，それぞれ千葉大学整形外科出身のエクスパートに分担執筆を依頼し，編集過程では成書としての可及的統一を図った．内容は「総論」「各論」に分け，「総論」では解剖・バイオメカニクスなどの臨床に直結した基礎的内容，診断・治療の知識，押さえておくべき病態をまとめた．「各論」は統一的な記載により，疾患概念，診断，治療の実際を中心に解説した．また，写真やシェーマを多く使用し，読者が理解しやすいよう配慮した．

　本書は脊椎脊髄外科専門医に求められる基本的知識，病態，診断，治療のポイントをまとめたものではあるが，本領域を専門としない整形外科医や他の診療科の方々にとっても，脊椎脊髄外科の最新の知識・技術の参考図書として必ずや役立つものと考える．医学・医療に関する教育・研究施設，病院，診療所などの医療施設には是非常備していただければ幸いである．

　本書の執筆にあたっては，各著者，編者は内容に関して慎重な吟味を行った．しかしながら，脊椎脊髄外科領域の進歩は速やかであり，記載内容が不十分なものもあるかも知れない．読者の皆様には率直なご教示をいただければ幸いである．最後に本書の刊行に際しては，株式会社南江堂の皆様に大変お世話になった．あらためて心よりの御礼を申し上げたい．

平成28年7月

高橋和久

目 次

I. 総論：基本編

A. 解剖と機能 ……………………………………………………………………………… 1
1. 脊椎の解剖とバイオメカニクス …………………………………… 高橋和久 …… 2
2. 脊髄の解剖と機能・血管支配 ……………………………………… 山崎正志 …… 11

B. 診断 …………………………………………………………………………… 青木保親 …… 25
1. 診断総論：脊椎脊髄疾患のみかた ………………………………………………… 26
2. 神経学的検査（高位・横位診断，神経支配，特徴的症候群） ……………… 32
3. 画像検査 ……………………………………………………………………………… 40
4. その他の検査法 ……………………………………………………………………… 51

C. 治療 ………………………………………………………………………………………… 57
1. 保存療法 …………………………………………………………… 折田純久 …… 58
2. 周術期管理 ………………………………………………………… 國府田正雄 …… 73

D. 押さえておくべき病態 ………………………………………………………………… 79
1. 感染症 ……………………………………………………………… 折田純久 …… 80
2. 骨粗鬆症 …………………………………………………………… 豊根知明 …… 83
3. 関節リウマチ ……………………………………………………… 村田泰章 …… 88
4. 急性痛・慢性痛 …………………………………………………… 大鳥精司 …… 92

II. 各論：疾患編

A. 外傷性疾患 ……………………………………………………………………………… 99
1. 脊椎損傷 …………………………………………………………… 井上 玄 …… 100
2. 脊髄損傷 …………………………………………………………… 國府田正雄 …… 110

B. 脊椎変性疾患 …………………………………………………………………………… 117
①先天異常・変形 …………………………………………………… 高相晶士 …… 117
1. 脊椎・脊髄に関連のある先天性奇形 …………………………………………… 118
2. 脊柱変形（主に思春期周辺とその他の脊柱変形） …………………………… 122
②変性疾患 ………………………………………………………………………………… 133
1. 変形性頚椎症 ……………………………………………………… 古矢丈雄 …… 134
2. 頚椎症性脊髄症 …………………………………………………… 古矢丈雄 …… 139
3. 頚椎症性筋萎縮症 ………………………………………………… 古矢丈雄 …… 142
4. 頚椎部屈曲性脊髄症 ……………………………………………… 古矢丈雄 …… 144
5. 脳性麻痺に合併した頚髄症 ……………………………………… 古矢丈雄 …… 147
6. 頚椎症性神経根症 ………………………………………………… 古矢丈雄 …… 152
7. 椎間板ヘルニア（頚椎，胸椎，腰椎） ………………………… 折田純久 …… 156
8. 靱帯骨化症（頚椎後縦靱帯，胸椎後縦靱帯，黄色靱帯） …… 新籾正明 …… 168

9. 頚肩腕症候群	小谷俊明	176
10. 腰部脊柱管狭窄症	大鳥精司	181
11. 腰椎すべり症	大鳥精司, 宮下智大	189
12. 透析脊椎症	村田泰章	196
13. 骨粗鬆症性椎体骨折	豊根知明	200

③. **炎症性疾患** ……………………………………村田泰章 …207
 1. 関節リウマチによる頚椎病変 …208
 2. 化膿性脊椎炎 …213
 3. 結核性脊椎炎 …217

C. **脊髄疾患・末梢神経疾患・血管疾患** …221
 1. 脊髄係留症候群 ……………………井上 玄 …222
 2. 脊髄空洞症 ……………………………井上 玄 …225
 3. 脊髄ヘルニア …………………………國府田正雄 …230
 4. 胸郭出口症候群 ………………………小谷俊明 …232
 5. 脊髄非腫瘍性病変 ……………………大河昭彦 …236
 6. 脊髄血管障害 …………………………板橋 孝 …242

D. **腫瘍性疾患** ……………………………………253
 1. 脊髄腫瘍 ………………………………大河昭彦 …254
 2. 脊椎腫瘍 ………………………………山崎正志 …263
  a. 原発性腫瘍 …263
  b. 転移性腫瘍 …275
 3. 囊腫性病変 ……………………………大河昭彦 …282

索　引 …287

I．総論：基本編

A．解剖と機能

1 脊椎の解剖とバイオメカニクス

I-A 解剖と機能

A 脊柱

1. 解剖

ヒトの脊柱は通常，7個の頸椎，12個の胸椎，5個の腰椎，5個の椎骨が癒合した仙骨，3〜6個の尾椎からなる．第2尾椎以下は痕跡的な椎体をとどめるに過ぎない．脊柱は前方あるいは後方からみると直線的に配列しており，側方からみると頸椎は前弯，胸椎は後弯，腰椎は前弯，仙椎は後弯がみられ全体的にS字状の配列をしている(図1)．椎骨に開いた椎孔は連続して脊柱管を形成する．脊柱管の前方は椎体の後面，お

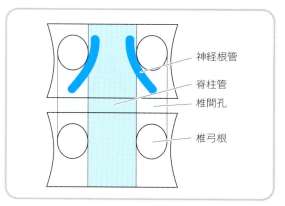

図2 脊柱管，椎間孔，神経根管の模式図

よび介在する椎間板の後面と後縦靱帯からなる．脊柱管の後方は椎弓板の前方部分および介在する黄色靱帯からなる．脊柱管の側方は椎弓根の内側を結んだ面となる．上下の椎骨間の側方には椎間孔が開く．椎間孔は，頭側の椎弓根の下部(下椎切痕)と尾側の椎弓根の上部(上椎切痕)から形成され脊髄神経の通路となる．解剖学的に椎間孔は脊柱管には含まれない．ちなみに神経根管とは，脊椎外科医が神経根および脊髄神経を後方から除圧する際に使用している概念であり，脊柱管の外側陥凹から椎間孔にかけての部分で管状の構造はしていない(図2)．

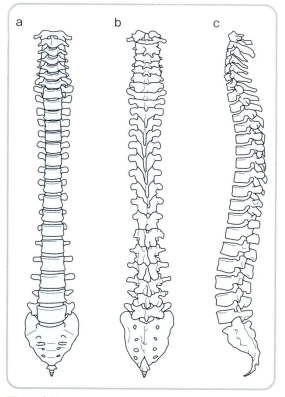

図1 脊柱
a：前面
b：後面
c：左側面

> **豆知識**
>
> 「spinal stenosis」と「spinal canal stenosis」
>
> 日本では，「脊柱管狭窄症」という用語が使用されているが，これを英語に直訳すると「spinal canal stenosis」となる．しかしながら，現在欧米では，「spinal stenosis」が一般的に用いられている．これは，脊柱管狭窄症における椎間孔狭窄の重要性が認識されるにつれ，椎間孔を含まない「spinal canal stenosis」よりも「spinal stenosis」が使用されるようになったのではないかと思われる．一方，日本語で「脊柱狭窄症」というとイメージが合わないため，「脊柱管狭窄症」が使用されていると考えられる．

豆知識

「脊椎」と「spine」

脊椎の「脊」とは「せなか」，「椎」とは「槌」と同じで「つち」のこと．見方によって，第3腰椎などは小槌に似ているかも知れない（図3）．「spine」は「棘」．動物を解体するときに背骨で目立つのは棘突起である．

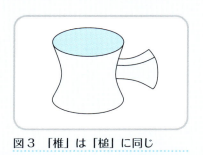

図3　「椎」は「槌」に同じ

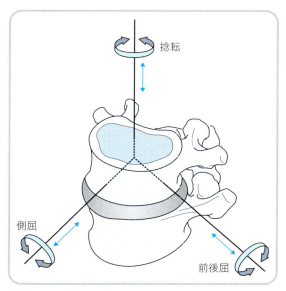

図4　脊柱機能単位

三次元の座標軸まわりの回旋と各軸に沿った並進運動の6つの自由度がある．

2．バイオメカニクス

脊柱の機能には，①体幹を支持すると同時に，②可動性を与え，③脊髄や馬尾などの重要な神経組織を保護することがある．ちなみに脊柱の安定性における胸郭の役割は大きく，胸郭のある脊柱の剛性は，ないものと比較して側屈で1.5倍，前屈で1.3倍，伸展で2.3倍，体軸まわりの回旋で1.3倍といわれる．また，垂直荷重下での挫屈荷重も前者で3〜4倍を示すとされる．ただし，これらの剛性の増加は胸骨を切除すると失われる[1]．

B 脊柱機能単位

1．解剖

脊柱機能単位（functional spinal unit）は motion segment とも呼ばれ，2個の椎骨，椎骨の間にある椎間板，左右の椎間関節および各種靱帯などからなる（図4）．椎間板は中心部の髄核，周辺の線維輪，上下の軟骨終板からなる．変性のない椎間板では髄核はプロテオグリカンを含みゲル状であり内圧（膨潤圧）を保っている（図5）．第1，第2頚椎間を除いて，すべての椎体は椎間板を介して連結されている．椎間関節は上位椎の下関節突起と下位椎の上関節突起からなる．表面は硝子軟骨に覆われており，関節包に包まれている．前縦靱帯は脊柱の前面を上下に走る帯状の靱帯で，上端は後頭骨底部から下端は仙骨前面に達する．椎体辺縁では強く付着しているが，椎間板部での付着は弱い．後縦靱帯は大後頭孔前縁より約1cm上方の斜台から起こり，椎体と椎間板の後面に沿い，脊柱管の前面を縦走

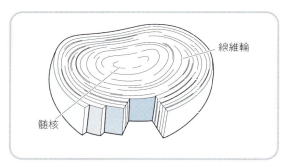

図5　椎間板の模式図

し，仙骨管の前壁に達する．椎間板およびそれに接する椎体の縁とは固く結合し，椎体後面中部との結合は弱い．黄色靱帯は軸椎以下の上位椎の椎弓板前面下縁から下位椎の椎弓板後面上縁に張っており，側方は椎間関節の関節包（胸椎，腰椎）に達する．多量の弾性線維を含むため，脊柱の屈伸に際して椎弓間の距離が変わっても脊柱管内に膨隆することはない．しかし，黄色靱帯の変性が進むと，椎間板腔の狭小化に伴い脊柱管内へ膨隆し，後方からの脊柱管狭窄要素となる．棘間靱帯は棘突起間に斜めに張る靱帯で，腰椎では強いが上位椎では弱い．棘上靱帯は項靱帯の後方部に続き，第7頚椎以下の棘突起の先端を連ねて仙骨後面に至る．このほか，横突起の間には横突間靱帯が張っている．

Ⅰ．総論：基本編 ── A．解剖と機能

> **豆知識**
>
> 「椎間板」と「椎間円板」
> 整形外科では「intervertebral disc, Discus intervertebralis」を「椎間板」と呼んでいるが，解剖学では「椎間円板」と呼ぶ．

2．バイオメカニクス

脊柱の機能単位の基本的な動きには6種類ある．すなわち，XYZの各三次元座標軸まわりの回旋と各軸に沿った並進運動である．脊柱ではこれらの6種類の動きは，独立に生ずるのではなく，相伴って生じる．このような現象は coupling motion と呼ばれ，脊柱を側屈した際の椎骨の体軸まわりの回旋はその例である（図10 参照）．椎間板と2つの椎間関節はいわゆる three-joint complex[2] を形成しており，いずれの異常も他に影響を及ぼす（図6）．日常生活において椎間板には圧縮，曲げ，捻りなどが複合した力が作用する．前後屈，側屈では主として圧縮，曲げ応力が生じ，捻転では剪断応力を生じる．Nachemson によれば，体重70kgの人が20°前屈位の立位で20kgの重錘を下げた場合，腰椎には約220kgの荷重がかかる[3]．椎間板にかかる圧縮荷重は髄核により分散される（図7）．

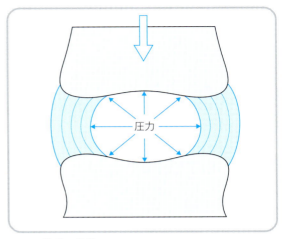

図7　荷重の分散

圧縮荷重は髄核により線維輪や軟骨終板に分散して伝達される．

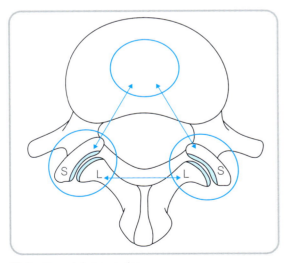

図6　three-joint complex
S：上関節突起，L：下関節突起

> **豆知識**
>
> 「creep」と「relaxation」
> 一般に生体組織は粘弾性（viscoelasticity）という時間とともに変化する力学的性質を持っている．「creep」とは一定荷重（応力）のもとで時間とともに（塑性）変形が増加することをいい，「relaxation」とは荷重をかけ変形を一定に保っても時間とともに荷重（応力）が減少することをいう（図8）．

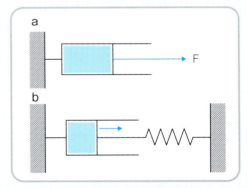

図8　粘弾性（viscoelasticity）の模式図

a：creep．一定の力Fで引かれたダッシュポットは時間とともに変形を増す．
b：relaxation．ばねに生じた応力は，ダッシュポットが時間とともに変形することにより減少する．

C 頚椎

1. 解剖

第1頚椎は環椎，第2頚椎は軸椎と呼ばれ，ほかの5個の頚椎とは異なる解剖学的特徴を有する．環椎は左右の外側塊に連結した前弓および後弓からなる骨性の環である．環椎に椎体はなく，外側塊により荷重が伝達される．軸椎は椎体の上面から頭側に突出した歯突起（dens）が特徴である．歯突起と前弓との間隙は環椎歯突起間距離（atlantodental distance：ADD, atlantodental interval：ADI）と呼ばれ，頚椎前屈側面X線像においても，成人では3mmを超えない．8歳以下の小児では4mmまで広がるとされている．第3頚椎から第7頚椎まではほぼ類似した解剖学的特徴を示す．椎体上面の側縁は上方にめくりあがり（鉤状突起），下面の側縁は削り落としたようになっており，Luschka関節（鉤椎関節）をつくる．椎弓は左右の椎弓根と椎弓板からなり，椎体の後方とともに脊柱管をつくる．両側の椎弓根と椎弓板の結合部から，頭側と尾側に上および下関節突起が伸びており，隣接椎と椎間関節を形成している．両側の椎弓根から側方へ短い横突起が伸び，横突孔があいている．椎骨動脈は通常第6頚椎の横突孔に入り，第1頚椎まで各椎骨の横突孔を通って上行し，大後頭孔から頭蓋内に入る．椎弓板正中部から後方に棘突起が出ている．第7頚椎は長い棘突起を有し，隆椎（Vertebra prominens）と呼ばれる．触診にて皮膚の上からその先端を触れることができ，脊椎のレベルを知るのに役立つ．

a）上位頚椎後方の筋

図9は僧帽筋，胸鎖乳突筋，板状筋，右の頭半棘筋を切除し，左の頭半棘筋を翻したところである．2つの直筋（小後頭直筋，大後頭直筋）と2つの斜筋（上頭斜筋，下頭斜筋）がみられる．上頭斜筋，下頭斜筋および大後頭直筋はsuboccipital triangleを形づくる．

2. バイオメカニクス

頚椎における軸回旋（捻転）は，後頭骨環椎間ではほとんどなく，環椎軸椎間で約40〜50%ほど生じ，下位頚椎にて残りの50〜60%が生ずるとされる．屈曲伸展は後頭骨環椎間，環椎軸椎間で生じ，側屈は後頭骨環椎間でのみ生ずる．下位頚椎におけるcoupling motionは特徴的であり，頚椎を側屈すると棘突起はカーブの凸側に向かう（図10）．

> **豆知識**
>
> 「環椎」と「Atlas」
> 「Atlas」とは天空を双肩に担う巨人のこと．頭蓋骨を地球になぞらえた．

D 胸椎

1. 解剖

胸椎の椎体，椎間板は前方にわずかに楔状化しているため，胸椎柱は全体として後弯している．肋骨と関節し胸郭を形成する．第1〜第7肋骨はそれぞれの肋軟骨を介して胸骨に関節をつくる．第8から第10肋骨

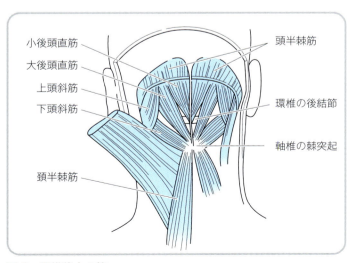

図9 頚椎後方の筋

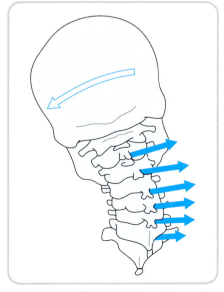

図10 頚椎を側屈した際のcoupling motion
棘突起は右側（凸側）に回旋する．

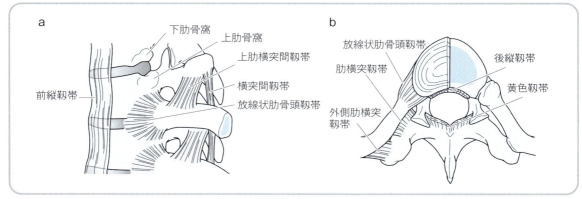

図11 胸椎の模式図
 a：側面
 b：横断面

は共通の肋軟骨により胸骨と関節をつくる．第11，12肋骨は腹壁の筋層に終わる．胸郭の存在により，胸椎は可動性が制限されているが逆に支持性は高い．胸椎の主な靱帯には，前方から前縦靱帯，放線状肋骨頭靱帯，後縦靱帯，黄色靱帯，椎間関節包，肋横突靱帯，横突間靱帯，棘間靱帯などがある（図11）．前縦靱帯は椎体前方を上下に走り，椎体辺縁には強固に付着しているが，椎間板の外側線維輪への付着は弱い．また，椎間板レベルでは幅が狭く厚い．一方，後縦靱帯は椎体後面を結ぶが，胸椎では厚く，椎間板レベルでは幅が広がり，外側線維輪と強固に結合している．第1胸椎では上肋骨窩が円形であり，第1肋骨頭とのみ関節をつくる．第2から第9胸椎では上肋骨窩と下肋骨窩があり，隣接する椎骨の上下の肋骨窩が合して1つの肋骨頭と関節する．第10胸椎には上端に上肋骨窩を認める．第11胸椎と第12胸椎は各1つの完全な肋骨窩を椎体側面中央部に有する．黄色靱帯は上位椎の椎弓板前下方から生じ，下位椎椎弓板の後上方に付着する．

2．バイオメカニクス

胸椎は肋骨，胸骨とともに胸郭を形成するために，可動性の大きい頚椎や腰椎と異なり，可動性の少ない脊椎である．椎間関節の向きは，上位胸椎では頚椎に類似しており，第9胸椎から第12胸椎レベルで腰椎に類似したかたちとなる．このため，上位胸椎では軸回旋（捻転）の角度が大きく，下位胸椎では前後屈の角度が大きい．

E 腰椎

1．解剖

腰椎柱は通常第1腰椎から第5腰椎の椎骨とこれらを連結する椎間板，椎間関節，および諸靱帯からなる．腰椎柱は仙骨上面の前下方への傾斜に対し，椎間板と下位腰椎の楔状化により前弯を示す．椎体は上下よりみて楕円形で，幅は下位ほど広く，高さは第3，4腰椎で最も大きい．椎弓根は椎体と椎弓を連結する部分で脊柱管の側方を形づくり，神経根，脊髄神経が直下を通る．腰椎では椎間関節の上下関節突起はともに大きく，外側が後方に弯曲している．上関節突起外面上部から乳頭突起が後方に突出しており，外下方からは棘状の副突起が出る．副突起のすぐ前から横突起が側方に突出する（図14参照）．

> **豆知識**
>
> **「腰仙部移行椎」と「神経根分岐異常」**
>
> 腰仙部には移行椎がみられることがある．移行椎の直上の椎間には椎間板ヘルニアなどの頻度が高いことが報告されている．一方，移行椎がある場合，神経根の分岐異常に注意が必要である．神経根の分岐異常には，神経根が頭側あるいは尾側から分岐，2根以上が硬膜から近接して分岐，2根が1本の神経幹から分岐，2本の神経根が硬膜を出たあとに吻合などが報告されている．分岐異常がある場合，ヘルニアが小さくても症状が強い場合があり，後方からのヘルニア摘出術の際には注意が必要である．

a）神経根と脊髄神経

神経根について，日本と欧米との間に微妙な相違がある．日本では，硬膜内の脊髄神経を馬尾，硬膜の分岐部から後根神経節の末梢までの部分を神経根と呼び，

馬尾と神経根が区別されることがある．一方，欧米では硬膜嚢（dural sac），神経根嚢（root sleeve）を区別せず，なかにある脊髄神経を神経根と呼ぶ．すなわち，馬尾（cauda eqina）とは脊髄下部から下降する神経根の集まりであり，脊髄下端より尾側の脊柱管内を占める．「馬尾神経」という言葉はない．

　解剖学的には，神経根の前根と後根が椎間孔内で合して脊髄神経幹をつくり，椎間孔を出て脊髄神経前枝（腹側枝 ventral ramus）と脊髄神経後枝（背側枝 dorsal ramus）および2本の副枝（交通枝，硬膜枝）に分かれる．硬膜枝は洞脊椎神経（sinuvertebral nerve）とも呼ばれる（図13参照）．また，欧米では，神経幹より末梢を spinal nerve と呼ぶが，spinal nerve の日本語である脊髄神経は，脳神経に対応する言葉であり，脊髄から出た末梢神経を意味する．すなわち，馬尾（神経根）も坐骨神経も脊髄神経である（図12）．

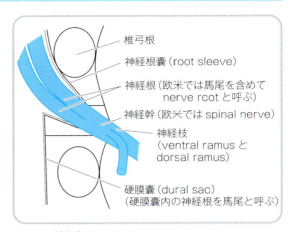

図12　神経根と spinal nerve

豆知識

「神経根ブロック」
　日本では「神経根ブロック nerve root block」という言葉がよく使われるが，欧米では「spinal nerve infiltration, transforaminal epidural infiltration」などが使用される．1977年刊行の Macnab の著書 Backache の Nerve Root Infiltration の記載によれば，「患者を側臥位とし，正中から12cmの部位からX線透視下に椎間孔に向けて針を刺入し，神経根嚢を穿刺する．穿刺に際しては，痛みが出るので患者は鎮静する．神経根嚢を穿刺したら造影剤（当時は油性）を注入し，sleeve 内に入ったのを確認し局所麻酔薬を注入する．」としている[4]．当時の方法は，現在と異なり，まさに nerve root infiltration であった．現在では，神経根嚢周辺に局所麻酔薬を注入する方法でブロックされるのは主として spinal nerve であると認識されるため，「spinal nerve infiltration, transforaminal epidural infiltration」などが使用されていると考えられる．Bogduk らによれば，神経根ブロックについて「針が神経に触れないように刺入する．これにより，患者の苦痛が少なくなり，神経損傷の可能性も減る．診断は疼痛の誘発ではなく，ブロックによる疼痛の軽快によって行う．」と記載されている[5]．

b）洞脊椎神経
　椎間板の神経支配は，洞脊椎神経（sinuvertebral nerve）と交感神経の二重支配を受けていると考えられる．洞脊椎神経は脊髄神経硬膜枝（Ramus meningeus）あるいは反回枝（Ramus recurrens）とも呼ばれ，脊椎の各高位で，脊髄神経から分岐し，再度脊柱管内に入り，髄膜，前縦靱帯，後縦靱帯，椎間板表層，脊柱管内血管に分布し，交感神経とも連絡している（図13）．局所麻酔下での椎間板手術の際に椎間板を刺激すると腰痛が惹起されたことが報告されており，洞脊椎神経

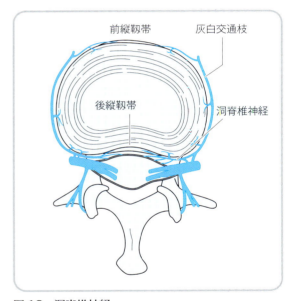

図13　洞脊椎神経

は椎間板由来の疼痛伝達に関与していると考えられる

豆知識

「椎間板性疼痛」
　1970年，篠原[6]は腰椎前方手術時に摘出した変性椎間板内に深く進入した神経線維の存在を報告した．基礎的研究によれば，これらの神経伸長を促しているのは，髄核中の nerve growth factor と考えられている．腰椎椎間板は多髄節性に神経支配されており，上位の後根神経節由来の神経線維は交感神経幹を通過しており，下位の後根神経節由来の神経線維は洞脊椎神経を介していると考えられる．

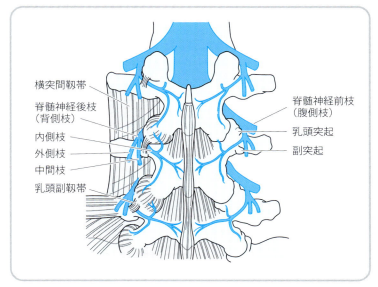

図14 腰椎背側の神経支配

c）脊髄神経後枝（背側枝 dorsal ramus）

　第1腰神経から第4腰神経までの脊髄神経後枝は短く，脊髄神経が椎間孔を出たところで，ほぼ直角に分岐し背側に向かい，内側枝，中間枝，外側枝に分かれる．第5腰神経の後枝は長く，仙骨翼の上端を後方に進み，内側枝，中間枝に分かれる（図14）．

　脊髄神経後枝内側枝は椎間関節に分布するため，臨床的に重要である．第1腰神経から第4腰神経までの脊髄神経後枝内側枝は，下位腰椎の横突起の上縁基部と上関節突起の外側基部の交わる部分で横突間靱帯を貫き，上関節突起基部に沿って内側に向かい，乳頭副靱帯（mamillo-accessory ligament）に覆われて，乳頭突起と副突起の間を通る．椎弓上を下降し，多裂筋，棘間筋および靱帯および椎間関節に分布する枝に分かれる．それぞれの脊髄神経後枝内側枝は上下の椎間関節に分布する．すなわち，第4腰神経後枝内側枝であれば，L4–L5椎間関節とL5–S1椎間関節に分布する．

　脊髄神経後枝中間枝は最長筋の筋枝となる．

　脊髄神経後枝外側枝は基本的に腰腸肋筋に分布するが，一部は皮枝となる．これらの皮枝は胸腰筋膜を貫き，下外側に下降し腸骨稜を越え，腸骨稜から大転子までの殿部に分布する．最も内側の皮枝が腸骨稜を越える位置は正中から7〜8cmである．

d）腰椎部の筋

　背筋は脊柱と胸郭の後方にある筋の総称であるが，背筋のうち脊髄神経後枝を受ける筋を固有背筋と呼ぶ．それらには，板状筋，腸肋筋，最長筋，棘筋，半棘筋（頭，頸，胸），多裂筋，回旋筋，棘間筋，横突間筋，大後頭直筋，小後頭直筋，上頭斜筋，下頭斜筋などが

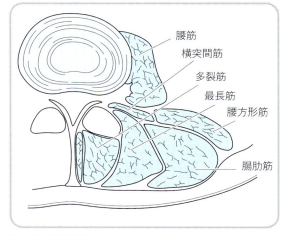

図15 腰椎周辺の筋

ある．図15に腰椎部の筋の横断面の位置を示す．

2．バイオメカニクス

　腰椎は大きな荷重にさらされており，特に物の挙上動作などではさらに力学的負荷が増大する．図16に簡単な前屈モーメントの計算例を示す．また，腰椎は股関節とともに体幹の動きに関与しており，腰椎部には機械的障害が生じやすい．腰椎では頸椎と異なったcoupling motionを示す．すなわち，側屈により棘突起は凸側ではなく凹側に移動する．

1. 脊椎の解剖とバイオメカニクス

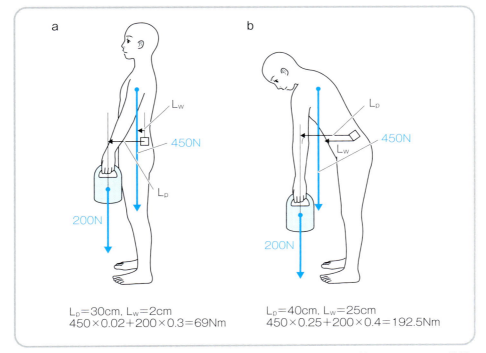

図16 直立位（a）および前屈位（b）で200Nの重錘を下げたときの前屈モーメントの比較
腰椎より上方の体幹による荷重を450Nと仮定した．aでは腰椎から重錘までの距離を30cm，体幹による荷重線までの距離を2cmと仮定した．bではそれぞれの距離を40cm，25cmと仮定した．その結果，前屈モーメントはそれぞれ69Nm，192.5Nmとなる．

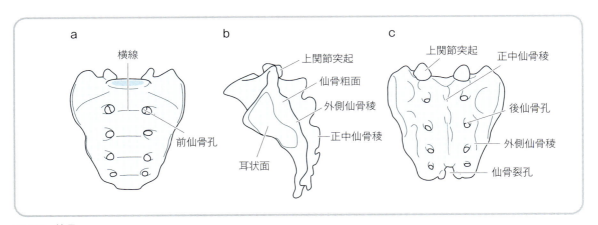

図17 仙骨
a：前面
b：左側面
c：後面

F 仙骨と仙腸関節

1．解剖

仙骨は5個の仙椎が癒合した骨で，脊柱の下部に位置し骨盤の後壁を形づくり，後弯している（図17）．上端中央の楕円形の面は第1仙椎の椎体上面に相当し，その前縁は前方に張り出し岬角をつくる．前面は比較的なめらかで，椎体が癒合した境（椎間板に相当）である横線があり，横線の両端には4対の前仙骨孔がある．後方には対応して後仙骨孔がある．外側には横突起に

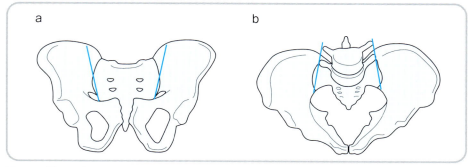

図 18　仙腸関節における"かなめ石"構造
a：前面
b：上面

あたる骨が癒合して外側塊をつくる．後面の正中部には棘突起にあたる隆起（正中仙骨稜）がある．仙骨下部の椎弓は欠損しており，仙骨裂孔と呼ばれる．後仙骨孔下内側部には癒合した椎間関節にあたる隆起があり，中間仙骨稜と呼ばれる．中間仙骨稜の下端は第5仙椎下関節突起にあたり，仙骨角と呼ばれ，尾骨と関節する．後仙骨孔の外側には横突起が癒合した外側仙骨稜がある．第1仙椎の横突起部は外側に広がり，仙骨翼と呼ばれる．後上方には上関節突起があり，第5腰椎下関節突起と関節をつくる．仙骨の外側面は仙腸関節をなす耳状面と靱帯の付着する後方の仙骨粗面とがある．仙腸関節は前方からみても上方からみてもアーチの"かなめ石"のごとく荷重を骨盤に伝達している（図18）．

豆知識

「仙骨」と「sacrum」
「os sacrum」とは「sacred bone」，この骨がいけにえに用いられたことからラテン語で聖なる骨．

2．バイオメカニクス

脊柱の長軸方向の荷重は仙骨に伝達され，仙腸関節により両側の腸骨さらに下肢に伝達される．逆に下肢からの力は仙腸関節から仙骨を介して脊柱に伝達される．このような力の伝達機能のため，仙腸関節は骨性の"かなめ石"構造と靱帯による補強がされている（図18）．一方，仙腸関節は骨盤輪に伝達される力を緩衝する働きもしている．すなわち，骨盤輪には下肢の動きに応じて様々な捻れの力が加わるが，仙腸関節はこれらのひずみを関節面でのずれを許容することにより吸収する役割を果たしていると考えられる．

文献

1) Andriacchi TP et al: A model for studies of mechanical interactions between the human spine and rib cage. J Biomech **7**: 497-507, 1974
2) Yong-Hing K, Kirkaldy-Willis WH: The three-joint complex. The Lumbar Spine, Weinstein JN, Wiesel SW (eds), WB Saunders, Philadelphia, p80-87, 1990
3) Nachemson A: The load on lumbar disks in different positions of the body. Clin Orthop **45**: 107-122, 1966
4) Macnab I: Disc degeneration with root irritation. Backache, Williams & Wilkins, Baltimore/London, p190, 1981
5) Bogduk N et al: Selective nerve root blocks. Practical Interventional Radiology of the Musculoskeletal System, Wilson DJ (ed), Edward Arnold, London, p123, 1995
6) 篠原寛休：腰部椎間板障害の研究―特に椎間板内神経終末の組織学的検討．日整会誌 **44**: 553-70, 1970

I-A 解剖と機能

2 脊髄の解剖と機能・血管支配

A 脊髄および神経根の解剖と機能

1. 脊髄・神経根の構造の基本

脊髄は大後頭孔付近で延髄から移行して，通常はL1/L2高位の円錐部で終わる（図1）．C5/C6およびT12高位付近で脊髄は太くなっており，それぞれ頚膨大部，腰膨大部と呼ばれる．脊髄円錐部から下位ニューロンである馬尾に移行する．

脊髄は頚髄，胸髄，腰髄，仙髄，尾髄に分けられ，それぞれ8，12，5，5，1の髄節を有する．骨性要素の頚椎の数が7であるのに対し，神経要素の頚髄が8髄節存在することに注意を要する．尾骨神経には臨床的な重要性はない．

各髄節から左右1対ずつ，前根，後根からなる神経根が出る．頚椎の神経根は同番号の椎体の頭側の椎間孔を通って出る．ただし，C8神経根がC7/T1椎間孔から出るため，胸椎および腰椎では，神経根は同番号の椎体の尾側の椎間孔から出る．

円錐部の中心部は索状組織である終糸となって仙骨裂孔まで続き，脊髄を硬膜内で安定させる役割を果たしている．

C1～C4脊髄神経は頚神経叢，C5～T1脊髄神経は腕神経叢，T12～L4脊髄神経は腰神経叢，L5～S4脊髄神経は仙骨神経叢をそれぞれ形成する．

2. 脊椎と脊髄の高位差

頚椎で1～1.5椎体，胸椎では1～3椎体，髄節が同じ番号の椎体よりも頭側に位置する（図1）．頚椎における椎体と脊髄・神経根の位置関係は以下のごとくである．各椎間孔では下位椎と同番号の神経根が通過し，各椎体の後方には名称上の1～1.5髄節下位の脊髄髄節が存在している（図2）[1]．たとえば，C5/C6椎間孔にはC6神経根が，C5/C6椎体高位ではC7髄節が存在する．画像検査にあたっては，脊椎・脊髄高位差を考慮する必要があり，注意を要する．

3. 円錐部の構造と神経症状

胸腰椎移行領域（T11-L1椎体高位）には，脊髄，脊髄円錐，馬尾が混在しており，特に円錐部では複数の髄節が密集して存在している（図3）．このため，この領域に病変が存在する場合には，多髄節が同時に障害を受ける可能性があり，上位ニューロン（脊髄索路），下位ニューロン（脊髄髄節，神経根）が同時に障害を受ける可能性も高い．したがって，この部の障害は，痙性麻痺，弛緩性麻痺，馬尾障害が混在した複雑な神経症状を呈する．下肢の筋萎縮や腱反射の低下がみられることもまれではない．T11-L1椎体高位の神経徴候は，脊髄円錐上部症候群（L4-S2髄節・L2-L5神経根障害），円錐部症候群（S3-Co髄節障害），馬尾症候群（L2以下神経根障害）に分類される[2]．

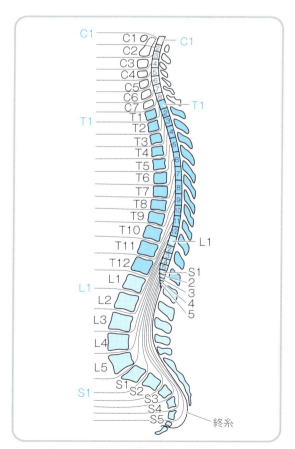

図1　全脊柱における脊椎・脊髄・神経根の位置関係

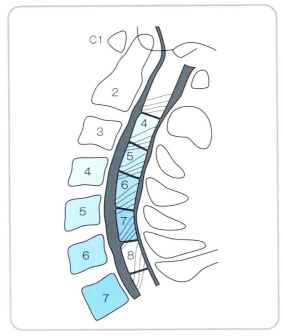

図2　頚椎における脊椎・脊髄の位置関係
（文献1より一部改変）

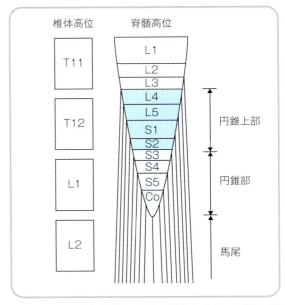

図3　胸腰椎移行領域における椎体と脊髄・円錐・馬尾の関係
（文献2より一部改変）

a）脊髄円錐上部症候群

T12椎体高位の病変で，L4–S2髄節およびL2–L5神経根の障害（通常は重複）に由来する感覚，運動障害が出現する．L4, L5領域は，髄節と神経根の重複障害のため，顕著な障害が出現しやすい．根分布型の下肢痛や感覚障害を呈することも，しばしばである．下腿以下の筋力低下が特徴的で，下垂足や筋萎縮がみられる．脊髄排尿中枢がS2–S4に存在するため，排尿障害は顕著には現れない．他覚的にはアキレス腱反射（反射中枢S1）はL4, L5髄節障害が強ければ亢進し，S1, S2髄節障害が強ければ消失する．膝蓋腱反射（反射中枢L2–L4）も障害部位・程度により，消失することがある．Babinski徴候（反射中枢L4–S1）が陽性になる例も少なくない．

b）円錐部症候群

L1椎体高位での病変により，S3–S5髄節および尾髄髄節（Co）の症状が主症状となる．脊髄円錐と併走する神経根は，円錐上部と比して可動性が増しているため，圧迫病変による障害を受けにくい．会陰部のサドル型の感覚障害（鞍状感覚障害）や，重度の排尿障害が特徴的である．運動障害は出現しにくい．運動障害をまったく伴わない場合は，pure conus syndromeと呼ばれる．通常は，深部腱反射の異常を伴わず，Babinski徴候も陰性である．

c）馬尾症候群

L2椎体高位以下の病変では，L2以下の神経根の圧迫症状が出現する．下肢痛・しびれが強く，間欠跛行を伴うのが特徴である．感覚障害を下肢，会陰部に認め，排尿障害を伴うことが多い．筋萎縮，下垂足を呈することもある．深部腱反射は減弱し，特にアキレス腱反射はしばしば消失する．Babinski徴候は陰性である．

4．脊髄の内部構造

a）髄膜および歯状靱帯

髄膜は硬膜，くも膜，軟膜からなる（図4）．硬膜は一定方向に縦走する強靱な線維組織からなる．したがって，硬膜切開に際しては，縦方向に引き裂いて硬膜内を展開することが肝要である．くも膜は薄く半透明な膜であり，そのなか（くも膜下腔）に脳脊髄液を貯留する．軟膜は脊髄を直接覆う薄く透明な膜であり，血管に富む．脊髄前方部の前正中溝にも入り込む．くも膜と軟膜の間には，背側および腹側にくも膜中隔という数条の疎な線維組織が存在する．

歯状靱帯は，脊髄側面中央で線維組織が集まった索状物であり，各神経根間高位でくも膜を貫通して，硬膜に付着する．歯状靱帯は，硬膜管内で脊髄を係留することにより，脊髄の偏在を防ぐ役割を有する．

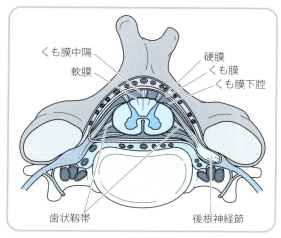

図4 頚椎部の脊椎・脊髄水平断面

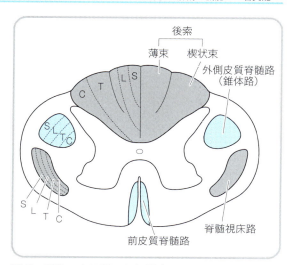

図5 頚髄の水平断面と伝導路
青塗り：下行路（運動系），黒塗り：上行路（感覚系）
C：cervical, T：thoracic, L：lumbar, S：sacrum

b）脊髄灰白質

運動ニューロンは脊髄前角部に存在し，規則性をもって配列している．すなわち，体幹筋を支配する細胞群は内側に存在し，四肢で末梢に行くほど，その細胞群は外側に位置する．加えて，伸筋を支配する細胞は前方に，屈筋を支配する細胞は後方に配列する．

後角には，後根神経節からの軸索とシナプスを形成する神経細胞群と介在ニューロンが存在する．

c）脊髄白質（伝導路）

①下行路

大脳皮質運動野からの情報を脊髄の運動ニューロンに送る．線維が延髄の錐体を通過することから錐体路とも呼ばれる．錐体交叉を経て反対側の外側皮質脊髄路（側索の後方に位置）を下行するものが大部分だが，交叉せずに同側の前皮質脊髄路や外側皮質脊髄路を下行するものも存在する（図5）．

②上行路

体幹・四肢の感覚受容器からの情報を大脳皮質感覚野あるいは小脳へ運ぶ求心性神経路である．脊髄視床路（側索の前方に位置）では，反対側の温度覚・痛覚（いわゆる表在感覚）の線維が上行する．後索では，同側の位置覚・運動覚・圧覚の線維が上行する．後索は内側の薄束，外側の楔状束に分かれ，前者は下肢，後者は上肢の感覚をつかさどる（図5）．

③層状配列（lamination）

運動神経（外側皮質脊髄路）および感覚神経（脊髄視床路）とも，尾側ほど白質の外層を通過するという配列の法則がある（図5）．この層状配列を念頭に置いて，臨床的には，感覚障害が尾側から頭側に進展する場合は髄外病変を，逆に，頭側から尾側に進展する場合は髄内病変を第一に疑うべきである．

5．神経根の内部構造

脊髄の前外側から前根糸，後外側から後根糸が縦一列となって出たのちに，髄節ごとに集まり前根および後根が形成される．後根は椎間孔外側部で後根神経節に入る．後根神経節部以遠で前根と後根が合わさり脊髄神経となる．脳脊髄液が貯留しているのは後根神経節部までである．後根神経節部以遠では，硬膜は神経上膜（epineurium），くも膜は神経周膜（perineurium）となる．

B 脊髄・神経根の血行

1．脊髄・神経根の栄養動脈

椎骨動脈，肋間動脈，分節動脈などの体節性動脈から脊髄枝が分岐し，椎間孔から脊柱管内に入り，全31対の神経根に沿う根動脈となる．根動脈は，前根動脈と後根動脈に分かれる．前根動脈および後根動脈のうち，約3分の2は神経根，神経節，硬膜，軟膜で終わってしまい脊髄栄養には関与しない．一方，約3分の1は前根髄動脈，後根髄動脈となって脊髄を栄養する．前根髄動脈のなかで最大のAdamkiewicz動脈（大前根動脈）は，通常はT12/L1高位から入り，主に胸腰仙髄を栄養している．脊髄表面の動脈は，前正中裂に沿う1本の前脊髄動脈と，左右の後外側溝に沿う1対の後脊髄動脈である．脊髄前方の約3分の2の領域を前脊髄動脈が，後方の約3分の1の領域を後脊髄動脈が栄養する．

前脊髄動脈領域で脊髄梗塞が生じる場合は，通常，中心部が病変となり，脊髄の最外層は障害を免れることが多い（sacral sparing）．一方，後脊髄動脈領域では側副路が発達しているため，脊髄梗塞は生じにくい．

2．脊髄の静脈系

脊髄の前方および後方に，それぞれ1本の正中静脈が走行する．後方は動脈系と異なり，後正中裂を後正中静脈が走行しており，脊髄内へのアプローチの際に重要な指標とされる．脊髄内静脈は弁を持たず，縦横無尽に流れるので，血行障害は起こりにくい．

3．椎骨動脈の走行

通常は左右の鎖骨下動脈から起こり，内上方に走行して第6頸椎から横突孔に入り，そのまま骨内を上行する．環椎の横突孔を通過後，背側に進路を変え，硬膜を貫通して大後頭孔から頭蓋内に入り，左右2本が合流して脳底動脈となる．

a）椎骨動脈走行の術前評価の重要性

椎骨動脈は上述の通常の走行とは異なる，いわゆる走行異常を呈することが少なくない．特に近年の脊椎インストゥルメンテーション手術の進歩に伴い，椎骨動脈の走行異常が臨床的に問題となっている．上位頸椎では，C1–C2関節貫通スクリュー，C2椎弓根スクリュー，C1外側塊スクリュー，中下位頸椎では，外側塊スクリューや椎弓根スクリューなどがアンカーとして使用されるようになった[3]．インストゥルメンテーションの導入により，術後の外固定が簡略化でき，早期にリハビリテーションを開始できるなどの利点は大きい．反面，スクリュー刺入に伴う椎骨動脈損傷などのリスクが浮上してきた．現在，脊椎外科医にとって，椎骨動脈走行を術前に的確に評価することが重要な課題である．

b）上位頸椎

①骨内走行異常

C2椎弓根スクリューやC1–C2関節貫通スクリュー刺入に際し，最も注意を要するのは，椎骨動脈のC2骨内走行である．椎骨動脈が内側・背側・頭側に偏位している走行異常（いわゆるHigh-riding VA）の頻度は10〜20%とされ，決してまれな走行異常ではない[4]．High-riding VA例に無造作にスクリューを刺入すると，椎骨動脈損傷をきたし，最悪の場合は脳幹梗塞を生じて死に至る可能性もある[3,4]（図6，図7）．

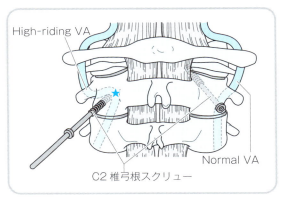

図6　C2椎弓根スクリュー刺入時の椎骨動脈損傷の危険性

High-riding VAではC2椎弓根スクリュー刺入に際して椎骨動脈損傷（★）の危険性が高まる．
（文献3より一部改変）

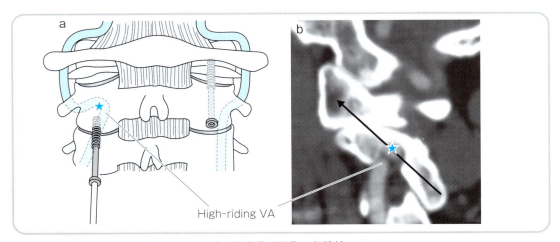

図7　C1–C2関節貫通スクリュー刺入時の椎骨動脈損傷の危険性

a：左側High-riding VA例に対してC1–C2関節貫通スクリューを刺入する際の椎骨動脈損傷のリスクをシェーマで示す．
b：スクリュー刺入路の3D-CTA矢状断再構築画像．矢印：スクリュー刺入方向．★：椎骨動脈損傷の発生が予測される部位．
（文献3より一部改変）

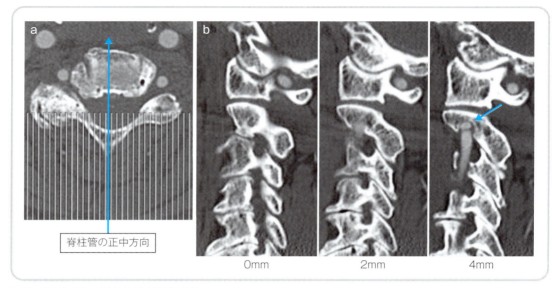

図8　High-riding VA の術前評価方法
　CT または CT 血管造影の矢状断のスライス方向は厳密に正中方向とする（a）．脊柱管内縁，2mm 外側，4mm 外側のスライスを評価する（b）．本例では 4mm 外側で椎骨動脈孔が描出されている（矢印）．2mm 外側のスライスで椎骨動脈孔が明瞭に描出されている場合は，C1–C2 関節貫通スクリューおよび C2 椎弓根スクリューの刺入はほぼ不可能である．
（文献5より一部改変）

　High-riding VA の術前評価法としては，CT あるいは造影 CT の矢状断像で評価する方法が，最も一般的である．通常は 2mm スライス幅の矢状断像を作製する．この際，スライスの方向が脊柱管の正中方向と一致するように努める（図8）[5]．正中方向とは異なる方向（斜め）にスライスを作製すると，評価の精度が落ちる．評価に使用する画像は，基本的に左右3枚ずつである．すなわち，脊柱管内縁のスライスと，それより 2mm および 4mm 外側のスライスである．4mm 外側のスライスで椎骨動脈孔が描出されていなければ，安心して C2 椎弓根スクリューを刺入できる．逆に，2mm 外側のスライスで椎骨動脈孔が描出されていると，C2 椎弓根スクリューの刺入はほぼ不可能である．4mm 外側のスライスに椎骨動脈孔が描出されている場合は，スクリューの刺入方向を内側・頭側に向けることで，刺入が可能な場合もある．しかし，その決定は，慎重に行う必要がある．
　筆者らは，具体的には，C2 椎弓根をスクリューの刺入の方向から俯瞰する 3D-CTA 画像（斜め上から見下ろす画像）を作製し（図9），椎骨動脈の走行を評価して，スクリュー刺入が可能かどうかを決定している．

　②骨外走行異常
　上位頚椎における椎骨動脈の骨外走行異常としては，persistent 1st intersegmental artery および fenestration が代表的な異常である[4]．これらの走行異常を有する例では，術野の展開を極めて慎重に行う必要がある（図10）．
　診断には三次元 CT 血管造影（3D-CTA）が有用である．選択的椎骨動脈造影や MR angiography（MRA）では，血管と隣接する骨要素を描出できないため，椎骨動脈と脊椎の相互の位置関係を解析することが困難である（図11）．3D-CTA では，骨性要素と椎骨動脈の相互関係を詳細に評価できる利点が大きく，上位頚椎インストゥルメンテーション手術の術前プランニングにおいて，その有用性は顕著である[6]．
　3D-CTA 画像がなくても，椎骨動脈の骨外走行異常の有無は，ある程度のスクリーニングが可能である．異常を疑わせる所見として，C1 高位の CT 水平断像での横突孔の萎縮，および C1 高位の MRI T2 強調水平断像でのフローボイド像である（図12）[5]．したがって，頚椎の CT，MRI を撮影する際は，C1 高位の水平断像を加えることが望ましい．

　③椎骨動脈の発生と骨外走行異常の関連
　椎骨動脈に走行異常が多い理由は発生学的に説明されている．胎生初期の頚椎部では，胸椎や腰椎と同様に，大動脈から横方向に節間動脈（intersegmental artery）が走行している．しかし，頚椎部のみは，やがて節間動脈に縦の吻合（いわゆる再配列）が生じ，椎骨動脈が形成される．上述の persistent 1st intersegmental artery および fenestration は，椎骨動脈の発生過程

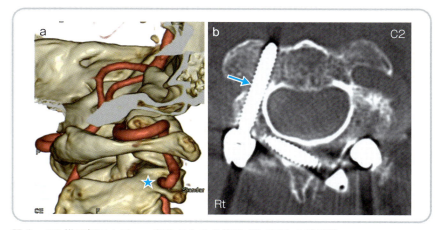

図9　C2椎弓根スクリュー刺入のための術前3D-CTAの俯瞰像
　　a：術前3D-CTA俯瞰像
　　b：術後CT-MPR像
　　本例では右C2椎弓根スクリューは刺入可能と判断した．C2椎弓根スクリュー刺入点（a：★）．
　　右C2椎弓根スクリューは椎骨動脈孔ぎりぎりに刺入されている（b：矢印）．
　　（文献5より一部改変）

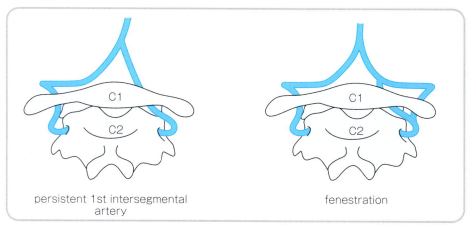

図10　上位頸椎における椎骨動脈の骨外走行異常
　　（文献5より一部改変）

の再配列が通常どおりに行われないために形成された破格と考えられる（図13）[7]．

④先天骨奇形と骨外走行異常の関連

頸椎に先天骨奇形を有しない例を対象としたこれまでの解析では，persistent 1st intersegmental arteryの頻度は0.60～0.67％，fenestrationの頻度は0.24～1.0％であった[4]．一方，筆者らが上位頸椎インストゥルメンテーション手術例100例を対象として3D-CTAを用いて行った解析では，persistent 1st intersegmental arteryが8.0％，fenestrationが2.0％であり，上述

の報告に比し高頻度に椎骨動脈の骨外走行異常が確認された[4]．特に環椎後頭化，歯突起などの頸椎の先天性奇形を有する例で，椎骨動脈の骨外走行異常の頻度が高かった（表1，図14，図15）．上述のように，頸椎部の椎骨動脈の発生過程では，胎生期の節間動脈が再配列して椎骨動脈が形成されるが，脊柱要素に関しても，胎生期の椎板の分節化・再配列が生じることで椎体椎間板が形成される．したがって，椎骨動脈の走行異常と，歯突起骨などの先天的な骨の形態異常は重複して発生する可能性が考えられる．したがって，頸

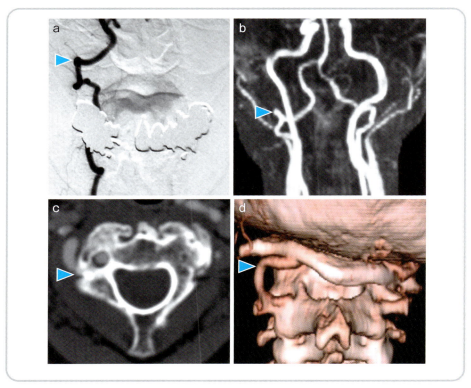

図 11　各種検査法による persistent 1st intersegmental artery の描出
　　a：選択的椎骨動脈造影
　　b：MR angiography
　　c：CT 血管造影水平断像
　　d：3D-CTA
　矢頭が persistent 1st intersegmental artery の部位に相当．3D-CTA を用いることで，椎骨動脈とそれに隣接する脊椎骨要素の相互関係を詳細に描出でき，正確な診断が可能となった．
（文献 6 より一部改変）

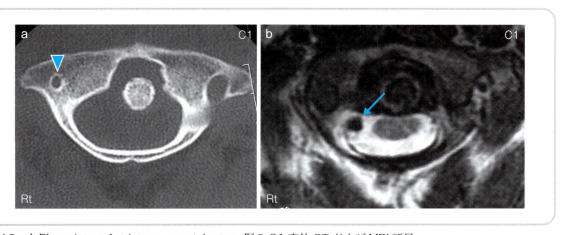

図 12　右側 persistent 1st intersegmental artery 例の C1 高位 CT および MRI 所見
　　a：CT
　　b：MRI
　CT（a）では横突孔の萎縮（矢頭），MRI（b）ではフローボイド（矢印）の所見を認める．
（文献 5 より一部改変）

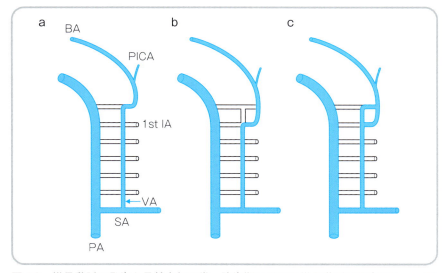

図13 椎骨動脈の発生と骨外走行異常．胎生期における椎骨動脈の発生のシェーマ
　　a：正常な椎骨動脈
　　b：persistent 1st intersegmental artery
　　c：fenestration
　　BA：basilar artery，PICA：posterior inferior cerebellar artery，1st IA：first intersegmental artery，VA：vertebral artery，SA：subclavian artery，PA：paired dorsal aorta（PAは胎生期にのみ存在）．
　　（文献7より一部改変）

表1　上位頚椎インストゥルメンテーション手術例100例における椎骨動脈走行異常

	環軸椎亜脱臼 (n=59)		中下位頚椎病変 (n=41)	
	骨奇形(−)例 (n=32)	骨奇形(+)例 (n=27)	骨奇形(−)例 (n=40)	骨奇形(+)例 (n=1)
VA骨外走行異常	0 (0%)	10 (37.0%)	0 (%)	0 (%)
persistent 1st intersegmental artery	0	8	0	0
fenestration	0	2	0	0
high-riding VA	6 (18.8%)	14 (51.9%)	10 (25.0%)	1 (100%)
右	2	4	6	0
左	1	4	1	1
右＆左	3	6	3	0

VA：vertebral artery
上位頚椎インストゥルメンテーション手術：C2およびその頭側にインストゥルメンテーションが設置された手術

椎先天骨奇形を有する例に対してインストゥルメンテーション手術を行う際には，椎骨動脈の骨外走行を術前に評価し，慎重に術野の展開を行うべきである（図15）[6]．

⑤image fusion法による椎骨動脈の描出
3D-CTAの撮影に際しては，通常，末梢静脈から造影剤を3mL/秒で90〜100mL注入し，マルチヘリカルCTを撮影する．腎機能低下例，透析例など，3D-CTAをはじめとして，造影剤を使用する検査は避けたい．このような症例の椎骨動脈走行の評価に際してはimage fusion法が有用である．同一体位で撮影したCTとMRAのデータを合成してfusion画像を作製することにより，3D-CTAに匹敵する立体像を得ることが可能である（図16）[6]．

c）中下位頚椎
中下位頚椎のアンカーとしては椎弓根スクリューと外側塊スクリューが多用される．スクリュー強度に関しては，椎弓根スクリューが圧倒的に強く，強固な固

2．脊髄の解剖と機能・血管支配

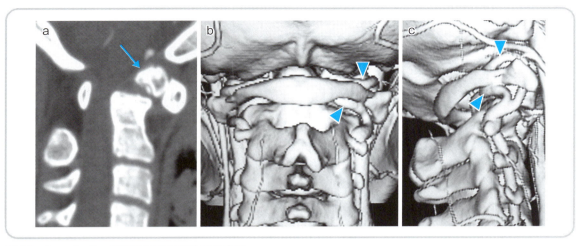

図14　fenestration 例における頚椎先天骨奇形
　a：CT 矢状断像
　b, c：3D-CTA
　10 歳代，女児．ダウン症候群．歯突起骨・環軸椎亜脱臼による脊髄症．CT 矢状断像（a）にて歯突起骨を認める（矢印）．3D-CTA（b，c）にて右側の椎骨動脈が fenestration と診断できた（矢頭）．一方は C1 後弓の尾側から脊柱管内に侵入し，他方は C1 横突孔を通過したあと，C1 後弓の頭側から脊柱管内に侵入している．

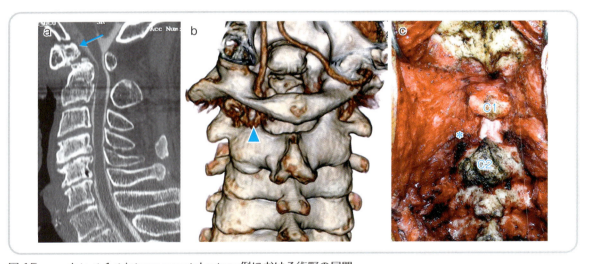

図15　persistent 1st intersegmental artery 例における術野の展開
　a：脊髄造影後 CT 矢状断像
　b：3D-CTA
　c：術野展開時の術中写真
　60 歳代，男性．歯突起骨・環軸椎亜脱臼による脊髄症．C1 後弓切除＋後頭骨頚椎後方固定術を計画した．脊髄造影後 CT 矢状断像（a）にて歯突起骨を認める（矢印）．3D-CTA（b）にて左側の椎骨動脈が persistent 1st intersegmental artery と診断できた（矢頭）．C1-C2 椎弓間の左側に異常な動脈性の拍動を触知した（c：＊）．椎骨動脈を損傷しないように慎重に術野の展開を進め，計画どおりに手術を施行できた．
　（文献 6 より一部改変）

定が必要な例では可能な限り椎弓根スクリューを刺入したいと考えている．椎骨動脈は大部分の例で C6 高位で横突孔に入る．このため，C7 椎弓根スクリューの刺入は椎骨動脈損傷のリスクがほとんどなく，逆に，C3-C6 では椎骨動脈損傷のリスクが高い．したがって，特に C3-C6 椎弓根スクリューの刺入にあたって

Ⅰ．総論：基本編 —— A．解剖と機能

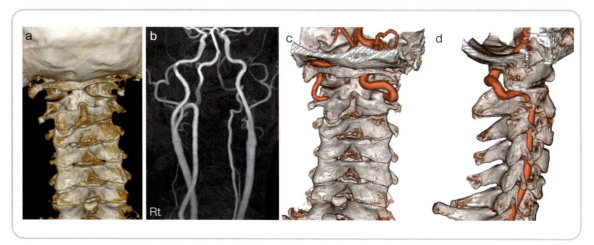

図16　椎骨動脈の fusion 画像（CT＋MR angiography）
　a：CT 三次元像
　b：MR angiography
　c, d：fusion 画像
　60 歳代，女性．上位頸椎奇形を伴う脊髄症．頸椎後方除圧＋後頭骨頸椎後方固定術を計画した．本例では腎機能障害が著しく，造影 CT の撮影は困難であった．そこで，同一体位で撮影した CT と MR angiography のデータを医用画像解析ワークステーションを用いて合成した．右側の椎骨動脈が persistent 1st intersegmental artery と診断でき，その走行も詳細に解析可能であった．

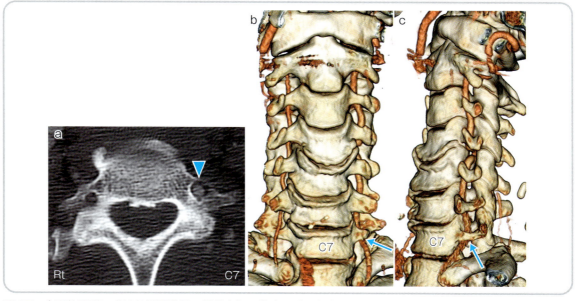

図17　中下位頸椎における椎骨動脈の骨外走行異常（C7 進入）例
　a：術前の C7 高位の造影 CT 水平断像
　b, c：3D-CTA
　40 歳代，男性．後弯を伴う頸椎後縦靱帯骨化症．頸椎後方除圧＋C2-C7 後方インストゥルメンテーション固定術を計画した．術前の C7 高位の造影 CT 水平断像（a）にて大きな左 C7 横突孔（矢頭）を認める．3D-CTA（b, c）にて左側の椎骨動脈が C7 高位で横突孔に進入する走行異常であることが確認された（矢印）．本例では，左側の C7 椎弓根スクリューを慎重に刺入した．
　（文献 5 より一部改変）

は，極めて綿密な術前プランニングが必要になる[5]．
　大部分の例（93％と報告されている）で，椎骨動脈は C6 高位で横突孔に進入する．しかし，まれに C7 高位で横突孔に進入する例（図 17）や，逆に，C4 あるいは

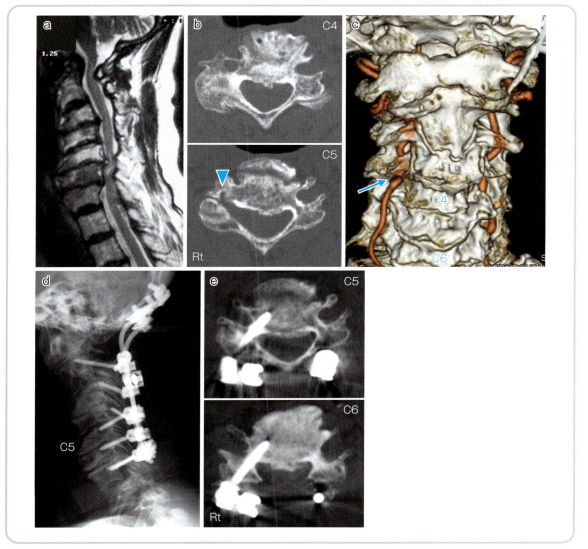

図18 中下位頸椎における椎骨動脈の骨外走行異常（C4進入）例
- a：T2強調MRI矢状断像
- b：術前のCT水平断像
- c：3D-CTA
- d：術後X線側面像
- e：CT水平断像

60歳代，女性．脳性麻痺に伴う頸髄症．T2強調MRI矢状断像（a）にて脊髄圧迫および後弯を認めたため，頸椎後方除圧＋後頭骨頸椎後方固定術を計画した．術前のCT水平断像（b）ではC5右側の横突孔の萎縮を認めた（矢頭）．3D-CTA（c）にて右側の椎骨動脈がC4高位で横突孔に進入する走行異常であることが診断できた（矢印）．本例では，右側C5およびC6のアンカーに椎弓根スクリューを選択し，強固な固定性を得ることができた（d，e）．

C5高位で横突孔に進入する例（図18）も存在する．前者ではC7椎弓根スクリュー刺入のリスクが高くなり，後者ではC5あるいはC6高位で椎弓根スクリューが容易に刺入可能であるため，術式選択にも大きく影響する．

CTの水平断像で，横突孔を含んだスライスが作製できれば，上述の走行異常をある程度はスクリーニングできる．C7横突孔は，通常は椎骨動脈が通らないため萎縮しているが，これが大きな孔として存在する場合は，椎骨動脈がC7から進入している可能性が高い（図17）．逆にC6横突孔は通常は大きな孔であるが，これが萎縮している場合は，椎骨動脈がC5あるいは

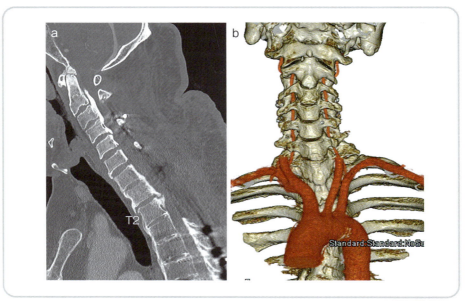

図19 上位胸椎における 3D-CTA 所見
a：CT 矢状断像
b：3D-CTA
40歳代，男性．上位胸椎の嘴状の後縦靱帯骨化に伴う重度胸髄症．CT矢状断像（a）にて頚胸椎後方除圧固定術後の改善が不十分であり，胸骨柄縦割によるC6-T2前方除圧固定術を計画した．3D-CTA（b）にて大動脈弓，腕頭動脈などの大血管の位置の評価が可能であり，前方手術を安全に施行可能であった．

その頭側の横突孔から進入している可能性が高い（図18）[5]．最終的な評価は，3D-CTA で椎骨動脈の走行を確認することで行う．

4．胸椎および腰椎の血管走行

胸椎腰椎領域の前方アプローチによる手術，特に胸骨柄縦割による胸椎前方アプローチや前方後方アプローチによる腫瘍脊椎骨全摘術を行う際には，脊椎前方の大血管の走行の評価が必要である．3D-CTAによる解析で，大動脈と脊椎の位置関係を把握できる．さらには，分節動脈の走行も詳細に評価可能である（図19，図20）[6]．

腰椎領域では，3D-CTA の撮影法およびデータ合成を工夫することにより，大動脈のみならず下大静脈や尿管の走行も描出できる（図20）．この情報は，腰椎前方進入のアプローチに際して，極めて有用である．

文献
1) 国分正一：頚椎症性脊髄症における責任椎間板高位の神経学的診断．臨整外 **19**: 417-424, 1984
2) 田代邦雄：胸腰椎移行部（epiconus, conus medullaris, cauda equina）の神経症候学．脊椎脊髄 **3**: 413-420, 1990
3) 山崎正志：環軸椎固定：Magerl法・C1外側塊スクリュー．関節外科 **27**: 69-80, 2008
4) Yamazaki M et al: Anomalous vertebral arteries in the extra- and intraosseous regions of the craniovertebral junction visualized by 3D CT angiography: analysis of 100 consecutive surgical cases and review of the literature. Spine **37**: E1389-E1397, 2012
5) 山崎正志：脊椎外科医が求める CT 画像とその役割について．日放線技会誌 **67**: 69-75, 2011
6) 山崎正志：難治性脊椎疾患に対する治療―最近の診断・治療の進歩と脊髄再生の臨床試験．日整会誌 **89**: 236-246, 2015
7) Tokuda K et al: Anomalous atlantoaxial portions of vertebral and posterior inferior cerebellar arteries. Neuroradiology **27**: 410-413, 1985

2. 脊髄の解剖と機能・血管支配

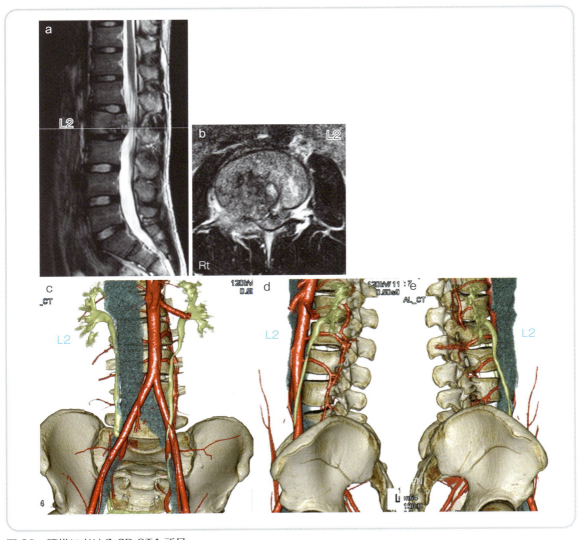

図20　腰椎における 3D-CTA 所見
　a：T2 強調 MRI 矢状断像
　b：L2 高位水平断像
　c〜e：術前の 3D-CTA
　10 歳代，男性．L2 に発症した軟骨肉腫．前方・後方アプローチによる腫瘍脊椎骨全摘術を計画した．撮影方法およびデータ合成を工夫することにより，大動脈（赤色）のみならず下大静脈（青色）や尿管（黄色）の走行も描出できた．本例では，特に前方アプローチによる腫瘍摘出に際して，3D-CTA の情報が極めて有用であった．

23

I. 総論：基本編

B. 診断

1 診断総論：脊椎脊髄疾患のみかた

　脊椎脊髄疾患の診断において，視診，触診から始まる基本的な診察，神経学的検査が重要である．脊椎外傷や腫瘍性疾患などでは画像検査が大きな役割を果たすが，臨床的に頻度が多い脊椎変性疾患では画像所見のみで診断を下すことは困難であるため，画像検査に頼り過ぎることにより，治療方針を誤る可能性がある．脊椎変性疾患では画像検査による異常所見が必ずしも症状を呈するとは限らないことを肝に銘じ，まずは患者の病歴の把握や診察による病状評価を十分に行う．

A 症状・病歴の聴取

　脊椎脊髄疾患患者に診断を下すためのプロセスは病歴聴取に始まる．正確な診断を下すためには効率的かつ十分な診察を行ったうえで，必要な検査を行う．最初に聴取すべきは主訴，つまりは患者が困っている症状である．複数の主訴を持つ場合もあるので，患者に話しやすい雰囲気を感じてもらうようにし，場合により医師から問いかけることも必要である．頸部痛を訴える患者における上下肢症状の有無や，腰痛を訴える患者における下肢症状の有無などが代表的であるが，排尿や排便，性機能に関する症状は患者から医師に伝えにくい場合もある．

　症状が把握できたら，その症状の①発症時期，②発症時の経過（急激か緩徐か），③誘因，④発症後の経過などを聴取する．発症からの期間により想定される疾患や予想される予後も異なり，発症経過により疑うべき疾患が異なることがある．頸部，背部，腰部の痛み，筋力低下などが急激に発症した場合には血管性の病変などを疑う．誘因の有無により機械的ストレスなどをはじめとする外因性の疾患を疑うべきか，内因性の疾患を疑うべきか変わってくる．また，発症後の経過により治療の緊急度が異なる可能性を念頭に置く．このように，同様の症状であっても病歴により想定すべき疾患は絞られていく．

B 診察

　内科診察の基本は，視診・触診・打診・聴診であるが，脊椎診療では病態に関与する部位の運動診が重要である．動きに伴い痛みが誘発されるか，可動域が保たれているかなどの情報が重要である．症状から疑われる疾患があれば，各疾患に特異的な診察法を行い，さらに後述する神経学的検査を詳細に行うことにより診断を絞り込む．脊椎変性疾患では画像検査で確定診断ができないことも少なくないので，十分な診察により診断を絞り込んでから画像検査を行う．

1．視診

　脊椎疾患の診察の第一歩は，患者が診察室へ入ってくるときの移動手段，歩行状態，姿勢などの観察である．車いすでの来院時には歩行状態は観察できないが，実際には短距離なら歩行できるが移動に時間がかかるために車いすを使用していることもある．本来の歩行能力を十分に聴取し，起立・歩行が可能な場合は起立・歩行状態を実際に観察することにより重要な情報が得られることもある．この際には転倒の危険もあるので，いざというときに介助できる距離で観察する．

　脊椎疾患による歩行障害は主に頸椎・胸椎レベルの疾患により生じる脊髄の障害に由来するものと，腰椎レベルの疾患により生じる馬尾・神経根障害に由来するものがある．脊髄（頸椎・胸椎レベル）由来の歩行障害の場合には痙性歩行となるので，ぎこちない，足が突っ張るような歩き方となる．初期段階ではつまずきやすい，階段が下りにくいといった訴えをされることが多い．筋力低下がない場合でも歩行が不安定になるので，初期段階では見過ごされてしまうこともある．馬尾・神経根（腰椎レベル）由来の歩行障害は痛みのために歩行困難であることが多い．初期段階では痛みを我慢すれば歩行は安定していることが多い．腰部脊柱管狭窄症では間欠跛行という特徴的な症状を呈することが多く，一定距離を歩くまでは歩行に支障が出ない．神経の障害による筋力低下が起こると歩行は不安定になる．脊髄レベルと馬尾・神経根レベルの大きな違いとして，前者は筋力が正常でも歩行が不安定になるのに対し，後者では筋力低下がない場合は痛みさえ我慢

すれば歩行は安定していることが多い．もちろん歩行障害を脊椎疾患由来と決めつけることは危険であり，神経内科疾患（脳疾患・パーキンソン病など）や関節疾患（股関節・膝関節疾患など），そのほかの麻痺性疾患の存在も常に念頭に置いて診療にあたる．

視診で次に注目すべきものとして脊柱の変形がある．斜頚や頚椎後弯などの頚椎の変形は比較的目立つが，胸椎・腰椎の変形は衣服に隠されるため見逃しやすい．必要があれば脱衣してもらう．脊柱全体の変形の有無は患者を立位にすることで観察しやすくなる．脊柱側弯症は通常の立位のみでなく，脊椎前屈位とすることで肋骨隆起・腰部隆起が観察しやすくなる（図1）．脊柱の後弯症は骨盤の後傾，膝関節の屈曲などにより代償され，後弯が隠れてしまう．このような場合は膝を伸ばしてもらうことで後弯が明らかとなる．

さらに視診により明らかとなるものとして皮膚や軟部組織の異常がある．疼痛部位の腫脹や発赤がないか，発疹の有無，色素沈着の有無などが診断の助けになる．帯状疱疹による疼痛は発症初期には原因診断が困難であり，脊椎疾患由来の神経症状と区別がつかない場合もある．患者は痛みと皮疹が関係ないものと考えて皮疹の出現を必ずしも伝えてくれない．治療開始が遅れてしまうと症状が残存することがある．筋萎縮は，筋原性疾患か神経原性疾患の存在を示唆する．皮膚の観察にて脊椎手術創に気づくこともある．

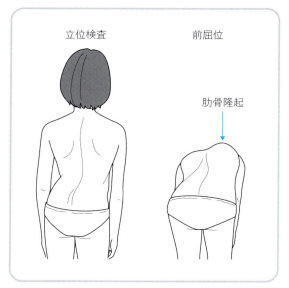

図1　脊椎側弯症
脊椎側弯症は弯曲が軽度の場合は見逃されやすい．前屈位で観察すると肋骨隆起が観察されやすい（矢印）．

2．触診・打診

触診・打診では疼痛部位に熱感，腫脹，筋緊張などがあるか，疼痛の範囲がどのくらいなのか，触れることによる痛みや圧痛，叩打痛があるかなどを確認する．脊椎疾患においては病変部位と疼痛部位は一致しないことも少なくない．このような場合には診断を誤ってしまう可能性がある．しかし，疼痛を訴える部位が実際の病変と異なる場合でも，触診・打診により病変部に叩打痛や圧痛を訴える場合が多い．例として，胸腰移行部の椎体骨折の患者は，しばしば腰部から腸骨付近の痛みを訴えるが，新鮮な骨折であれば多くの場合は骨折部位に叩打痛がある．腰椎椎間板ヘルニアの主症状が殿部，下肢症状であり腰痛を訴えない患者でも障害高位の棘突起の圧痛を認めることもある．腰椎すべり症では棘突起に階段状変形があり，触診すると病変部位で顕著な高低差を感じる．腰椎すべり症においても下肢症状が主訴であり腰痛を訴えない場合もあるが，棘突起に圧痛を認めることがあり診断の参考になる．

3．運動診

脊柱の運動により疼痛が誘発される場合には，患者の訴える疼痛が脊椎疾患由来である可能性が高くなる．頚椎では頚部前後屈，側屈による痛みの増強は重要な所見である．椎間板などの軟部の障害に由来する頚部痛は，画像検査では原因の特定が困難であるが，頚部の運動に伴い頚部痛が増強する場合には頚椎，もしくは頚椎周囲組織の障害が痛みの原因であることが多い．

腰痛患者を診察する際にも運動診は重要である．腰痛患者においては脊椎疾患以外の疾患による腰痛を鑑別する必要がある．腰部の前屈や後屈などの運動にて腰痛が誘発されれば一般的な腰椎疾患であるか，少なくとも腰椎周囲組織が痛みの原因であることが多い．しかし，運動により誘発されない安静時腰痛がメインである場合には，腫瘍性疾患などの特殊な脊椎疾患や，脊椎疾患以外の疾患である可能性を考慮する．

4．各疾患に特異的な検査法

脊椎疾患では各疾患に特異的な検査法がある．病歴や症状から想定された疾患に対して疾患特異的な検査法を用いて評価することで，最終的な診断へと近づくことができる．

a）頚椎疾患

①Spurlingテスト（図2）

上肢の痛みやしびれなどの症状を呈する患者において，頚部伸展側屈位として頭を上方から圧迫する．上肢の神経痛様症状が誘発される場合は陽性である．Spurlingテストは頚椎の椎間孔を圧迫する手技なので，陽性であれば上肢症状の原因は頚椎神経根障害である可能性が高い．頚部痛のみが誘発される場合は厳密に

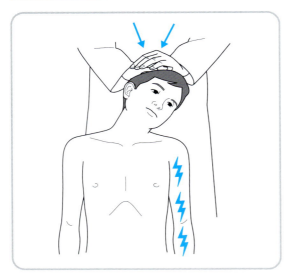

図2 Spurlingテスト

頸部を側屈させ上から圧迫をかけることにより頸椎椎間孔に圧迫をかけるテストである。上肢にかけて痛みやしびれが誘発されれば陽性である。

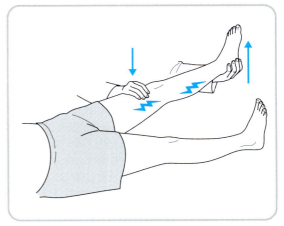

図3 SLRテスト

膝伸展位で下肢全体を挙上する。70°以下で痛みのために挙上できなければ陽性である。

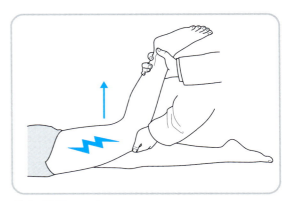

図4 FNSテスト

腹臥位で膝を屈曲して大腿部を挙上したときに大腿前面に痛みが増強した場合に陽性である。

はこのテストは陰性とすべきであるが，頸部痛のみが誘発される場合でも頸椎由来の疼痛である可能性が高い．

②Lhermitte徴候

頸椎を屈曲したときに四肢に電撃痛が出現する場合に陽性とする．多発性硬化症の患者で陽性となるが，頸髄の障害がある場合にも陽性となることがある．

これらの誘発テストが陰性であっても，頸椎疾患を除外することはできない．Spurlingテストと比べ，Lhermitte徴候が陽性になる患者は多くない．そのため神経根障害がなく脊髄症状のみを呈する頸髄症患者では，これらの誘発テストは陰性であることが多い．

b) 腰椎疾患

①下肢伸展挙上テスト [straight leg raising (SLR) test]（図3）

腰椎椎間板ヘルニアによる下肢痛がある患者では，仰臥位で膝伸展位のまま下肢全体を挙上したときに下肢痛が増強することがある．このテストをSLRテストといい，70°以下の角度で疼痛が誘発され挙上困難となれば陽性とする．L4・L5・S1の神経根の障害時に陽性となる．馬尾・神経根の緊張が強い若年者ほど陽性となりやすく，高齢者腰椎椎間板ヘルニア患者では陽性となりにくい傾向がある．

②大腿神経伸展テスト [femoral nerve stretch (FNS) test]（図4）

腹臥位で膝を屈曲位として大腿部を挙上したときに下肢痛が増強する場合に陽性となる．通常は腰椎椎間板ヘルニア患者において観察されるが，健常者でも痛みが誘発されることがあるので，健側と比較することが有用である．L2・L3・L4の神経根の障害時に陽性となる．

③Kemp徴候（図5）

立位で腰椎伸展位とし側屈を行ったとき，側屈した側に腰殿部から下肢への放散痛が生じれば陽性である．Spurlingテストと同様に椎間孔を圧迫する手技なので，腰椎の椎間孔狭窄患者において陽性と出やすい．腰部脊柱管狭窄症患者や腰椎椎間板ヘルニア患者で陽性となることもある．腰椎分離症を疑う場合に同様のテストを行い，側屈した側の腰痛が再現されるかどうかを腰椎分離症診断の参考にできる．

1. 診断総論：脊椎脊髄疾患のみかた

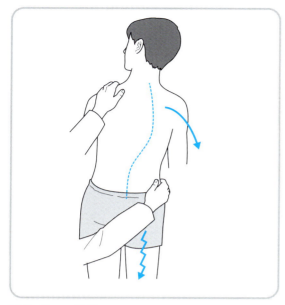

図5 Kemp徴候
　立位で腰椎を伸展側屈したときに側屈した側に下肢痛が誘発，再現されれば陽性である．

c）脊椎外傷
　脊椎外傷患者では，初期治療としてまず疼痛部位を安定化する．脊椎外傷のなかで最も優先されるのは頸椎外傷である．外傷患者の救急搬送時には，頸部痛があれば頸椎カラーなどによる固定をした状態で搬送されることが一般的である[1]．まずは脊髄損傷がないか，上下肢運動を簡易的に評価する．脊髄損傷が疑われる場合には，障害の疑われる部位を固定した状態で画像検査を行う．脊髄損傷がないと判断されれば，次に脊椎の骨折がないかどうかを調べる．
　頸部の診察をする場合には，まずは患者自身に頸部を動かしてもらい，疼痛の程度を確認する．自動運動で強い痛みが誘発されなければ，注意深く他動運動で疼痛が誘発されるかを調べてもよい．次に棘突起などの圧痛の有無を調べるが，棘突起に強い圧痛があれば骨折の可能性を念頭に置く．痛みが強い場合は画像検査による評価を行うまで頸椎の固定を継続する．
　次に側臥位にすることが可能であれば胸椎，腰椎の評価を行う．体位変換は脊椎に捻りが加わらないように注意する．胸椎から腰椎にかけて触診し，圧痛の有無を確認する．胸椎レベルでは肋骨部の圧痛も調べたほうがよい．腰椎の場合は傍脊柱部の圧痛も調べる．腰椎の場合は腰背部の直達外力では横突起骨折などの可能性が高く，内臓の損傷なども想定する．尻餅のような受傷機転により，腰椎に対する頭尾側方向の圧迫

力が加わった場合には，椎体骨折を想定する．
　脊椎疾患患者の診察を行ううえで，診察による病態評価なしに画像検査で病態評価することは慎まなければならない．しかし，意識障害を伴う外傷患者，多発外傷患者などの場合は例外である．詳細な診察・神経学的評価により画像検査すべき部位を絞り込むことよりも，早急に全身CTを行うことが，生存率の向上，脊椎骨折の見逃しを減らすことにつながる．

ⓒ 病変部位と疼痛部位の関係

　患者の自覚症状，すなわち痛みやしびれなどの出現部位は，病態診断を進めるうえで最初のヒントとなる．しかし，この最初のステップにおいてボタンの掛け違いがあると，最終診断にたどり着くことは難しくなってしまう．患者の訴える自覚症状は，曖昧である場合や部位が一定しない場合もあり，決して客観性が高いわけではないが，軽視してはいけない情報である．

1．神経刺激症状
　脊髄や神経根の刺激による上下肢の症状に関しては，過去に報告されている皮膚感覚帯（デルマトーム）を参考にする．頸椎由来の症状では神経根障害の場合は基本的にデルマトームに一致すると考えて診断を進める．つまりC6のデルマトームに症状がある場合には，C5-C6の椎間板ヘルニアなどが想定される．しかし，脊髄障害の場合には一般的に1〜2髄節下の部位に症状が出現する[2]．デルマトームを参考とする高位診断法については次項の神経学的検査の項で詳述する．脊髄障害の場合は下肢まで症状が広がることが多く，下肢の症状は痛みよりもしびれやつっぱり感を訴えることが多い．
　腰椎疾患由来の場合も神経根障害であればデルマトームを参考にして診断を進める．下腿部の症状出現部位が参考になるが，下腿前内側に症状があればL4神経根障害，下腿外側（足背）であればL5神経根障害，下腿背側（足底）であればS1神経根障害を疑う．両下肢の広範囲，特に足底を含めた下肢背側面全体の症状であれば馬尾障害を念頭に置く．腰椎レベルにおける大きなヘルニアや高度の脊柱管狭窄による馬尾全体の圧迫があれば馬尾症状の原因として妥当である．馬尾の障害では障害椎間高位を特定することは難しい．脊髄障害でも類似した症状を呈することがあるので，特に下肢深部腱反射が亢進している場合は脊髄レベルの障害を除外することも忘れてはならない．

2．放散痛・関連痛
　椎体・椎間板・椎間関節などが障害されれば，痛み

が誘発される可能性があるが，障害部位の棘突起付近に痛みが出るとは限らない．実際には障害部位と離れた部位に痛みを感じる場合があり，このような放散痛・関連痛といわれる痛みがどのような部位に出やすいかを知っていると診断に有用である．

これらの組織が痛みの原因となる場合の多くは障害部位からやや尾側に広がる傍脊柱部に痛みが出現する．例外として上位頸椎に由来する痛みは後頭部まで広がる場合がある[3]．中下位頸椎由来の痛みは頸部から肩峰付近や肩甲骨部の痛みとして自覚される．胸椎では障害高位から尾側に広がる傍脊柱部に症状が出現する[3]．腰椎でも基本的に胸椎同様であるが，下位腰椎の障害では殿部や大腿部まで痛みが広がることもある．まれに鼠径部に痛みを訴えることもある．

3．鑑別すべき疾患について

上下肢の症状があるからといって脊椎疾患と決めつけて診察を進めると，先入観により正確な診断にたどり着けない．比較的頻度の多い疾患との鑑別のポイントについては後述する．身体所見だけで完全な鑑別は困難であるため，疑わしい所見が得られた場合は必要な検査を追加する．

a）上肢症状

肩から上腕付近の痛みを主訴とする場合には肩関節周囲炎との鑑別を要する．痛みが頸椎の動きにより誘発されるか，肩関節の動きに伴い誘発されるかは最低限チェックする．肩の挙上障害では肩の腱板断裂と頸椎症性筋萎縮症の鑑別が困難である．頸椎由来の症状である場合は上腕二頭筋の筋力低下も合併することが多い．

肘から前腕の症状では上腕骨外側上顆炎も頻度が多い疾患である．Thomsen テストで痛みが誘発される（図6）．

手のしびれを主訴とする場合，症状が1〜4指の範囲であれば手根管症候群などの正中神経障害との鑑別を要する．正中神経障害の場合，しびれは主に手掌側である．Phalen テスト（図7），Tinel 徴候が鑑別に有用である．Tinel 徴候とは神経障害部位（この場合は手根管部）を打腱器などで叩いたときに神経支配領域（この場合は1〜4指の範囲）に放散痛が走る徴候である（図8）．手根管症候群では母指対立運動も障害されることがあり，これもチェックすべき徴候である（図9）．

症状が4〜5指の範囲であれば肘部管症候群などの尺骨神経障害を想定する．肘関節の変形，肘部管のTinel 徴候，Froment 徴候が鑑別の参考になる．

b）下肢症状

殿部から大腿部，下腿部までの広範囲に広がる症状は神経に由来する症状と考えるのが一般的である．しかし，動脈硬化に伴う血流障害による痛みも類似した

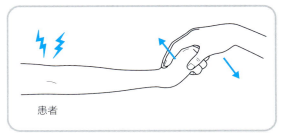

図6　Thomsen テスト

患者に肘を伸ばしたまま手関節背屈させ，手背に抵抗を加える．このときに肘の外側（橈側：上腕骨外側上顆部付近）に痛みを感じるようであれば陽性である．

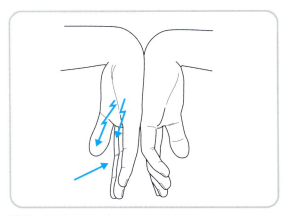

図7　Phalen テスト

手関節を強制掌屈したとき，患側の手掌〜1〜4指にしびれが誘発されると陽性である．手関節を強制背屈したときのしびれの誘発を確かめるのが逆 Phalen テストである．

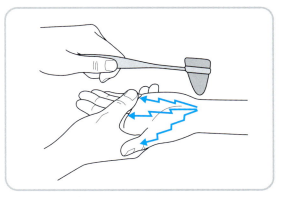

図8　Tinel 徴候

神経障害部位を叩くと，神経支配領域に放散痛が走る場合，陽性である．

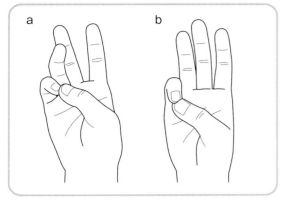

図9 母指対立運動障害
　a：母指と小指の先端を合わせ強く握ってもらうと，正常では図のように母指と小指が直線に並ぶ．
　b：母指対立障害がある場合は，図のように母指と小指が直線上に並ばない．

症状を呈することがある．この場合，足背動脈や後脛骨動脈を触知して評価することが鑑別に有用である．
　股関節疾患で下腿を含む広範囲の下肢症状を呈することがある．また，膝関節疾患でも膝窩部を含む大腿から下腿後面の広範囲に下肢症状を呈することがある．

このような場合は，関節運動に伴う痛みかどうかを調べることが鑑別に有用である．膝関節疾患では圧痛の有無や関節水症・腫脹の有無なども鑑別の参考になる．反対に腰椎神経根由来の症状（主にL3, L4神経根）を膝関節疾患と見誤ってしまう可能性もある．圧痛がなく膝関節の動きに関連しない痛みであれば神経根障害を疑うことも重要である．
　下垂足は比較的頻度の高い症候であるが，腰椎疾患によるものか腓骨神経麻痺かの鑑別は難しい場合もある．腓骨頭付近のTinel徴候は鑑別に役立つが，腓骨神経の障害でも必ずしも陽性にはならない．腰痛や膝関節より近位の症状があれば腰椎疾患の可能性が高い．しかし，身体所見のみによる鑑別は必ずしも容易ではないので，電気生理学的検査が必要となる場合もある．

文献
1) 日本外傷学会外傷初期診療ガイドライン改訂第4版編集委員会（編）：外傷初期治療ガイドライン，第4版，へるす出版，東京，p155, 2014
2) 日本整形外科学会，日本脊椎脊髄病学会（監修）：頚椎症性脊髄症診療ガイドライン2015, 第2版，南江堂，東京，p29-31, 2015
3) Rothman-Simeone：The Spine 脊椎・脊髄外科，小宮節郎（監訳），金芳堂，京都，p172-173, 2009

2 神経学的検査
（高位・横位診断，神経支配，特徴的症候群）

脊椎疾患の評価をするうえで神経学的検査を緻密に行うことが，正確な診断を下すために重要である．脊椎疾患においては上下肢の痛みやしびれ，上下肢筋力低下，麻痺などを呈する患者が神経学的検査の対象となる．

A 筋力検査

筋力の低下している筋を支配する髄節の高位を神経障害高位の診断の参考にする（表1）[1]．また，筋力低下の程度や，経時的変化（進行性であるかどうか）により，治療の方針が変わることもあるので正確な評価を心がける．

筋力の評価は徒手筋力テスト（manual muscle testing：MMT）にて行うが，判定基準は表2のとおりである．場合により各段階の中間の筋力として，＋や－という表現をする．たとえば，重力に抗して容易に関節を動かすことができるが，完全な可動域まで届かない場合に3－という評価をすることもある．

臨床現場では限られた診察時間を考えると，すべての筋の評価を行うことは難しい場合もある．スクリーニング的，簡易的に上肢筋力の評価をするのであれば，両上肢を挙上してもらえば肩の関節可動域も同時にチェックできる．手指を速く開閉してもらうことで，手指の顕著な麻痺がないかのみならず巧緻運動障害のチェックもできる．10秒間で20回以上できなければ異常と考えられる（10秒テスト）[2]．下肢筋力は片脚起立，つま先歩行，踵歩行でスクリーニングを行ってからポイントを絞ってMMTをする場合もある．

体幹部の筋力評価は難しいため，胸椎疾患の神経障害高位を筋力検査で確定することは困難である．仰臥位で頭部を挙上することで腹直筋の収縮を促したときに臍が頭側に移動する場合はT10より下位の腹直筋に麻痺があると評価できる（Beevor徴候）．

B 感覚検査

感覚は表在感覚と深部感覚に分けられる．表在感覚のなかには痛覚，温度覚，触覚があり，深部感覚には位置覚，振動覚などがある．

一般的に脊髄障害では障害高位以下の感覚障害が，神経根障害では障害高位のみの感覚障害が起こるため，感覚検査により障害高位を確定していく．表在感覚はデルマトームを参考に障害神経高位の評価を行う．胸椎疾患では筋力検査による高位診断は困難であるため，感覚検査の重要性が増す．胸椎疾患の高位診断に役立

表1 各髄節レベルの前角細胞により支配される筋・運動

髄節レベル	支配される筋	運動
C3, C4	横隔膜	腹式呼吸
C5	三角筋・棘上筋・棘下筋・上腕二頭筋	肩外転
C6	腕橈骨筋・回外筋・長橈側手根伸筋	肘屈曲
C7	上腕三頭筋・尺側手根伸筋・手指伸筋	肘伸展・手指伸展
C8	手指屈筋	手指屈曲
T1	小手筋	手指外転
T7-T10	腹直筋上部	臍の頭側への持ち上げ
T10-T12	腹直筋下部	臍の尾側への引き下げ
L2-L4	腸腰筋・大腿四頭筋・大腿内転筋	股関節屈曲・膝伸展
L4	大腿四頭筋・前脛骨筋	膝伸展・足関節背屈
L5	前脛骨筋・殿筋・長母趾伸筋	足関節伸展
S1	腓腹筋・長短腓骨筋	足関節底屈・外反

つ体幹部のデルマトームのポイントとして，乳頭がT4，剣状突起がT7，臍部がT10であることを覚えておくと大体の目安となる．

1．痛覚

　神経学的検査を行う際にはすべての感覚を検査することが望ましいが，スクリーニング検査として最も頻用されるのは痛覚検査である．一般的には安全ピンやクリップなどの先端で皮膚を刺激して検査を行う（pinprickテスト）．

　正常と思われる部位を基準に痛覚が増強しているか（痛覚過敏：hyperalgesia），低下しているか（痛覚鈍麻：hypalgesia），消失しているか（痛覚消失：analgesia）を評価する．痛覚低下の程度は正常と思われる部位を10点として数字で評価させる方法が一般的である．全身の評価には長時間を要するため，状況に応じてポイントを絞る方法もある．

　両腋窩を結んだ線でC4デルマトームからC5〜T1デルマトームを飛び越えてT2レベルのデルマトームに移行する（図1）．そのため，pinprickテストを行っている際に同部で急激に感覚が変化する場合があり，その境界部をcervical lineという．下から上へ向けて刺激をしていった際にこの部で痛みが強くなる場合は頸髄疾患を疑う．

表2　徒手筋力テストの筋力判定基準

Normal（5）	強い抵抗を加えても重力に打ち勝って正常な関節可動域いっぱいに関節を動かすことができる．
Good（4）	ある程度の抵抗を加えても重力に打ち勝って正常な関節可動域いっぱいに関節を動かすことができる．
Fair（3）	抵抗を加えなければ重力に打ち勝って正常な関節可動域いっぱいに関節を動かすことができる．
Poor（2）	重力の影響を除けば関節を動かすことができるが，重力に打ち勝って正常な関節可動域いっぱいに動かすことができない．
Trace（1）	筋収縮が観察，または触知できるが，関節運動は生じない．
Zero（0）	筋収縮・関節運動はまったく起こらない．

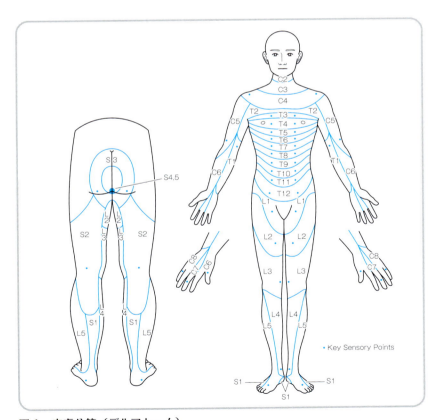

図1　皮膚分節（デルマトーム）

（The American Spinal Injury Association: International Standards for Neurological Classification of Spinal Cord Injury, Chicago, ASIA, revised 2002より引用）

腰椎疾患の評価においては各腰神経根の固有領域にポイントを絞ると，膝〜脛骨近位部内側がL4，第1，2足趾の背側皮膚がL5，足底をS1と考えてpinprickテストによる評価を行うと，腰椎の障害高位診断に有用である．

2．温度覚

40〜50℃の温水や5〜10℃の冷水を試験管などに入れて患者の皮膚に触れさせ，正常部位と比較して評価する．

3．触覚

触覚は毛筆や綿を皮膚に軽く触れさせて調べる．正常の部位と比較するか，閉眼して触っているかどうかを聞いて評価する．脊髄損傷患者などで痛覚が脱失した場合にも触覚が残っている場合もあり，その場合は完全な感覚麻痺ではないと評価する．

4．位置覚

閉眼した状態で，検者が患者の手指や足趾を動かしたときに患者がその動きの方向を正確に言い当てることができるかを調べる．患者の指（趾）の側面を持って行うことが肝要である．

5．振動覚

音叉を振動させた状態で関節や骨に当て，感じるかどうかを聞く．母趾，足関節内果，脛骨粗面，腸骨稜，胸骨，橈骨・尺骨遠位部，鎖骨などの骨が皮膚表面に位置する部分が検査しやすい部位である．

反射

筋力検査や感覚検査は患者の協力なしには正確な評価ができないため，詐病の患者などが診察時に故意に筋力低下や感覚低下を装うことも想定される．そのような観点から反射は筋力検査や感覚検査以上に客観性の高い検査と考えられる．

反射には深部腱反射・表在反射・病的反射があり，深部腱反射が神経障害高位診断に最も有用である．

1．深部腱反射

深部腱反射とは，腱に与えられた刺激情報が末梢神経の求心性線維により脊髄後角に達し，シナプスを介して前角細胞を興奮させることで，筋収縮が起こる現象である．この反射弓を構成する神経に障害があれば反射は低下，また消失する．この反射弓は上位のニューロンにより抑制を受けているので，この反射弓よりも上位のニューロン障害では反射弓の抑制が弱く

表3　主な深部腱反射の反射弓のレベルおよび支配神経

深部腱反射	レベル	支配神経
下顎反射	橋	
上腕二頭筋反射	C5，（C5–C6）	筋皮神経
腕橈骨筋反射	C6（C5–C6）	橈骨神経
上腕三頭筋反射	C7（C6–C8）	橈骨神経
膝蓋腱反射	L2–L4	大腿神経
アキレス腱反射	S1	脛骨神経

なるため反射の亢進が起こる．反射が亢進している場合は腱ではなく筋腹を叩いた場合にも筋収縮が起きる．膝蓋骨を徒手的に急激に押し下げたときに，大腿四頭筋が規則的・律動的な筋収縮を起こす現象を膝クローヌス，足関節を急激に背屈したときに下腿三頭筋が同様の筋収縮を起こす場合を足クローヌスといい，深部腱反射が高度に亢進した状態である．

多くの深部腱反射が報告されているのでその支配髄節を参考にして神経障害高位を診断していく（表3）．上肢では上腕二頭筋反射，上腕三頭筋反射，腕橈骨筋反射，下肢では膝蓋腱反射，アキレス腱反射はルーチンに行いたい検査である．頚椎疾患を疑う場合は上下肢ともに検査すべきである．腰椎疾患を疑う場合も原則的に上下肢の深部腱反射を評価すべきであるが，時間に余裕がない場合は下肢の検査から始め，反射亢進があれば上肢の反射も調べるとよい．下肢深部腱反射が亢進しているにもかかわらず上肢腱反射が正常，または低下していれば，下位頚椎高位か胸椎高位の脊髄障害の存在が疑われる．

患者が緊張して力が入ってしまうと深部腱反射の評価がしにくくなるため，患者がリラックスし脱力してもらうことが重要である．脱力しやすいベッド上で仰臥位での状態で施行するとよい．膝蓋腱反射であればベッドの端に座って足を地面につかない高さでベッド脇に垂らすと検査がしやすい．アキレス腱反射は腹臥位で膝を90°に曲げた状態で検査するのもよい．

2．表在性反射

皮膚や粘膜に刺激を加えることにより反射的筋収縮を起こす検査である．腹壁反射，挙睾筋反射，肛門反射，球海綿体反射などがある．肛門反射・球海綿体反射は仙髄（S2–S4）に反射中枢があるため，この反射の亢進の有無が仙髄付近の障害の高位診断に有用である．

3．病的反射

病的反射とは正常な患者ではみられることのない反射であるため，病的意義のあるものである．代表的な病的反射を列記する．

a) Hoffmann反射（図2）

図2のように患者の中指末節部を手掌側に弾いたときに母指の屈曲・内転が起こると陽性である．C8–T1に反射弓があるため，C8より頭側のレベルの病変により錐体路障害があると出現する病的反射である．

b) Wartenberg反射

患者の手掌を回外位にして，患者の2～5指に置いた検者の指を叩いたときに患者の母指が屈曲すれば陽性である．Hoffmann反射と同様の診断意義があるが，Hoffmann反射より強い刺激を与えるため陽性になりやすい．

c) Babinski反射（図3）

図3のように打腱器の柄の先端などの尖ったもので，足底の小趾側を踵から小趾へ向かってこすりあげたときに母趾がゆっくりと背屈すると陽性である．反射弓の求心路はL5–S1，遠心路がL4–L5にあるため，仙髄レベルを除くほとんどの脊髄障害により陽性化する病的反射である．

d) 腕橈骨筋反射の逆転（inverted radial jerk）

腕橈骨筋反射を検査するために，腕橈骨筋腱を叩いたときに腕橈骨筋の収縮が起こらずに手指の屈曲が起こることがあり，腕橈骨筋反射の逆転（inverted radial jerk）という．腕橈骨筋反射の反射弓であるC5–C6レベルの障害時に起こる現象である．

D 脊髄障害の障害部位診断

脊髄が障害された場合，その障害部位によって神経症状の出現の仕方が異なる．前述のような神経学的評価の最終目的は障害部位の診断であるので，障害部位を診断するために必要な知識を整理しておく．

障害部位の診断には横位診断と高位診断がある．横位診断は脊髄の横断面のどこが障害されているかの診断であり，高位診断は頸椎から胸腰椎移行部まで存在する脊髄神経がどの高さで障害されているかを診断することである．脊髄はL1からL2レベルが最尾側端であり馬尾に移行する．すなわち腰椎疾患においては多くの場合脊髄障害ではなく，馬尾または神経根障害を起こす．本項では腰椎の高位診断も含めて解説する．

1. 上位運動ニューロン障害と下位運動ニューロン障害

脊椎疾患による神経障害が原因の運動麻痺が考えられる場合，まずは上位運動ニューロン障害か下位運動ニューロン障害かを鑑別する．

たとえば，下肢運動麻痺であれば歩行障害を主訴に来院する．上位運動ニューロン障害であれば頸椎・胸椎疾患，つまり脊髄の障害と考えられる．下位運動ニューロン障害であれば主に腰椎疾患，通常は馬尾・神経根の障害である．この2つの歩行障害はおのおの特徴があり鑑別可能である．上位運動ニューロン障害であれば痙性歩行となり，つっぱるようなぎこちない歩き方となる．比較的筋力が保たれている時期でも歩行障害が出現する．下位運動ニューロン障害では下肢の痛みやしびれを伴うことが多い．上位運動ニューロン障害ではしびれを伴うことはあるが痛みを伴うことは少ない．下位運動ニューロン障害の場合は歩行障害の理由が痛みである場合も少なくない．筋力低下のない患者では痛みさえ我慢すれば歩行は比較的安定している．一般的な鑑別点を表4に詳述する．

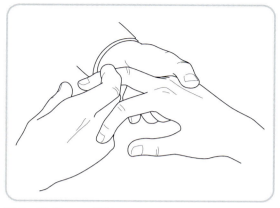

図2 Hoffmann反射

患者の手関節を軽く背屈させた状態で，図のように検者の示指と中指で患者の中指末節を挟み，検者の母指で患者の中指の爪部を鋭く手掌側にはじく．このときに患者の母指が内転・屈曲すれば陽性である．

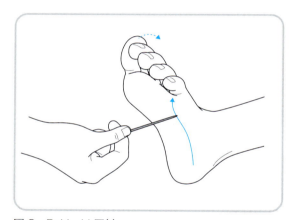

図3 Babinski反射

足底の小趾側を尖ったもので踵から爪先に向けてゆっくりとこすり母趾がゆっくりと背屈すると陽性である．

表4　上位運動ニューロン障害と下位運動ニューロン障害による運動麻痺の鑑別の要点

	上位運動ニューロン障害	下位運動ニューロン障害
麻痺の特徴	痙性麻痺	弛緩性麻痺
筋力低下	障害髄節レベルの筋力低下が起こりうる．上肢では伸筋，下肢では屈筋に優位	障害された髄節レベルに支配される筋のみ
深部腱反射	障害髄節レベル以下で亢進	障害髄節レベルで低下～消失
病的反射	障害髄節レベル以下で陽性	陰性
筋萎縮	軽度～なし	高度になる場合がある
筋緊張	障害髄節レベル以下で亢進（痙縮）	障害髄節レベルで低下
線維束攣縮	なし	出現しやすい

2．横位診断

横位診断は脊髄横断面においてどの部分に病変があるかの診断である．これを理解するうえで脊髄横断面の解剖を知っておくことが必要である（図4）．

脊髄の横断面を構成する要素として，神経の通路である白質と，神経細胞の存在する灰白質がある．前者の障害による徴候を長経路徴候（long tract sign），後者の障害による徴候を髄節徴候（segmental sign）という．長経路徴候は病変部以下にみられ，髄節徴候は病変部の支配領域にみられるので，高位診断の参考にできる．

長経路徴候は，運動を司る神経の通路である錐体路と感覚を司る神経の通路である後索および脊髄視床路の障害を指す．錐体路障害は前述した上位運動ニューロン障害の原因となる．髄節徴候とは主に前角（運動神経）と後角（感覚神経）の障害であるが，それぞれ前根や後根の障害と鑑別が困難であるため，両徴候を合わせて髄節・根徴候と考える．前角・前根の障害は下位運動ニューロン障害の原因となる．

a）長経路徴候

①錐体路徴候

随意運動筋を支配する上位運動ニューロンが通っている側索の障害により起こる徴候であるため，上位運動ニューロン障害をきたす．側索では頸髄に行く線維が灰白質に近い最も内側に位置しており，胸髄，腰髄，仙髄の順に外側に位置する．錐体路の神経線維は延髄の下部で交叉して脊髄の反対側へ移動するので，延髄より上の病変では病変の反対側に，脊髄の病変では同側に運動麻痺をきたす．

②後索徴候

後索は後根から入った深部感覚（振動覚・位置覚など）を伝える神経線維が通過しているため，後索が障害されると深部感覚の障害をきたす．これらの感覚が障害されると，筋力が保たれていたとしても，手の動きはぎこちなく歩行は不安定になる．後索の神経線維も錐体路同様に延髄のレベルで交叉しているため，延髄より上の病変では病変の反対側に，脊髄の病変では同側に深部感覚障害をきたす．

③脊髄視床路徴候

脊髄視床路は痛覚・温度覚・触覚を伝える神経線維が通過しているため，脊髄視床路が障害されると障害部以下でこれらの感覚が障害される．触覚は後索も通るので，痛覚・温度覚の障害と比べ触覚はある程度保たれる．これらの感覚神経線維は後根から脊髄に入ると1～2髄節上行してから中心管付近を通過して反対側の脊髄視床路に入る．そのため，障害部位の1～2髄節下のレベル以下の反対側に痛覚や温度覚の障害が起こる．特殊な病態として中心管付近に限局する病変では中心管付近を交叉する線維のみが障害されると，病変部付近のみに感覚障害が起きる．後述するがこのような場合は宙吊り型感覚障害といわれる特殊な感覚障害を呈する．

b）髄節徴候

①前角・前根徴候

前角には運動神経細胞があり，その神経線維は前根を通過して同髄節レベルに支配される筋へ到達する．この部位の病変では当該髄節レベルの運動麻痺が起こる．この場合の運動麻痺は下位運動ニューロン障害であるので，表4のごとき性質を示す．前角・前根は運動神経であるが，その障害により筋の深部に疼痛をきたすこともある．

②後角・後根徴候

後根を通過する神経線維の細胞体は後根神経節にあり（図4），支配する皮膚からの感覚情報を後角まで伝える．そのため後角・後根の病変では支配する皮膚分節に一致して感覚障害をきたす．一般的には皮膚表面の疼痛・しびれ，感覚の過敏・低下・消失などの徴候が出現する．疼痛は動作や咳・くしゃみなどで増悪することが多い．

c）自律神経徴候

脊髄のT1-L2の側角には交感神経の節前線維が，S2-S4の側角には副交感神経の節前線維がある．そのため，脊髄の疾患では様々な自律神経障害が起こることがある．大部分の内臓は脳幹に節前細胞を持つ副交感神経により支配されるため脊髄病変では障害を受け

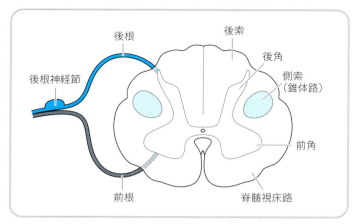

図4 脊髄横断面図
　運動神経の細胞体は脊髄前角に，感覚神経の細胞体は後根神経節に存在している．

ない．胸腰髄レベルの交感神経系の障害により起立性低血圧，発汗障害などが起こる．排尿・排便・性機能は胸髄下部から腰髄上部レベルの交感神経（下腹神経），仙髄レベルの副交感神経（骨盤神経）・体性神経（陰部神経）により支配されているため，脊髄病変により障害をきたす．

d）横断面の障害部位による特徴的症候群
①Brown-Séquard症候群

脊髄横断面において半側のみに障害があると障害部以下の病変側に錐体路徴候と深部感覚障害が，病変の反対側に痛覚・温度覚の障害をきたす．痛覚・温度覚障害は病変部より1～2髄節下のレベル以下に起こる．病変の髄節レベルには病変側の全感覚の障害をきたす（図5）．完全に半側のみが障害されることはまれであり，臨床的には不全型のBrown-Séquard症候群を呈する患者は少なくない．

②前脊髄動脈症候群

前脊髄動脈は脊髄の前2/3を支配しているため，梗塞によりその支配領域に障害をきたした場合には側索（錐体路）・脊髄視床路・前角の障害が起こる．障害部以下の運動麻痺，痛覚・温度覚の障害が起こるが深部感覚は保たれる（解離性感覚障害）．脊髄の前方からの圧迫などでも同様の症状が起こることがある．

③脊髄中心症候群

脊髄空洞症，髄内腫瘍などで脊髄の中心部のみに障害をきたした場合，感覚神経線維が後角に入ってから交叉して反対側の脊髄視床路に行くところで障害を受ける．通常は長経路徴候の障害がないため，病変のある髄節レベルのみに痛覚・温度覚障害をきたす．病変の範囲が前角まで及ぶと当該髄節レベルに運動麻痺をきたす．この場合の運動麻痺は下位運動ニューロン障害によるものである．さらに病変の範囲が広くなると側索の障害をきたし長経路徴候を呈する．外傷による頚髄不全損傷では頚髄中心部の障害がメインとなる場合が多く，そのような病態を中心性頚髄損傷という．

④後脊髄動脈症候群

後脊髄動脈の梗塞などにより脊髄の後方部が障害されると，まずは後索が障害され病変部以下の深部覚の障害が起こる．実際には側索（錐体路）の障害も起こることが多い．黄色靱帯骨化症などによる後方からの脊髄圧迫でも同様の障害が起こることがある．

3．高位診断

高位診断とはその症状・神経学的所見から脊髄のどの高位に病変があるかを診断することである．病変の局在により患者の神経症状は異なるため，その症状から高位診断を行う．

この際に注意すべきことは，脊椎の高位と脊髄の高位が同一ではないということである．頚椎高位では頚椎高位を表す番号と，頚髄高位を表す番号の間には1～2髄節のずれがある．一般的にはある番号の頚椎の部位に位置する脊髄の番号は1～2髄節大きい数の番号になる．脊髄の尾側端は脊椎の高位でいうとL1-L2付近に位置することが多い．つまりL1椎体（第1腰椎）の高位に位置する脊髄は仙髄である．頚椎から胸椎高位に位置する病変であれば，脊髄障害に伴う症状を呈するが，腰椎高位に位置する病変であれば主に馬尾・神経根の障害となる．

a）大後頭孔付近の病変

上下肢を支配するすべての神経線維が同部位を通過しているため，重度な障害が起きると完全四肢麻痺が起こる．完全な麻痺であれば主にC4脊髄高位の髄節

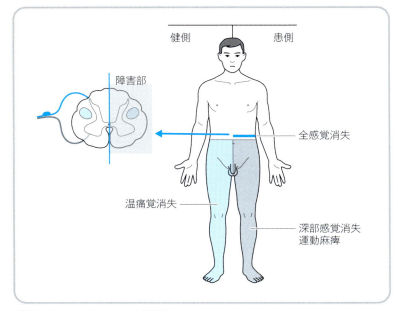

図5 Brown-Séquard 症候群
T10 レベルの脊髄半側（この場合左側半側）の障害時には，障害髄節付近の患側の全感覚消失，障害部以下に患側の深部感覚消失（後索障害），運動麻痺（錐体路徴候），健側の温痛覚消失が起こる．

に位置する横隔神経が麻痺するため，呼吸筋の完全な麻痺が起こる．大後頭孔付近には錐体路の交叉する部位があるため，同部位の病変では特異的な運動麻痺が起こることがある．上肢を支配する神経がより頭側で交叉するため，病変が片側に位置する場合に，病変側の上肢麻痺と，病変の反対側の下肢麻痺が起こることがある．症状としては痛みが後頭部まで広がることがあるのが特徴である．

b) 頸髄病変

頸椎の疾患で脊髄障害をきたす場合には，病変部位に位置している脊髄高位以下の障害が起こる．障害高位では前角・前根の障害により下位運動ニューロン障害が，障害高位以下では上位運動ニューロン障害が起こる．

頸椎の疾患で脊髄障害をきたさずに神経根障害を生じる場合は，障害された神経根の支配領域の痛み・しびれをきたすが，運動麻痺を生じた場合は下位運動ニューロン障害と考える．頸椎症や頸椎椎間板ヘルニアによる神経根障害の場合は高位のずれを生じない．たとえば，C5–C6 椎間高位には C7 髄節の脊髄が存在しているが，C7 神経根は C6–C7 椎間孔から脊柱管外に出ていく．たとえば，C5–C6 の椎間板ヘルニアでは C6 の神経根障害を起こすが，同部位（C5–C6）の椎間板ヘルニア脊髄障害では一般に C7 高位の脊髄障害を起こす．主な筋がどの高位の髄節に支配されているかを表1に示す．

感覚障害に関しても基本的に運動麻痺と同様の考え方をすればよい．深部腱反射に関しては障害髄節の反射が低下して，障害高位より下では反射が亢進する．運動麻痺，感覚障害，深部腱反射などの評価を行って，その所見からどの高位の髄節が障害されているかを診断する．

c) 胸髄病変

胸髄高位では上肢や下肢の筋を支配していないため，筋力評価などの運動の評価で高位診断をするのは難しい．Beevor 徴候は運動麻痺を胸髄高位の高位診断に役立てる方法であり，T10〜12 の障害の場合に起こり，下部腹筋が麻痺しているのに上部腹筋が保たれていることにより，腹に力を入れると臍が頭側に移動する現象である．腹壁反射なども高位診断の一助になる．実際には胸髄高位の高位診断は感覚検査に頼るところが大きいので，感覚障害の上限を調べ，デルマトームを参考に障害高位を決定する．

d) 腰髄・仙髄病変

腰仙髄病変は主に T11 以下の胸椎高位，L1 腰椎高位での脊髄障害で起こる．腰髄病変では下肢に限局した運動障害，感覚障害が起こる．仙髄においては S3 以下の仙髄は脊髄円錐（conus medullaris）といわれ，下肢を支配していない．この部の障害は下肢に運動・感覚障害をきたすことはなく，排尿・排便・性機能障害

を起こしやすい．

e）馬尾・神経根病変

　腰椎の大部分では脊髄は存在しないため，腰椎疾患では馬尾・神経根の障害をきたすことが多い．脊髄の最下端は個人差があるものの，通常は L1–L2 の脊椎高位にあり，L2 椎体より尾側に位置することは極めて少ない．脊髄係留症候群などの疾患がある場合，脊髄の最下端はさらに尾側に位置することもある．詳細な神経学的検査を行い，筋力低下，感覚障害の位置を評価し，各筋の支配神経高位やデルマトームと照らし合わせることで障害高位の診断を進めていく（表1，図1）．

　実際には腰椎疾患では運動麻痺・感覚の低下を示さない場合も少なくない．そのような場合には患者の自覚症状（痛み，しびれ）の出現部位が参考になる．L3 神経根障害では大腿前面，L4 神経根障害では大腿前面から下腿前面，L5 神経根障害では大腿・下腿外側から足背，S1 神経根障害では大腿・下腿後面から足底に痛みやしびれが出現する．馬尾全体が障害を受けた場合は両下肢後面から足底を中心に，殿部や会陰部を含む下肢全体に痛みやしびれが出る．しびれがメインとなることも少なくないが，その場合には胸髄，腰仙髄の障害と類似した症状を呈する．この場合には深部腱反射が鑑別に役立つので，診察時に深部腱反射を評価する．

　一般に下肢深部腱反射が亢進していれば脊髄疾患を積極的に疑う．しかし，脊髄疾患と末梢神経疾患（馬尾疾患，糖尿病性ニューロパチーなど）が合併すると脊髄疾患による下肢深部腱反射の亢進は末梢神経疾患による深部腱反射と打ち消しあって目立たなくなってしまう．馬尾障害が高度になると排尿・排便・性機能障害が起こる．高度な排尿障害は緊急手術の適応となる．高度な排尿障害をきたす場合は，巨大なヘルニアや高度な脊柱管狭窄により，MRI 検査にて硬膜管がほとんど観察できないほどの症例であることが多い．

文献
1) 伊藤達雄ほか：臨床脊椎脊髄医学，三輪書店，東京，p60-63，1996
2) 日本整形外科学会，日本脊椎脊髄病学会（監修）：頚椎症性脊髄症診療ガイドライン 2015，第2版，南江堂，東京，p27-28，2015

3 画像検査

現時点で脊椎疾患の画像診断の基本となるものはX線検査である．しかし，近年のMRIのめざましい進歩により，脊椎疾患の診断技術は大きく変化している．CTは骨・石灰化病変の描出という点ではMRIの弱点を補完する画像検査であり，3D画像も含めた再構成画像の普及により，診断，手術計画，手術後の評価などに欠かせない情報を提供してくれる．

A X線検査

画像検査の基本となる検査であるが，脊椎疾患を診断するうえではいくつかの弱点があることを認識する必要がある．まずX線検査では，神経組織（脊髄・馬尾・神経根など）や軟部組織（椎間板・筋など）の描出ができないという限界がある．そして最も重要な問題は，X線検査で描出される脊椎の形態異常の多くは無症候性であることである[1]．椎間板高の減少・骨棘の形成などのX線検査所見は症状と関連していないことが多いが，慢性痛患者のなかには過去に指摘されたこれらの退行性変化が疼痛の原因だと信じ込んでいる患者も少なくない．このような誤った理解が慢性痛患者の治療に不利に働くことがあるので，患者に誤解を与える説明をしないように注意する．

しかし，すべての症例にMRIやCT検査を行うことは現実的ではない．X線検査で診断できる疾患を見逃してはならない．各疾患の画像診断法の詳細は各論の項に譲るが，X線検査から得られる情報を有効に活用することが，画像診断の第一歩であることを忘れてはならない．

1. 軟部組織評価

X線検査で評価すべき軟部組織の変化としては，頸椎X線検査では喉頭と頸椎椎体前面との間隙や気管後面と頸椎椎体前面との間隙の厚さ（図1），腰椎X線検査では腸腰筋の腫脹などがある．前者の異常は脊椎骨折などの外傷による出血や化膿性脊椎炎などの炎症性疾患による腫脹を疑う．後者は左右差がある場合には横突起骨折などの左右非対称の骨折や，腸腰筋膿瘍を疑う．

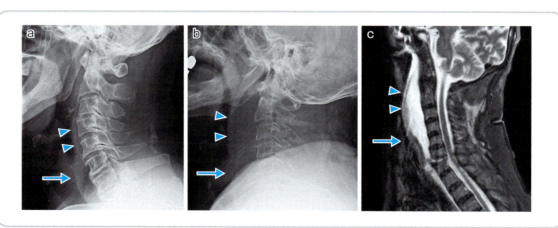

図1 頸椎X線およびMRI
　a：頸椎症患者の頸椎X線側面像．通常は後喉頭腔間隙（矢頭：喉頭後壁と頸椎前面との間）は7mm以下，後気管間隙（矢印：気管後壁と頸椎前縁との間）は21mm以下である．
　b，c：C6-C7レベルでの頸椎骨折患者のX線側面像（b）およびMRIのSTIR像（c）．この患者は椎骨動脈損傷を合併しており，後喉頭腔間隙，後気管間隙には血腫が貯留しているため著明に腫脹している（矢頭，矢印）．

2. 形態評価

　脊椎の形態変化は正面像よりも側面像で得られる情報が多い．基本の撮影法は正面像と側面中間位の2方向である．形態評価には必要に応じて斜位撮影を追加する．正面像では側弯の有無，椎体・椎弓根の形態評価，各椎体・椎間板の変形，椎体の側方すべりの有無などを観察する．側面像では後弯の有無，椎体の変形，椎間板の高さ，後縦靱帯・黄色靱帯の骨化などの評価が可能である．椎体骨折の評価も側面像のほうが評価しやすい．斜位像では頸椎においては椎間孔の評価，腰椎では関節突起間部の評価（分離の有無）が可能である．

　近年，脊柱後弯と腰痛との関連が強いことが注目されており，骨盤を含めた脊柱アライメントの評価が重要視されている[2]．高齢者の腰痛患者で脊柱後弯が疑われる場合は全脊柱X線検査で脊柱アライメントを評価する．

3. 動的評価

　X線検査の最も有用な点は脊椎の動的評価である．必要に応じて側面前後屈，正面側屈位の撮影を追加する．前後屈，側屈ではすべりの有無，不安定性の評価を行う．頸椎や腰椎の変性疾患において，側面像の中間位ではすべりを認めず，前屈位ですべりを生じる場合がある（図2）．椎体間の不安定性の存在は，手術術式の選択にも必要な情報であるので，手術を検討する際に前後屈などの動態撮影は必須である．また，脊椎固定術後の患者においても前後屈の評価は重要である．

　椎体骨折の急性期や椎体骨折後偽関節の患者においては立位と仰臥位の側面像を比較する[3]．立位で撮影を行うと椎体が圧潰している場合でも，仰臥位で撮影することにより骨折部を開大する力が加わるため椎体高が高くなることがあり，その場合には椎体が不安定な状態であると評価できる（図3）．

B 磁気共鳴撮像法（MRI）検査

　MRIの出現により脊椎疾患診療は革命的な進歩を遂げたといえる．それだけMRIは脊椎疾患診療にとって重要な画像検査法である．MRIによりX線，CT検査では評価困難であった椎間板，脊髄，馬尾，神経根，靱帯組織（後縦靱帯，黄色靱帯など），筋組織（傍脊柱筋，腸腰筋など）などの軟部組織を鮮明に描出することができるようになった．椎体や椎弓などの骨組織に関しても質的な変化を評価できる．一般的にT1強調像，T2強調像，脂肪抑制T2強調像を基本とし，各疾患に有用な撮像法を追加して診断を行う．

　放射線被曝がない点で有用であるが，磁気を用いる検査のため，心ペースメーカー，脳動脈クリップ，人工内耳などの入った患者は検査を受けられない．また，多くの機種では狭いスペースで一定時間静止している必要があることより，閉所恐怖症の患者では撮像が困難であることが問題である．

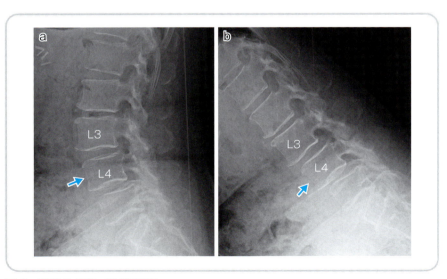

図2　腰椎X線像（動態撮影）
　側面中間位（a）ではL4椎体（矢印）のすべりは軽度であるが，側面前屈位（b）ではL4椎体（矢印）のすべりが顕著である．L3椎体は中間位ではほとんどすべりを認めないが，前屈位では明らかなすべりを認める．

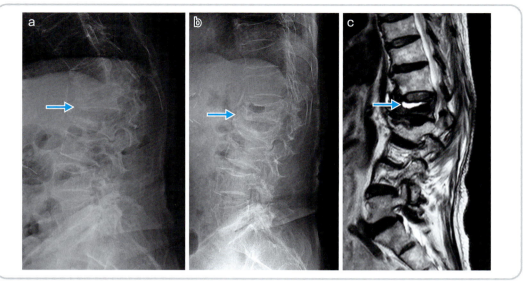

図3 腰椎椎体骨折後偽関節

a：腰椎X線側面像（立位）
b：腰椎X線側面像（仰臥位）
c：MRI矢状断T2強調像

L1，L2，L3の椎体に骨折を認める．立位で撮影するとL1椎体（矢印）は高度に圧潰しているが（a），仰臥位で撮影するとL1椎体（矢印）の椎体前縁が開いておりL1椎体の偽関節の状態である（b）．L1，L2は立位，仰臥位の撮影で形態変化がなく安定した状態（陳旧性骨折）と考えられる．MRI矢状断T2強調像（c）ではL1椎体内に高信号領域があり液体貯留（矢印）と考えられ，偽関節に特徴的な所見である．

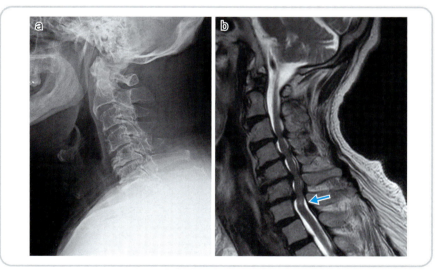

図4 頚髄症

a：X線側面像
b：MRI矢状断T2強調像

X線（a）では椎間腔狭小化や骨棘形成などの変性所見が観察されるが，神経組織を含めて軟部組織の評価は困難である．MRI（b）では多椎間に硬膜管圧排があり，C7椎体レベル（矢印）の脊髄に高信号領域があることがわかる．

3. 画像検査

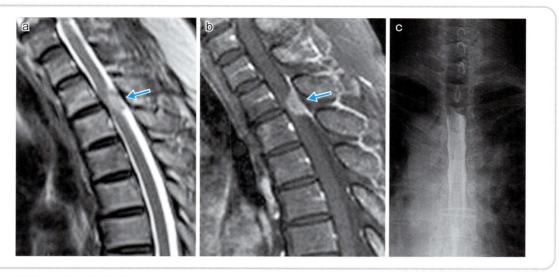

図5　胸椎部硬膜内髄外腫瘍
　a：MRI 矢状断 T2 強調像
　b：MRI T1 強調像
　c：脊髄造影像
　MRI 矢状断 T2 強調像（a）では脊髄の後方に腫瘤（矢印）を認める．造影剤を用いた T1 強調像（b）で腫瘤は造影されている．MRI 以外の検査法では脊髄造影などの侵襲的検査を用いなければ描出困難である．脊髄造影（c）では腫瘍部で完全ブロックの状態であることがわかる．

1．脊柱管・神経組織の評価

　神経症状を呈する脊椎疾患患者の病態評価において，MRI ほど有用な画像検査法はない．頚椎・胸椎レベルでは脊髄，腰仙椎レベルでは馬尾や神経根に対する骨・椎間板・靱帯などによる圧迫の有無が観察可能である（図4）．頻度は少ないが X 線や CT 検査では描出困難である脊髄腫瘍，血管性病変も MRI を用いると観察可能である（図5）．これらの疾患を MRI 以外の方法で描出するには，脊髄造影や血管造影などの侵襲的な検査が必要となる．腰椎椎間孔部・椎間孔外病変はMRI での評価が難しいとされていたが，撮像法の進歩により徐々に評価できるようになってきている（図6）．

2．椎間板の評価

　椎間板は正常な状態では椎体と椎体の間に挟まれており，その前縁・後縁は椎体の前縁・後縁と連続している．正常椎間板は T2 強調像で高信号を示す髄核と低信号を示す線維輪とに分かれている（図7）．椎間板は加齢とともに変性を起こし，T2 強調像における髄核の信号強度が低下する（図7）．椎間板変性の分類法はいくつかの報告があるが，髄核の信号強度に椎間板の構造や椎間板高を併せて椎間板変性度を評価する Pfirrmann 分類がよく用いられる[4]．椎間板変性は腰痛のない患者にも観察される所見であるが，椎間板性腰痛の原因となる可能性のある病態である．

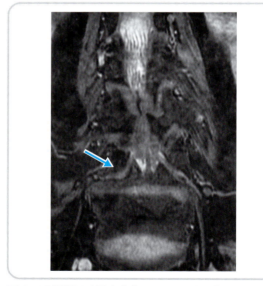

図6　腰椎椎間孔狭窄患者の MRI 冠状断像（balanced SSFP）
　L4-L5 椎間孔部で右 L4 神経根（矢印）の横走化が描出されている．

　腰痛および下肢神経症状を呈する患者においては，椎間板の後方，もしくは後側方への突出がないかを観

43

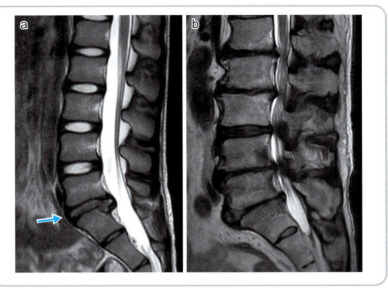

図7　若年者および高齢者の腰椎 MRI 矢状断 T2 強調像
　a：若年者椎間板ヘルニア患者．椎間板ヘルニアを起こした L5-S1 レベル（矢印）以外の椎間板は，髄核が均一に高信号を示し，周囲の低信号領域（線維輪）との境界は明瞭である．
　b：高齢者腰部脊柱管狭窄症患者．すべての椎間板で信号強度が低下しており，椎間板は変性した状態である．

察し，下肢神経症状を説明できる所見がないか検討する．

3．椎体の評価

　椎体の骨折，炎症や腫瘍などの病変評価に有用である．椎体の骨折はX線やCT検査で診断できる場合が多いが，診断にMRIを必要とすることもある．特に高齢者における軽微な外傷による椎体骨折や非外傷性椎体骨折では，椎体の圧潰がほとんどなくX線やCT検査で確認できないこともある．このような場合にMRIではT1強調像で低信号，脂肪抑制T2強調像で高信号を呈する（図8）．T2強調像では正常骨髄も高信号を呈するため，脂肪抑制を行わないと骨折による高信号変化が観察しにくい．骨折椎体内部にT1強調像で低信号，T2強調像で高信号の液体貯留と思われる病変が存在することがある（図3）．このような椎体は骨癒合が難しい状態，すなわち臨床的には偽関節の状態であると考えられる．
　椎体終板の信号変化も観察すべき所見である．一般に椎間板をはさみ上下の椎体終板に信号変化が観察されることが多い．最も病的な終板信号変化は，T1強調像で低信号，T2強調像で高信号を呈する場合であり，炎症性変化を反映している可能性がある（図9）．このような場合に化膿性脊椎炎などの感染性疾患を疑う．

しかし，椎間板変性に伴い同様の信号変化をきたす場合があり，そのような終板変化がある場合に椎間板性腰痛の原因となる可能性がある[5,6]．

4．特徴的疾患・症候の評価

a）腰椎分離症

　椎体以外の骨要素においてMRI検査が有用である疾患として腰椎分離症がある（図10）．腰椎分離症は若年者のスポーツ選手に多い障害であり，その病態は疲労骨折であると考えられる．X線検査で観察される腰椎分離症は進行した分離症であり，保存療法で骨癒合を期待することは難しい．保存療法による骨癒合が期待できる初期段階での診断にはMRIが有用である．初期腰椎分離症はMRI脂肪抑制T2強調像やSTIR像にて，関節突起間部や椎弓根部に高信号変化を呈する[7,8]．

b）血腫

　急激な発症の頸部痛・背部痛・腰痛・上下肢神経症状では脊柱管内出血による症状である場合がある．出血性疾患のなかでは硬膜外血腫が比較的高頻度である．血腫は発症初期にはT1強調像で低信号，T2強調像で高信号を示すことが多いが，経時的に信号が変化するのが特徴である．MRIの経時的観察により，血腫は自然吸収されて徐々に縮小することがある．

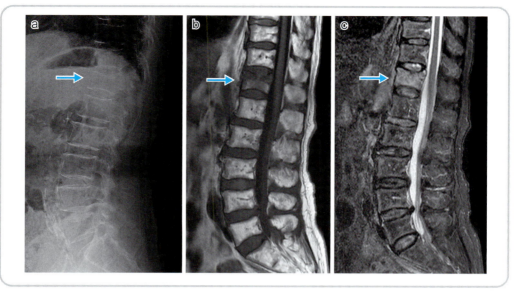

図8 軽微な外傷による椎体骨折患者
a：X線側面像．T12椎体高が若干減じているが，確定診断しにくい所見である．
b：MRI矢状断T1強調像．同椎体の低信号変化を示す．
c：STIR像．高信号変化を示しており，新鮮な椎体骨折であると評価された．

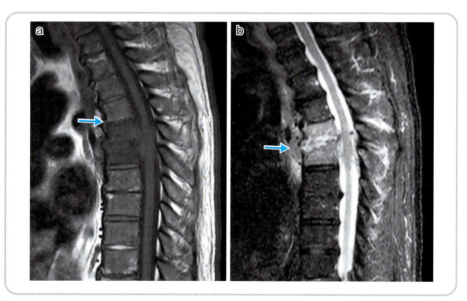

図9 胸椎化膿性脊椎炎患者
a：MRI矢状断T1強調像．椎間板を挟んで上下2椎体の低信号変化を認める．
b：STIR像．同部位に高信号変化を認める．

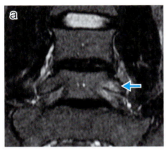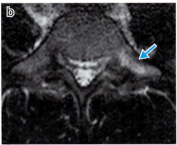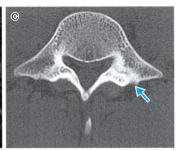

図10　初期腰椎分離症患者
　a：冠状断 STIR 像
　b：横断面 STIR 像
　c：CT
　腰椎分離症の初期診断には MRI 脂肪抑制 T2 強調像や STIR 像が有用である．冠状断（a），横断面（b）での STIR 像で左 L5 椎弓根付近に高信号変化が認められる（矢印）．この時期の CT 画像では微かな骨折線を認めるのみである（c：矢印）．

C コンピュータ断層撮影（CT）検査

　CT は骨の形態評価に優れるため，外傷性疾患における骨折の有無・程度，腫瘍性疾患においては腫瘍の局在や広がりを評価するのに有用である．脊椎変性疾患においては，神経の圧迫の原因が軟部組織か骨組織かの鑑別が可能である．最近の機種では CT 撮影時間は年々短時間化しており，撮影後に任意の断面を再構成画像として確認できる．条件を変更することにより骨の観察，軟部の観察に適した画像を確認することもできる．何らかの理由で MRI 撮像ができない場合には，CT が軟部組織病変の評価に有用である．

1. 脊椎変性疾患の評価

　椎間板ヘルニア患者において脊柱管内突出部に骨組織が含まれている場合，MRI では判断しにくいこともあるが CT では確実に描出される（図11）．MRI では脊柱管狭窄の評価はできるが，脊柱管を圧迫している要素に骨要素がどの程度関与しているかの評価に関しては CT のほうが有用である．後縦靱帯骨化や黄色靱帯骨化の病変の広がりを評価する場合にも，CT が最も信頼できる評価法である．

2. 脊椎外傷の評価

　脊椎外傷の評価において CT は最も診断能が高い．緻密な観察により骨折の 99.75％ が CT により診断可能である[9]．特に脊椎の後方要素の骨折や腰椎横突起骨折などは X 線，MRI を併せて評価しても診断は難しい（図12）．
　例外的に脊椎骨折において CT より MRI が診断に有利な場合がある．高齢者に多い骨粗鬆症患者に併発する軽微な外傷による骨折，もしくは非外傷性の骨折では椎体の形態的な変化がほとんど観察されないこともある．このような場合には MRI の T1 強調像，もしくは脂肪抑制 T2 強調像や STIR 像での評価により CT で診断困難であった椎体骨折の診断が可能となることもある．

3. 術前・術後評価

　脊椎手術を行う際には CT で得られる情報は重要であり，疾患によっては必須の検査といえる．椎弓の厚み，椎間腔の形態，椎弓根の太さなど手術法に応じて術前計画に必要な情報を確認して手術に臨む．上位頚椎疾患に対する手術では椎骨動脈の走行を知る必要があり，造影 CT により椎骨動脈の走行を確認する（図13）．
　脊椎固定術を行った場合には，骨癒合の評価は CT よる評価が最も信頼性が高い．固定部の骨梁の連続性があることが骨癒合の指標となる（図14）．スクリューの弛みや椎間ケージと終板の間の囊胞形成などの所見は偽関節の可能性を示唆する．

D 核医学検査

　放射性同位体（RI）シンチグラフィは RI を用いた検査方法である．
　骨シンチグラフィでは ^{99m}Tc-Methylene-diphosphonate（MDP）を静脈内注射し，約 2〜3 時間後に検出器による測定を行う．^{99m}Tc-MDP は骨代謝が亢進してい

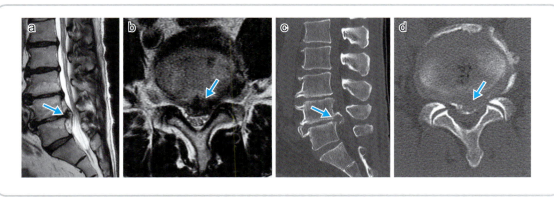

図11 骨化を伴う腰椎椎間板ヘルニア患者
　a：MRI 矢状断 T2 強調像
　b：MRI 横断面 T2 強調像
　c, d：CT
　MRI 矢状断（a），横断面（b）．T2 強調像では L4–L5 の椎間板膨隆による硬膜管の圧排を認める（矢印）．CT では椎間板膨隆部の周辺に骨化巣があることが確認された．骨化の有無は手術前に知っておくべき所見であるが，骨化病変の描出は CT のほうが確実である（c, d）．

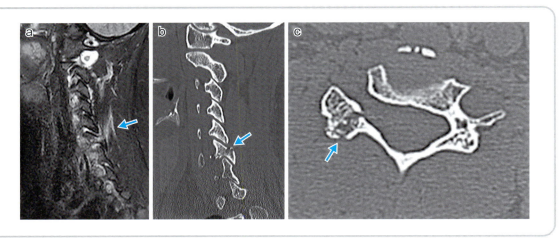

図12 転落外傷による C6 椎間関節部骨折
　a：頸椎 MRI 傍矢状断 STIR 像
　b：CT 再構成画像の傍矢状断面
　c：CT 再構成画像の横断面
　頸椎 MRI 傍矢状断 STIR 像（a）では骨折部周囲の軟部組織に出血と思われる高信号領域（矢印）を認める．CT 再構成画像の傍矢状断像（b），横断面（c）で椎間関節部の骨折を認める．脊椎後方要素の骨折は MRI よりも CT による評価のほうが確実である．

る骨表面のハイドロキシアパタイトに集積し，転移性骨腫瘍のスクリーニングに役立つ．そのほか，椎体・椎弓骨折，化膿性脊椎炎，腰椎分離症急性期などにおいて病変部位に集積する．一方，変形性脊椎症患者における骨棘形成部や，変形性関節症性変化のある椎間関節などにも集積する．

ポジトロン断層法（PET）は陽電子（ポジトロン）を放出する放射性同位元素でグルコース代謝の指標となる ^{18}F-fluorodeoxy glucose（^{18}F-FDG）を静脈内注射し，約1時間後に測定する．増殖中の腫瘍細胞，感染巣などが集積像として描出される．

I．総論：基本編 —— B．診断

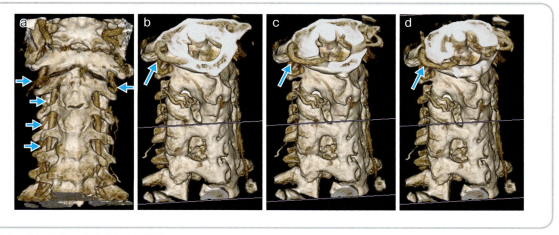

図13　造影CTによる椎骨動脈評価
　3D再構成画像により椎骨動脈の走行が観察可能である（a：矢印）．C2レベルでの連続断面（b〜d）を観察するとC2レベルでの椎骨動脈の走行（矢印）を詳細に可視化することができる．

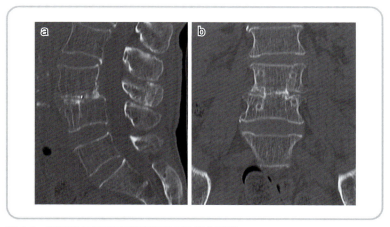

図14　腰椎椎体間固定術後患者の骨癒合評価
　a：CT矢状断
　b：CT前額断
　CT矢状断（a），前額断（b）でL3椎体とL4椎体の骨梁の連続性が観察できる．手術後の骨癒合判定は，CTとX線による動態撮影の評価と併せて判断する．

E 脊髄造影検査

　腰椎穿刺法によりオムニパークなどの脊髄用水溶性造影剤をくも膜下腔に注入し，硬膜嚢を描出したうえでX線，CT撮影を行う．近年はMRIの進歩により脊髄造影の重要性は若干低下しているが，MRIと比べると動的な評価をしやすい利点がある．特に臥位のみでなく立位での撮影が容易で，前後屈や側屈に伴う硬膜嚢の変化を観察できる（図15）．脊髄硬膜内髄外腫瘍では神経鞘腫と髄膜腫の頻度が多いが，神経鞘腫は硬膜内を呼吸性に移動することがある．どの程度の可動性を持つかは手術前に知っておきたい情報であるが，脊髄造影検査ではリアルタイムに観察できる．

F 椎間板造影・ブロック

　椎間板造影は椎間板内に水溶性造影剤を注入し，髄

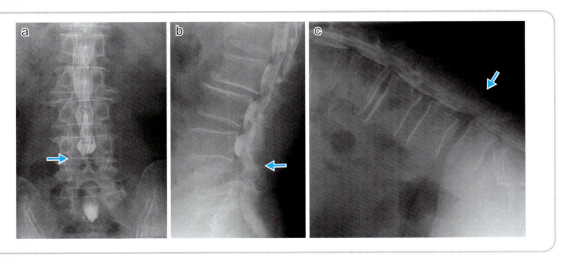

図15 腰椎すべり症患者の脊髄造影像
a:脊髄造影前後像
b:脊髄造影側面像中間位
c:前屈位で撮影した側面像
　造影剤を注入することにより硬膜嚢が可視化されている．前後像（a），側面像中間位（b）ではL4-L5椎間板レベルで不完全ブロックを呈している（矢印）．前屈位で撮影した側面像（c）では，L4-L5椎間板レベルでも硬膜嚢が観察可能であり（矢印），前屈位で圧排が軽減することがわかる．

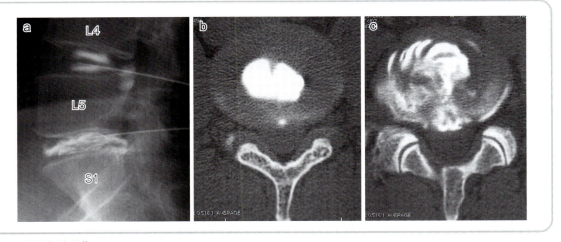

図16 椎間板造影像
a:椎間板造影X線側面像
b:椎間板造影後CT像（L4-L5椎間板）
c:椎間板造影後CT像（L5-S1椎間板）
　L4-L5椎間板と比べL5-S1椎間板では椎間板変性が高度であり，L5-S1椎間板に造影剤を注入した際に疼痛の再現性が得られたため，L5-S1椎間板が疼痛の原因と考えられた．

核の変性や線維輪の亀裂・変性を描出する方法である（図16）．椎間板ヘルニア患者に行う場合にはヘルニアの反対側から針を刺入する．MRIの進歩により椎間板造影における椎間板の形態評価の価値は低下してきている．一方，造影剤を注入した際の疼痛の再現は腰椎椎間板ヘルニアや椎間板性腰痛の診断に有用である．ただし，患者の主観に頼る検査法であり客観性が高いとはいいにくい．苦痛を伴う検査でもあり，診断に難渋した場合などに用いられる検査法といえる．椎間板性腰痛の診断においては，椎間板造影検査における疼

痛の再現に加え，検査後に少量の局所麻酔薬を注入することによる疼痛の緩和を評価することで診断能を向上させることができる[10]．

G 神経根造影・ブロック

神経根造影は椎間孔付近を通過する脊髄神経および神経根付近に針を進め，少量の水溶性造影剤を注入して神経根の走行を確認する検査である（図17）．造影剤の途絶は神経根圧迫の存在を示唆する所見である．椎間板造影同様にMRIの進歩により形態評価としての価値は低下しているが，少量の局所麻酔薬を注入し，疼痛の軽減が得られるかどうかを診断の参考にできる．注入した局所麻酔薬は時間経過で隣接神経根まで浸潤する可能性があるので，局所麻酔薬注入直後に疼痛の軽減が得られたかを評価する．

神経根ブロックは診断のみならず治療としても有効であり，投与薬剤としては局所麻酔薬を単独で用いるか，局所麻酔薬にステロイドを追加すべきかについては議論が分かれる．

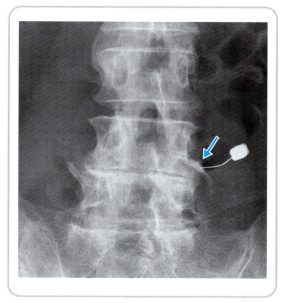

図17　L4神経根造影像
　少量の造影剤を注入したところ，L4神経根の走行が描出された（矢印）．

文献

1) Rothman-Simeone：The Spine 脊椎・脊髄外科，小宮節郎（監訳），金芳堂，京都，p187，2009
2) Schwab F et al: Adult spinal deformity-postoperative standing imbalance: how much can you tolerate? an overview of key parameters in assessing alignment and planning corrective surgery. Spine 35: 2224-2231, 2010
3) Toyone T et al: Changes in vertebral wedging rate between supine and standing position and its association with back pain: a prospective study in patients with osteoporotic vertebral compression fractures. Spine 31: 2963-2966, 2006
4) Pfirrmann CW et al: Magnetic resonance classification of lumbar intervertebral disc degeneration. Spine 26: 1873-1878, 2001
5) Modic MT et al: Degenerative disk disease: assessment of changes in vertebral body marrow with MR imaging. Radiology 166: 193-199, 1988
6) Toyone T et al: Vertebral bone-marrow changes in degenerative lumbar disc disease: an MRI study of 74 patients with low back pain. J Bone Joint Surg Br 76: 757-764, 1994
7) Yamane T et al: Early diagnosis of lumbar spondylolysis by MRI. J Bone Joint Surg Br 75: 764-768, 1993
8) Sairyo K et al: MRI signal changes of the pedicle as an indicator for early diagnosis of spondylolysis in children and adolescent: a clinical and biomechanical study. Spine 31: 206-211, 2006
9) 日本外傷学会外傷初期診療ガイドライン改訂第4版編集委員会（編）：外傷初期治療ガイドライン，第4版，へるす出版，東京，p155，2014
10) Ohtori S et al: Results of surgery for discogenic low back pain: A randomized study using discography versus discoblock for diagnosis. Spine 34: 1345-1348, 2009

I-B 診断

4 その他の検査法

　脊椎脊髄疾患を診断するうえで，画像検査以外にも重要な検査があり，必要に応じて追加する．神経生理学的検査として一般的かつ重要な検査は筋電図検査と神経伝導速度検査である．症候，疾患によっては血液検査，尿検査，脳脊髄液検査なども必要となる．

A 電気生理学的検査

1．筋電図

　針電極を筋内に刺入して，骨格筋の活動電位を記録することで運動単位の状態を調べる検査である．運動単位とはひとつの脊髄前角細胞により支配される筋線維のことであり，前角細胞が興奮すると支配される筋線維すべてが同時に興奮するので，これらの電位を合計したものを運動単位電位という．①刺入時電位，②自発電位，③運動単位電位，④干渉波の4つの電位の観察を行う．

　脊椎疾患診療においては障害神経根レベルを機能的に判断できるため画像診断を補完する役割を持つ検査である．ただし筋電図検査による異常は発症後3週程度経過するまでは観察できないこと，異常が出現しても時間とともに正常化することがあることを認識し，筋電図検査の施行時期を考慮する必要がある[1]．

a）刺入時電位（insertional activity）

　針電極が筋内に刺入されるときに，数本の筋線維が損傷され小さな電位が発生する．この電位の観察は針電極が筋内に進んだことを表すが，針の停止により速やかに消失する．通常は，持続時間100 msec程度であるが，筋線維の興奮性が高くなると延長するため，脱神経や筋炎などの筋異常があると持続時間が延長する．

b）自発電位（spontaneous potential）

　安静時の筋弛緩状態における電位であるが，正常な状態では骨格筋は安静時には電気的に静止しており，終板付近以外では電位は観察されない．しかし，神経・筋系の疾患では様々な形態の自発放電による電位が観察される．代表的なものとして線維自発電位（fibrillation potential），陽性鋭波（positive sharp wave），線維束電位（fasciculation potential）などがある．

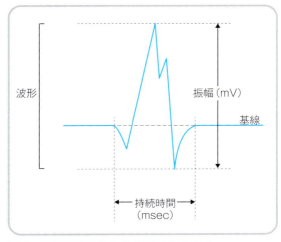

図1　正常運動単位電位の波形の模式図

c）運動単位電位（motor unit potential：MUP）

　被検筋に収縮を加えた際に出現する電位である．ひとつの脊髄前角細胞の興奮によりその支配筋線維はほぼ同時に興奮し収縮する．このときの活動電位を加重したものを運動単位電位という．正常な運動単位電位の多くは振幅0.5〜2mV程度，持続時間は5〜10 msecで2〜3相性であるが，4〜5相の多相性の電位のものもまれにみられる（図1）．

　運動単位電位の異常を観察することは神経原性変化と筋原性変化の鑑別に有用である（表1）．主な波形異常に関し，下記に概説する．

　①多相性電位（polyphasic potential）

　下位運動ニューロン障害や末梢神経障害で認められる波形であり，単一の運動単位電位の波形が4〜5相以上の多相に分かれるものを指す．神経再支配により再生神経線維における伝導速度の異常により伝導時間に差が生じて若干ずれたタイミングでの波形が重なっている状態と考えられる．多相性電位の発現機序を図2に示す．

　②高振幅電位（high amplitude potential）

　下位運動ニューロン障害や末梢神経障害の際に脱神

表1 障害部位と出現する筋電図異常所見の関係

	刺入時電位	安静時自発電位	随意収縮時の運動単位電位	干渉波形
正常	正常	電気的静止	正常	正常
上位運動ニューロン	正常	電気的静止	正常	減少
下位運動ニューロン 前角細胞	正常	線維自発電位 線維束自発電位	高振幅電位	減少
下位運動ニューロン 末梢神経	正常	線維自発電位 線維束自発電位	多相性電位	減少
筋疾患	正常〜短縮（延長）	正常〜低振幅	低振幅電位	正常（低振幅）

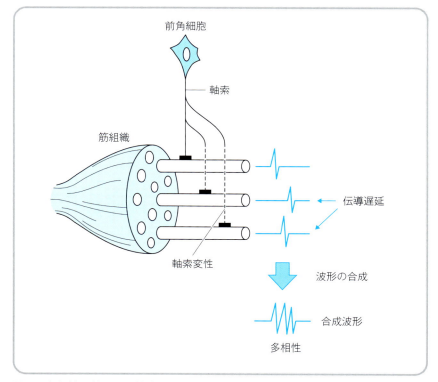

図2 多相性電位の発現機序
　末梢神経の変性（点線）が起こり，変性した神経線維の伝導速度が遅延すると合成波形は多相性の波形となる．

経後の神経再支配により，ひとつの前角細胞が支配する筋線維の数や広がり，分布密度が増大することにより，ひとつの運動単位による電位は振幅が大きく持続時間が長くなる．高振幅電位の発現機序を図3に示す．

　③低振幅短持続電位（low amplitude, short duration potential）
　筋原性疾患では筋線維の変性脱落によりひとつの運動単位に属する筋線維が減少し，筋線維内での活動電位の伝導障害も起こり，電位が低振幅短持続化する．前角細胞や神経線維の脱落は伴わないので，運動単位の数は減少しない．筋原性疾患以外では廃用性の筋萎縮でも観察されることがある異常波形である．

　d）干渉波形（interference pattern）
　被検筋の随意収縮を強めると運動単位の数と発火頻度は増加していき，最大収縮を行わせると個々の運動単位電位が重なり合って識別困難となり，運動単位電位による波形で基線が覆われることになる．下位運動

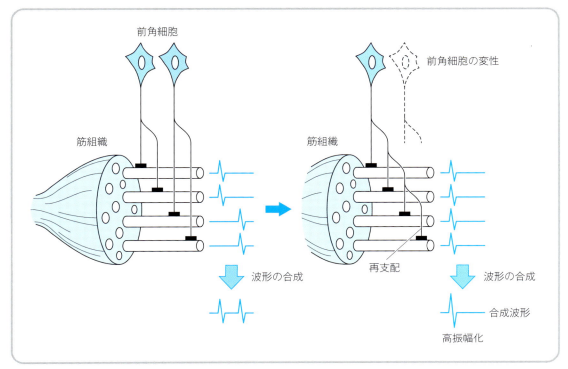

図3 高振幅電位の発現機序
前角細胞の変性後に残った前角細胞による筋の再支配が起こり，ひとつの前角細胞が支配する筋（運動単位）が増え，結果として波形が高振幅化する．

ニューロン障害では動員される運動単位数が減少し干渉波形が得られず基線が観察される．筋原性変化では干渉波形は得られるが振幅の低下がみられる．

2．神経伝導速度

神経伝導速度には運動神経伝導速度と感覚神経伝導速度があり，末梢神経障害により遅延する．脊椎疾患の診療においては上肢症状を呈する場合は手根管症候群や肘部管症候群，下肢症状を呈する場合は腓骨神経障害や足根管症候群などの末梢神経疾患との鑑別が必要となり，神経伝導速度検査が鑑別に有用である．末梢神経から脊髄までの伝導速度を評価するにはF波伝導速度を計測する方法がある．

a) 運動神経伝導速度（motor nerve conduction velocity：MCV）

運動神経伝導速度は運動神経の神経幹を皮膚上より刺激して，支配筋より複合筋活動電位（compound muscle action potential：CMAP）を記録する．刺激からCMAPの開始点までの時間は潜時（latency）といわれ，神経伝導時間だけでなく神経筋接合部での伝達と筋線維伝導時間も含まれる時間である．運動神経伝導速度を計測したい部位を挟むように，その部位の近位部と遠位部の2点から刺激を行いそれぞれの潜時を求め，2点間の距離を2点からの刺激の潜時の差で除すればその部位の運動神経伝導速度が算出される（図4）．

手根管症候群のように障害部位をまたいで2箇所から刺激することが困難な場合は，障害部位のやや近位部から刺激を行い，その潜時を計測する．この潜時を終末潜時（terminal latency）といい，終末潜時の数値，健側との比較により評価を行う．

b) 感覚神経伝導速度（sensory nerve conduction velocity：SCV）

四肢末梢の感覚神経を刺激して，刺激部位より近位部の2点でそれぞれ感覚神経活動電位（sensory nerve action potential）を導出する．運動神経伝導速度と同様に，2点間の距離と潜時から感覚神経伝導速度を算出する．神経線維は太さ，有髄か無髄かなどにより神経伝導速度が異なるが，この際に得られる伝導速度は最も速い神経線維の情報である．

筋電図検査で評価できない感覚神経に関する情報を得ることができる有用な検査である．

c) F波伝導速度（F wave conduction velocity：FCV）

運動神経伝導速度を測定する時と同様の方法で神経幹を刺激していくと，まず弱い刺激ではH波が出現す

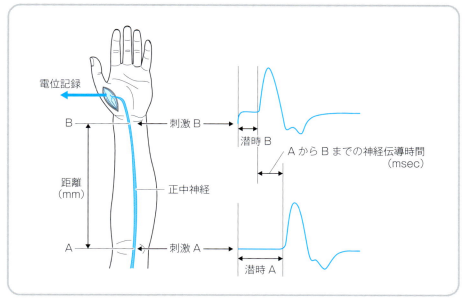

図 4　運動神経伝導速度の測定法（正中神経）

A，B の 2 点からの刺激で，おのおのの潜時を測定する．A のほうが筋までの距離が長いので潜時が長くなる．

A を刺激したときの潜時（潜時 A）から B を刺激したときの潜時（潜時 B）を引いた時間が，A から B までの神経伝導時間である．

A から B の距離を A から B までの神経伝導時間で除すれば，A から B までの神経伝導速度となる．

る．これは閾値の低い求心性神経線維である Ia 線維が最初に興奮し，脊髄反射弓を介して脊髄単シナプス反射として筋活動が誘導されたときに観察される波形である．さらに刺激を強めるとある時点で遠心性神経線維であるα線維の興奮が起こり，筋活動が誘導される．このときに検出される M 波は CMAP と同義であるが，脊髄反射弓を介さずに刺激部位から筋に到達するので潜時は H 波より短い．さらに刺激を強くすると H 波が消失し，本来遠心性神経線維であるα線維の逆行性伝導が起きて，前角細胞で反転して順行性伝導により筋活動を誘導する．この際に観察される波形が F 波であるが，脊髄まで逆行してから反転して戻ってくるために潜時は M 波よりも長く，振幅も低い．F 波は安静状態では出現が不安定であるが，筋を随意的に収縮された状態で測定すると出現率は高まり，振幅も増大する．

B　その他の臨床検査

1．血液・尿検査

これらの一般的な臨床検査は脊椎疾患診療ではルーチンではないが，これらの臨床検査が診断に不可欠な脊椎疾患や鑑別疾患がある．

急性腰痛においてはいわゆる red flag といわれる危険な徴候を持つ患者に注意する[2]．安静時腰痛を主症状とする場合には内臓疾患などを疑う．血液検査で診断されるものとして膵臓疾患（血中アミラーゼ），尿検査が診断の補助となるものとして尿路結石（尿潜血）などが代表例である．

化膿性脊椎炎などの炎症性疾患の診断や評価のためには，炎症のマーカーとして白血球，C-reactive protein（CRP）の計測が必須である．CRP は体内で炎症反応や組織の破壊が起きているときに血中に現れる蛋白質であり，CRP 高値は体内で何かしらの異常が起きていることを示唆する所見であるので，CRP 高値を軽視しないことが賢明である．頚椎疾患由来の上肢巧緻運動障害と考えていた患者が，CRP 高値であることから精査した結果，関節リウマチの関節によるこわばりが症状の原因であったということもある．

筆者の経験では，腰部脊柱管狭窄症による激しい下肢痛と考えていた患者が，CRP，creatine phosphokinase（CK）高値により，末梢動脈疾患（peripheral arterial disease：PAD）による下肢虚血であると判明したこともある．CK 高値は背部痛の場合には心筋梗塞，上下肢痛や筋力低下であれば多発性筋炎などの筋疾患も

想定される.いずれも脊椎疾患による症状と類似する場合もあるので異常値を認めた時点で想定する.

上下肢のしびれの原因がビタミン B_{12} 欠乏であることもあり,内因子が欠乏する胃切除後の患者では注意が必要である.この場合は大球性貧血となるので,赤血球恒数(MCV, MCHC など)が参考になる.強直性脊椎炎では多くの症例で HLA B-27 の抗原が証明される.梅毒反応(Wassermann 反応,TPHA)が陽性であることから脊髄癆の診断につながる可能性もある.

原因のわからない脊髄症の場合に,抗 HTLV-I 抗体が陽性であれば HTLV-I associated myelopathy (HAM) を疑う.

明らかな病的症状があるにもかかわらず診断を確定できない場合には一般的な血液・尿検査を行うことが診断に結びつくこともあるので,これらの検査は常に考慮しておく.

2.脳脊髄液検査

脳脊髄液の検査は発熱・意識障害・項部硬直などがあり,髄膜炎を疑う場合には必須である.一般的には側臥位で腰椎穿刺により採取する.

検査項目として圧・外見・細胞成分・生化学的項目などがある.

a) 圧・頸静脈圧迫テスト(Queckenstedt テスト)

一般的に初圧は 80〜150 mmH$_2$O である.初圧を測定したら助手に頸静脈を圧迫してもらい圧の変化を確認することで,ブロックの有無を評価する.この手技を Queckenstedt テストといい,圧迫後 20 秒以内に 40 mmH$_2$O 以上上昇し,圧迫を解除すると 20 秒以内に元に復すると正常である.脳圧が高い症例などで脳幹ヘルニアを発症し致死的な状態になることもあるので,その必要性と危険性を考慮したうえで試験を行うかどうかを決める.

b) 外見

髄膜炎の患者においては混濁して膿性であるが,場合によっては血性であることもある.くも膜下出血ではキサントクロミーとなり,黄色みがかった色調となる.完全ブロックを呈する患者では,ブロック部より遠位部から脳脊髄液を採取すると濃縮された濃い色調の液が引かれることがある.

c) 細胞成分,生化学的項目

細胞数は正常では 8/mm^3 以下である.細胞数の増加は炎症性疾患や腫瘍性疾患が疑われる.蛋白は正常値 15〜45 mg/dL,糖は正常値 45〜80 mg/dL であり,低値であると感染性疾患を疑う.血糖が正常であれば,その脳脊髄液中の糖は血糖の 60〜70% 程度である.細菌感染では血糖値は低下することが多い.クロールは血清値よりやや高値で正常値 120〜130 mEq/L であり,結核性髄膜炎で減少する.

d) その他

感染が疑われる場合には細菌培養検査,各種のウイルス抗体検査を行う.細胞診で腫瘍細胞が証明されれば癌性髄膜炎の診断となる.神経内科疾患でも脳脊髄液検査が診断に有用な疾患がある.多発性硬化症では脳脊髄液中にオリゴクローナルバンド,ミエリン塩基性蛋白(MBP)がみられる.

文献
1) Rothman-Simeone:The Spine 脊椎・脊髄外科,小宮節郎(監訳),金芳堂,京都,p233,2009
2) 日本整形外科学会,日本腰痛学会(監修):腰痛診療ガイドライン 2012,南江堂,東京,p26-27,2012

I. 総論：基本編

C. 治療

1 保存療法

脊椎脊髄疾患では，各病態に応じて薬物療法，装具療法，リハビリテーション，神経ブロックなどを実施する．各病態における保存加療の詳細は各項目に譲り，本項では日常診療で最も接することが多い主訴である疼痛の機序と治療の理解を中心として，脊椎脊髄疾患における保存加療の概要について述べる．

A 安静加療の意義と是非

一般的に急性期の炎症や疼痛が強い場合は一時的なベッド上安静を指示し経過を観察する．しかしながら，過度の安静は全身の筋力を低下させるのみならず体内循環・心肺機能も低下させ，悪影響を及ぼしうるため，可能な限り体力・筋力維持を心がける（運動療法の項で詳述）．一方で麻痺や神経症状を伴う場合はこれらも鑑みたうえでの加療計画が必要となるため，患者の病態を踏まえて十分に検討する必要がある．安静加療に関しては腰痛診療ガイドラインに述べられており[1]，急性腰痛に対しては痛みに応じた活動性維持がベッド上安静よりも疼痛を軽減し機能を回復させるのに有効であり職業性腰痛に対してもより早い痛みの改善と休業期間短縮，およびその後の再発予防に効果的であると報告されている．ただし，坐骨神経痛を伴う腰痛ではベッド上安静と痛みに応じた活動性維持の間には疼痛および機能の面で差がないというエビデンスも掲載されている．このことからも患者の症状や身体所見も念頭に置いた適切な動静指示が重要である．

B 薬物療法

1．総論：痛みの機序と分類

脊椎脊髄疾患では可塑性の高い神経組織が硬度の高く複雑な形状をした骨組織に隣接するため，相互の解剖学的関係の破綻により痛みやしびれなどをきたすことで QOL・ADL 障害に直結しやすい．発痛源となりうる解剖学的構造物は，椎間板，椎間関節，筋膜，神経根など多岐にわたり，さらに疼痛を伝達する感覚神経終末がこれらの構造物に複雑に分布することで脊椎脊髄疾患由来の複雑な疼痛・しびれが惹起される（図1）[2]．局所の侵害刺激は末梢神経系と中枢神経系の連携によって脳に伝達され，痛みとして認知される．

a）末梢神経と侵害受容器

末梢神経はその太さから A, B, C と銘打った神経線維に分類されているが，このなかでも特に Aδ と C 線維が痛みを伝達する線維として重要である（図2）．Aδ 線維は直径 $2～5\mu m$，伝導速度 $12～30 m/s$ と比較的高速で痛覚，温冷覚を伝える有髄線維であるのに対して，C 線維は直径 $0.4～1.2\mu m$，伝導速度 $0.5～2 m/s$ と細く，Aδ 線維と比し低速で痛覚を伝達する無髄線維である．これらの神経線維の違いが痛みの複雑化と慢性化に関与する．

末梢神経組織への有害刺激（侵害刺激）が加えられると，侵害刺激で興奮する受容器（侵害受容器）を持つ組織（皮膚など）ではそれを痛みとして感じる．侵害受容器は，生理学的には反応する刺激の違いと分布する線維により3種類の受容器に区別され，末梢神経の一次求心ニューロンの侵害刺激伝達に関与する．

① 機械熱侵害受容器（Aδ）：熱に対して即座に反応
② 高閾値機械的受容器（Aδ）：機械的な痛み刺激（つねる，はさむ，刺すなど）に反応
③ C-ポリモーダル侵害受容器（C 線維）：熱や機械的・化学的刺激に反応

一方で，触覚などの非侵害性刺激は有髄神経であるAβ 線維を介して中枢神経に伝えられる．この場合，生理的範囲内の刺激では痛みを引き起こさない．しかしながら，特殊な病的状況（神経損傷，カウザルギーなど）では神経回路が変性し軽く触る程度の刺激でさえ強い痛みとして知覚されることがある．このような状態をアロディニア（異痛症）と呼び，臨床的には難治性・慢性疼痛と関連が深い病態である．

b）中枢神経系を含む痛みの伝導路と悪循環

痛み刺激はこれまで述べたような末梢の侵害受容器から感覚神経を経由して脊髄へ入り，さらに上行して視床から大脳皮質へ伝達されるが，同時に脊髄反射路を介して交感神経，運動神経などの遠心性神経線維の興奮をも引き起こす．このような機序に関与するのは痛覚伝導に寄与する一次〜三次の3種類のニューロンである（図3）[3]．

1. 保存療法

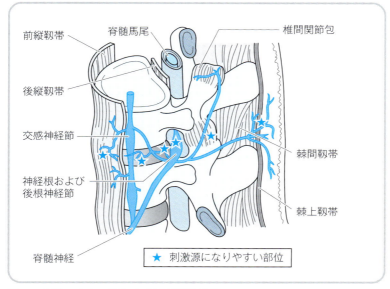

図1 脊椎の痛みに関与する解剖学的構造
　脊椎組織の痛みは，各構成組織に分布する感覚神経終末や神経根への侵害刺激により起こる．

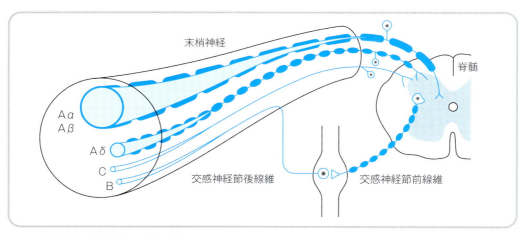

図2 末梢神経を構成する神経線維
　末梢の感覚神経は脊髄後角と連絡し疼痛を上位に伝える．A線維（α：運動位置覚，固有覚，β：触覚，圧覚，δ：痛覚，温冷覚），B線維（交感神経節前線維）およびC線維（痛覚，温冷覚，交感神経節後線維）がこれに関与するが，特に疼痛に関与するのはAδ線維，C線維である．ヒトでは皮膚の侵害受容器の90％はC-ポリモーダル受容器（熱や機械的・化学的刺激など複数の刺激に反応する受容器）であり，疼痛刺激に反応して痛みを伝導する．

　末梢に存在する各種侵害受容器に与えられた刺激は一次ニューロンによって脊髄後角へ伝えられ，シナプスを介し二次ニューロンへ伝達される．この二次ニューロンは反対側へ交叉し，脊髄白質の前外側索を上行する経路（新脊髄視床路）と，前内側索を上行する経路（旧脊髄視床路）となり視床に到達する．また，三次ニューロンは視床から起こり，大脳皮質の各部位に投射される．持続性の侵害刺激は侵害部位およびその周辺の血管収縮や筋攣縮を誘発し，局所の血流低下，酸素欠乏による異常代謝を引き起こす結果，局所での発痛物質の生成・遊離が促進され，これが侵害受容器の感受性を高め，さらなる疼痛シグナルを発することになる．このような状態では外因性の痛み刺激が消失しても，持続する内因性の発痛物質により痛みを感じ

59

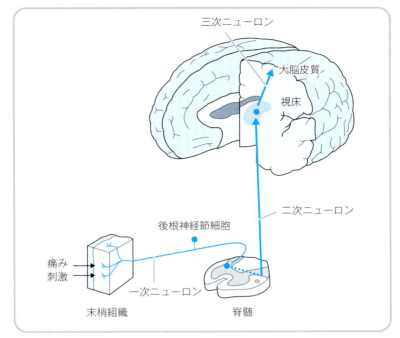

図3　一次〜三次神経伝導路

痛み刺激により自由神経終末にインパルスが発生すると，その情報はAδ線維やC線維を介して脊髄後角へ伝えられる（一次ニューロン）．脊髄痛覚ニューロンに誘発された電気シグナルはシナプスを介して視床に伝わり（二次ニューロン），最終的に大脳皮質の第一次体性感覚野に伝達され（三次ニューロン），痛みとして認知される．さらに，脊髄後角の侵害受容機構を抑制する下行性痛覚抑制機構（オピオイドの項で詳述）の存在も知られている．

るようになり慢性的な疼痛を生じる状態となる．この状態は痛みの悪循環とも呼ばれており，これを遮断することが痛み治療のひとつの方針となる．

これに対して脳は一方的な疼痛刺激入力の受容に甘んじるのみでなく，これを抑制する経路を持つ．すなわち脊髄視床路が側枝を出している中脳水道周囲灰白質や中脳網様体を起点として下行性痛覚抑制機構（下行性抑制系）と呼ばれる抑制機構が存在する．これは身体における防御機構のひとつであり，侵害情報インパルスによって痛みを感じる前にそのインパルスを抑制しようというフィードバック機構である．これにはノルアドレナリン作動系とセロトニン作動系があり脊髄後角の侵害受容機構を抑制することで成立している．下行性抑制系は，鎮痛薬の作用機序を検討するうえで重要な機序のひとつである（図7にて詳述）．

c）新たな痛みの分類：侵害受容性疼痛と神経障害性疼痛

近年の疼痛研究により，通常の生理的な疼痛伝達機序である侵害受容性疼痛に加え神経障害性疼痛の存在も知られるようになった．神経障害性疼痛では末梢神経の損傷および続発する脊髄後角を含む神経回路の慢性的な変性がその主因に関与していると考えられてい

表1　侵害受容性疼痛と神経障害性疼痛の違い

	侵害受容性	神経障害性
画像上の神経病変	なし〜同定困難	あることが多い
疼痛領域	局所に限局または放散	神経病変高位の領域に一致
体動・姿勢との関連	あり（安静で軽減）	なし（誘発テストで発現）
局所所見	圧痛，叩打痛，腫脹など	なし

る（図4）[4]．それぞれの痛みの性質の違いは表1に示すとおりであり[5]，問診，身体所見，画像所見の分析を行うことで見極める．神経障害性疼痛をより客観的に診断するためには，エビデンスが確立されているPainDETECTなどのスクリーニングツールを用いる[6]．

ただし，神経障害性疼痛では炎症性機序が主体で症状が可逆的な場合と，高度な神経障害や疼痛遷延化により症状が不可逆的状態に陥っている場合の双方がある．両者の判別は必ずしも容易ではないが，後者では末梢や中枢神経の可塑性変化により疼痛領域が罹患神経の支配神経に一致しないなど非典型的な臨床像を示

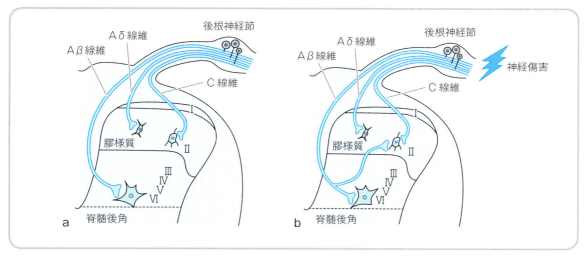

図4 神経障害性疼痛における脊髄での変化
　神経傷害による刺激がAβ線維（主に触覚伝達にかかわる）は痛みの神経（Aδ，C線維）が集まっている脊髄浅層への異常伸長を促し，通常の状態（a）ではみられない異常な神経ネットワーク（b）を形成することで，本来は痛みとして知覚されない信号が痛みとして入力される。

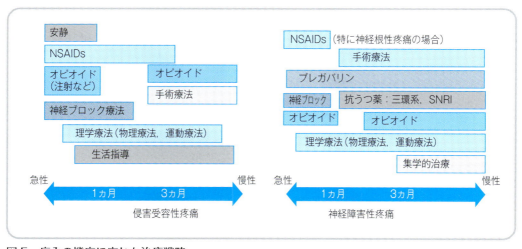

図5　痛みの機序に応じた治療戦略

すことが少なくない．さらに神経障害性疼痛では脊髄後角によるマイクログリア細胞の活性化などによる慢性的な神経回路の変性機序も関与するため全体として複雑化した疼痛機序をきたしやすく，生理的範疇を超えた自発性・遷延性の慢性痛の主因として患者のQOL・ADLの低下に寄与しうる．このため神経障害性疼痛では一般的に従来の疼痛治療とは異なる投薬戦略が必要となる．図5に疼痛機序による治療戦略についてまとめる[7]．神経障害性疼痛では従来のNSAIDsよりもノイロトロピンやプレガバリンなど，下行性抑制系や脊髄後角に作用する薬剤の有効性が報告されている．

　神経障害性疼痛の有病率は疾患ごとに異なり帯状疱疹後神経痛で7〜27％，糖尿病性神経障害で9〜22％，脊髄損傷後疼痛で10〜80％，脳卒中後疼痛で8〜11％とされている[8]．脊椎疾患における有病率は，脊椎疾患慢性痛患者1,857症例を対象としてスクリーニングツールを用いて神経障害性疼痛判定を行った横断研究では頸椎症性脊髄症で77.3％，腰痛症では29.4％と報告され，高齢や重症例，6ヵ月以上の罹患，頸椎症例であることなどが危険因子としてあげられた[9]．また，慢性腰痛患者でも神経障害性疼痛をきたす患者では下肢痛の割合が高く，殿部痛をきたす場合は神経障害性疼痛の割合が7割程度となることも報告されている[10]．

神経障害性疼痛は診断方法がアンケート中心のスクリーニングツールが主体であるため，その感度・特異度は依然として検討の余地があるものの，脊椎脊髄疾患で神経障害性疼痛が一定の割合を占めるという点で重要な報告である．

d）慢性痛治療の重要性

継続した治療にもかかわらず発症から3ヵ月以上の治療抵抗性の疼痛を慢性痛と呼び，急性期疼痛とは区別する．動物実験による基礎研究から，運動器慢性疼痛では侵害受容性疼痛と神経障害性疼痛の双方が関与することも報告されている[11]ため，双方の機序の関与を考慮しながら治療方針を検討する．慢性の侵害受容性疼痛をきたす代表的疾患としては変形性脊椎症などの退行変性疾患や関節リウマチ（RA）などの炎症性疾患があげられる．薬物療法はNSAIDsが基本となるが，長期投与による消化管障害を予防するためCOX-2選択的阻害薬（セレコキシブなど，後述）の投与を検討する．また，RAに対してはステロイドや抗リウマチ薬，傍脊柱筋などの筋緊張が強い場合は筋弛緩薬や抗不安薬も用いられる．これらの薬剤が無効な強い疼痛を訴える場合はオピオイドの使用も検討する．一方，神経障害性の慢性痛の代表的なものは脊柱管狭窄に伴う脊髄・馬尾・神経根の圧迫による疼痛やしびれ感である．また，脊髄損傷後や脊椎手術後遺残痛では強い難治性神経障害性疼痛を呈する．この場合，原則的にNSAIDsは無効であり，表2に示すような神経障害性疼痛に対して効果が期待される薬剤の処方を検討する．これら薬剤治療に加えて慢性痛症例では廃用性の筋萎縮や脊柱・下肢アライメントの異常などを伴う障害による身体機能不全に陥っていることが多いため，運動療法によって関節可動域の回復・姿勢の改善を行うことが疼痛の軽減に有効である．さらに運動療法を継続することや周囲からの励ましによるモチベーション増強が脳内のドパミン系に影響し鎮痛効果をもたらすことが近年指摘されている[12]．また，難治性の慢性痛症例では器質的要因のみならず心理的要因や社会的・環境的要因が関与している場合も少なくない．したがって，慢性痛患者の治療にあたっては整形外科（脊椎外科）のみならずリハビリテーション科，麻酔科・ペインクリニック，精神神経科，心療内科などの複数の診療科や理学療法士，作業療法士，看護師，ケースワーカーなどの異なる職種が参加する集学的アプローチの重要性も高まっている．

C 薬物療法の実際

1．作用機序からみた鎮痛薬

NSAIDs処方が大半を占めていた数年前と比較し，

表2　神経障害性疼痛に効果が期待される薬剤

1. 下行性疼痛抑制系賦活薬
   - 抗うつ薬：三環系抗うつ薬（アミトリプチリン*），（デュロキセチン*，ミルナシプラン），SSRI（パロキセチン*）
   - ノイロトロピン
   - カルシトニン*
2. 末梢性感作に対する薬剤
   - ナトリウムチャネルブロッカー：リドカイン*，メキシレチン，フレカイニド*
   - 抗痙攣薬：カルバマゼピン*，フェニトイン*
   - ステロイド*
3. 中枢性感作に対する薬剤
   - NMDA受容体拮抗薬：ケタミン*，塩酸ニカルジピン*
   - カルシウムチャネルブロッカー（プレガバリン，ガバペンチン*）
   - アスコルビン酸*
4. オピオイド
   - リン酸コデイン，塩酸モルヒネ，ブプレノルフィン，トラマドール，フェンタニル

＊：保険適用外

現在では鎮痛薬処方の選択肢は複数存在するが，鎮痛機序や副作用も多種多様であるため十分に理解・把握することが重要である（表3）[5]．ここでは，代表的な薬剤の詳細について述べる．

a）非ステロイド性抗炎症薬（nonsteroidal anti-inflammatory drugs：NSAIDs）

副腎皮質ステロイド以外で，抗炎症作用を示す薬物群の総称であり，炎症性メディエータの活性を阻害することによって炎症の最終発現を直接的に防ぐことで鎮痛解熱作用を持つ．

NSAIDsの主要な抗炎症効果は，プロスタグランジン（prostaglandin：PG）の生合成抑制による．PGはアラキドン酸代謝系カスケード（図6）を介して合成される．つまり，障害刺激によってホスホリパーゼA_2が活性化され，細胞膜のリン脂質からアラキドン酸が遊離し誘導されるシクロオキシゲナーゼ（cyclooxygenase：COX）の働きによってPGG_2が形成され，ペルオキシダーゼによってPGH_2に変換される．これはその後，微少環境に存在する特異的な合成酵素によって安定なPGE_2，$PGF_2α$，PGD_2，トロンボキサンA_2（TXA_2），プロスタサイクリン（PGI_2）に変換される．これらのPGは血管拡張作用を持ち，ブラジキニン，ヒスタミン，セロトニンなどのほかの炎症メディエータの活性化を介し間接的に血管透過性の亢進，発熱，疼痛などの急性炎症症状を引き起こす．NSAIDsはCOX-2を阻害することでPG合成を抑制し，鎮痛効果を発揮する．さらに，NSAIDsはアラキドン酸のもうひとつの代謝物であるロイコトリエンを合成する酵素であるリポキシゲナーゼの抑制作用も有し，スーパーオキサイド産生抑制，リソソーム酵素の遊離抑制，好中球の凝集や接着の抑制，細胞膜活性の調節などの作用がある．こ

表3 鎮痛薬の効果と副作用

	疼痛の種類	効果判定の目安	副作用	その他
NSAIDs	侵害受容性	数日～1週間程度	消化性潰瘍，腎機能障害，出血傾向の助長，浮腫	
アセトアミノフェン	侵害受容性	数日～1週間程度	大量投与（1回量150～200mg/kg）で肝毒性の可能性	
リン酸コデイン	侵害受容性	1週間程度	便秘，悪心・嘔吐，眠気	緩下薬併用
塩酸モルヒネ	侵害受容性＞神経障害性	1週間程度	便秘，悪心・嘔吐，眠気	緩下薬併用
トラマドール	侵害受容性＞神経障害性	1週間程度	便秘，悪心・嘔吐，眠気	少量から開始し漸増 アセトアミノフェン合剤あり
ブプレノルフィン	侵害受容性＞神経障害性	1週間程度	便秘，悪心・嘔吐，眠気	
アミトリプチリン	神経障害性 その他の機能性疼痛	1～数週間	口渇，倦怠感，眠気，ふらつき，便秘，排尿障害，動悸	少量から開始し漸増 ノルトリプチリンより効果は強いが副作用強い
ノルトリプチリン	神経障害性 その他の機能性疼痛	1～数週間	口渇，倦怠感，眠気，ふらつき，便秘，排尿障害，動悸	少量から開始し漸増
SNRI（デュロキセチンなど）	神経障害性 その他の機能性疼痛	1～数週間	悪心，ふらつき	糖尿病性神経障害に伴う疼痛，慢性腰痛
SSRI	神経障害性 その他の機能性疼痛	1～数週間	投与初期の悪心	抑うつが痛みに関与している場合
プレガバリン，ガバペンチン	神経障害性 その他の機能性疼痛	1～2週間	不動性めまい，眠気，体重増加，浮腫	高齢者で不動性めまい，傾眠
ワクシニアウイルス接種家兎炎症皮膚抽出液	侵害受容性 神経障害性 その他の機能性疼痛	2～数週間	特になし	副作用少なく安全性高い

こで COX には COX-1 と COX-2 の2種類のアイソザイムが存在し，COX-1 は血小板，血管内皮細胞，胃粘膜，腎などに存在，未刺激状態で恒常的に発現して PG 合成を行うことで血小板凝集（TXA_2），胃液分泌による粘膜保護（PGI_2），腎血流の維持（PGE_2）などの生理的作用を担っている．これに対して COX-2 は，マクロファージ，線維芽細胞，滑膜細胞，骨芽細胞などに局在し，炎症性サイトカインなどの炎症刺激によって強く誘導され PG を産生する．つまり COX のなかでも COX-1 は生体に必要な生理的蛋白であるのに対し，COX-2 は炎症や疼痛との関連が強い．従来から使用されてきた NSAIDs は COX 非選択性であり，COX-1，COX-2 の両者を阻害するため，鎮痛・抗炎症効果に加え COX-1 阻害による胃腸障害や腎障害などの副作用を惹起することが大きな問題であったが，近年では選択的 COX-2 阻害薬であるセレコキシブが開発され，胃粘膜障害の少ない NSAIDs として汎用されるようになった．

NSAIDs の剤形には内服薬のほかに坐薬，外用塗布/貼付剤などがある．貼付剤は局所での炎症性サイトカインの産生を抑制し，疼痛伝達経路での炎症性刺激を抑制する効果があることが報告されている[13]．

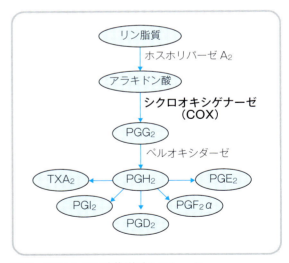

図6 アラキドン酸代謝系カスケード

アラキドン酸代謝系カスケードと COX，プロスタグランジン・トロンボキサン A_2 の合成．NSAIDs はシクロオキシゲナーゼ（COX）を阻害することでこのカスケードを阻害し鎮痛作用・抗炎症作用を発揮する．

一方，NSAIDsとともに初期鎮痛薬として用いられるアセトアミノフェンは中枢でのPGの生合成を阻害し，一部で下行性抑制系に働きかけることで鎮痛効果と解熱効果を発揮するが，抗炎症作用を持たないためNSAIDsには分類されず解熱鎮痛薬として用いられる．抗炎症作用を持たないぶん，胃腸障害や腎障害などの副作用は少なく安全性が高いため小児や高齢者に用いられることが多い．現在では4,000 mg/日までの使用が可能となっているが，1回量150〜200 mg/kgの使用で肝機能障害が発生しやすくなるという報告もあるため，長期処方については十分に吟味する必要がある．

①NSAIDsの薬物相互作用

実際の診療においてNSAIDsは内科処方などほかの薬剤を内服中の高齢者に併用投与されることが多い．そのため，ほかの薬物との相互作用についても念頭に置く必要がある．NSAIDs併用により作用が増強するものとしてワルファリン，リチウム製剤，ヒダントイン系抗てんかん薬，ジゴキシン，スルホニル尿素系血糖降下薬などがあり，これらとNSAIDsを併用する場合は採血や心電図検査などを定期的に実施しながら十分に注意して管理するか，アセトアミノフェンへの切り替えを検討する．一方，併用により作用が減弱するものはβ遮断薬，ACE阻害薬，カルシウム拮抗薬，チアジド系利尿・降圧薬，フロセミドなどである．その他，プロベネシドはNSAIDsの作用を増強させ，アスピリンは一部のNSAIDsの作用を減弱させる．また，ニューキノロン系抗菌薬との併用により痙攣発作などの重篤な副作用を引き起こすことがあり，一部の薬剤は併用禁忌となっている．

②副作用

NSAIDsは日常診療にて頻用される薬剤であるため，その使用にあたっては副作用を含めた十分な理解が必要である．

ⅰ）胃腸障害：最も発生率が高く3〜15％程度（胃潰瘍15.5％，十二指腸潰瘍1.9％，胃炎38.5％，胃・十二指腸潰瘍のうち41.3％は無症候性）である．胃腸障害を減じるためにはCOX-2選択的阻害薬の使用やプロトンポンプ阻害薬（エソメプラゾールなど），H_2遮断薬など抗潰瘍薬を併用することが望ましい．胃腸障害を予防するための剤形は経口錠剤より坐薬が望ましく，経口薬を用いる場合はプロドラッグ（胃腸では不活性型であり，吸収されてから活性型となる）やCOX-2選択性の高い薬剤の使用を考慮する．喘息の既往がある場合は非酸性系NSAIDsを用い，高齢者に対しては半減期の短く，腎障害の少ないプロピオン酸系NSAIDsが望ましい．

ⅱ）肝障害：NSAIDsによる肝障害は投与後2週間から3ヵ月の間に起こることが多いため，1ヵ月以上投与する場合は肝機能検査を定期的に行う必要がある．肝機能異常が持続する場合，投与を中止する．

ⅲ）腎障害：NSAIDsが産生を阻害するPGは腎血流の調節因子であり，特に腎機能に異常がある場合は重要な役割を果たしている．このため，腎疾患患者や高齢者では薬剤の適切な選択が不可欠である．NSAIDsによる腎障害には，急性腎不全，間質性腎炎，高カリウム血症，腎尿細管障害があり，症状は浮腫や高血圧であるが，診察時の入念な観察や定期的な血液・尿検査を行うことにより症状出現前に腎障害を予測することが可能である．異常所見がみられたらNSAIDsの投与を中止し，投与継続の必要がある場合はほかの薬剤に変更する．

ⅳ）造血器障害：頻度は低いが，血小板減少性紫斑病，顆粒球減少症，溶血性貧血が起きることがある．したがって，NSAIDs投与の1〜2週後，および長期投与例では数ヵ月に1回は血液検査を行い，皮膚の状態確認とあわせ，これらの副作用が生じていないことを確認する．これらの副作用が生じた場合は休薬のうえ治療を行う．

ⅴ）皮膚障害：皮疹（丘疹，紅斑，瘙痒感，蕁麻疹，脱毛など）が出現することがある．治療としてはNSAIDsの減量または中止，皮疹に対しては副腎皮質ステロイドの内服もしくは外用，抗ヒスタミン薬投与などを行う．

ⅵ）呼吸器障害：アスピリン含めすべてのNSAIDsは喘息発作を誘発する可能性がある．したがって，喘息既往のある患者にNSAIDsを投与する場合は，発作の起こる可能性のあることを説明し，慎重に観察しながら投与する．非酸性系の薬剤はPG代謝に影響を与えないため使用可能と考えられるが，完全に発作を予防するものではない．喘息発作が起こったらNSAIDsを中止し，喘息の治療を行う．

ⅶ）神経系障害：頻度は低いが，頭痛，めまい，ふらつき，眠気，振戦などの中枢神経系障害や，抑うつ，昏睡，精神錯乱などの精神障害，耳鳴，難聴，視力低下などの脳神経障害が報告されている．このほか，全身性エリテマトーデス（SLE）患者において無菌性髄膜炎症状を呈したという報告もある．薬剤による中毒作用と考えられている．対症的に減量あるいは中止する．

b）副腎皮質ステロイド

副腎皮質ステロイド（以下，ステロイド）は細胞内に拡散により進入する．ステロイドは生体のほとんどすべての細胞に存在するためステロイドの作用は多岐にわたる．脊椎脊髄領域でのステロイド使用は，脊髄損傷患者の急性期に対するステロイド大量投与などが知られているが，近年になりその効果には否定的な見解が多い．また，ステロイドを長期にわたり服用している患者では出産・手術などの負荷時にステロイド補充が必要であり（ステロイドカバー），手術時・感染症急

性期に感染対策としてステロイドを急速に減量することはむしろ危険である．手術時のステロイド投与は通常量の2倍程度にすることが多く，維持量がプレドニゾロン10 mg/日であれば，手術当日は20 mg/日を点滴投与し5〜7日間をかけて維持量まで減量する．

①副作用

易感染性や精神症状，薬剤性骨粗鬆症（閉経前の女性でもプレドニゾロン7.5 mg/日以上の投与で有意に骨密度の低下を進行させる[14]），消化性潰瘍，糖尿病・耐糖能異常，大腿骨頭壊死などの重症合併症から白血球増多，高脂血症，中心性肥満，皮膚脆弱化，創傷治癒遅延などの軽症合併症まで多岐にわたる．疼痛対策としての投与はあまり一般的ではない．

c）抗痙攣薬

プレガバリン，ガバペンチンなどの薬剤があり，神経障害性疼痛における第一選択薬である[15]．カルシウムチャネル $\alpha_2\delta$ サブユニットに結合し，神経伝達物質の放出を抑制することで鎮痛効果を発揮する．プレガバリンは帯状疱疹後神経痛，有痛性糖尿病性神経障害をはじめとする末梢神経障害性疼痛，線維筋痛症に適応があり，最近では慢性神経障害を病態の一因とする腰部脊柱管狭窄症への有効性も報告されている[16]．

①副作用

投与初期にはめまいや眠気，長期処方による体重増加，四肢顔面浮腫などが出現することがある．高齢者において不動性めまい，傾眠の副作用頻度が高く，転倒などの可能性もあるため投与にあたっては十分に注意する．安全性確保のためには1カプセル（25 mg）の眠前投与から開始し，副作用の出現の有無や鎮痛の程度をみて適宜増減しつつ調整していくのが望ましい[17]．

d）ワクシニアウイルス接種家兎炎症皮膚抽出液

腰痛症，頸肩腕症候群，変形性関節症，肩関節周囲炎，症候性神経痛，帯状疱疹後神経痛などに適応となっており，下行性疼痛抑制系の活性化や局所循環改善作用を介して侵害受容性，神経障害性，その他の機能性疼痛に有効とされる．効果は穏やかであるが国内の二重盲検比較試験で痛みに対する有効性が示されており，帯状疱疹後神経痛の第一選択薬に，その他の病態に対しては第二選択薬に位置づけられている[15]．

①副作用

他剤でみられるような中枢神経系障害（眠気など）や消化管障害もまれであり安全に使用できるため高齢者，合併症の多い患者，種々の副作用の出やすい患者の疼痛管理にも使用しやすい．

e）オピオイド

NSAIDsをはじめとする初期治療が無効な強い疼痛を訴える場合はオピオイド系鎮痛薬の使用を検討する．オピオイド系鎮痛薬は中枢から末梢神経系の広範にわたり鎮痛効果を発揮し（図7），侵害受容性疼痛，神経障害性疼痛のいずれにも効果が期待できる．オピオイドの作用経路として，脊髄より上位の中枢（大脳知覚領野，中脳水道周辺灰白質，第3脳室周囲灰白質など）から下行性に脊髄後角に作動して痛みの伝達を抑制する自己防御機構の下行性抑制系の活性化が知られる．すなわち，本来は痛みが刺激となって賦活化される同機構を，外的に投与されたオピオイドが活性化することで鎮痛効果を示す．非癌性慢性痛に保険適用があるオピオイドには，非麻薬系鎮痛薬であるトラマドール（アセトアミノフェン合剤含む），ブプレノルフィンパッチや麻薬指定されているフェンタニルパッチ，塩酸モルヒネなどがある．脊椎の慢性侵害受容性疼痛に対してはまず非麻薬系のオピオイドからの使用を考慮する．最近ではトラマドール製剤も外来にて用いられる．

①副作用

便秘，悪心・嘔吐，眠気，かゆみ，せん妄，食欲減退などがある．便秘や悪心・嘔吐は緩下薬や制吐薬によってコントロール可能な場合が多いが，その他の副作用，たとえばせん妄，抑うつ，などの場合には患者が継続を希望しても使用中止とすべきである．非癌性慢性痛患者にオピオイド系鎮痛薬を開始する際には，処方開始前に前述のような副作用で投与中止の可能性があることを十分説明する必要がある．また，オピオイド系鎮痛薬の長期症による副作用に対する注意も必要である．これらの副作用を防止するため，処方にあたり，医師のe-ラーニングの受講を義務づける薬剤もある．

f）抗うつ薬・抗不安薬

元来はうつ病やパニック障害，不眠などに用いられてきたが，神経障害性疼痛や慢性痛にも有効であることが確認され，慢性痛への適応拡大もみられている．現在用いられているのは，三環系抗うつ薬，四環系抗うつ薬，選択的セロトニン再取り込み阻害薬（SSRI），セロトニン・ノルアドレナリン再取り込み阻害薬（SNRI）などがある．副作用として悪心・嘔吐，食欲不振，下痢などの一般的なものからヒスタミン H_1 受容体遮断による眠気と体重増加，抗コリン作用による口渇，便秘，尿閉および起立性低血圧などがある．三環系抗うつ薬で用いられるアミトリプチリンは鎮静作用が最も強いが，口渇などの副作用も強い．一方で，慢性の痛みに対してのエビデンスも多く，日本ペインクリニック学会がまとめた神経障害性疼痛薬物療法ガイドラインの第一選択薬に位置づけられている[15]．SSRIは臨床現場で最も多く使われている抗うつ薬であり，抑うつが慢性の痛みに関与していると考えられる場合にはよい適応であるが，効果がない場合にはSNRIや三環系抗うつ薬への変更を検討する．SNRIはセロトニンとノルアドレナリンの脳内取り込みを抑制し，三

Ⅰ．総論：基本編 —— C．治療

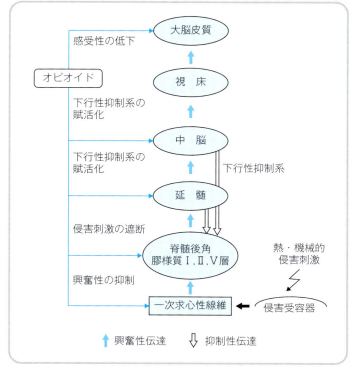

図7 オピオイドの作用部位と下行性抑制系
　脊髄より上位の中枢から下行性に脊髄後角に作動して痛みの伝達を抑制する自己防御機構を下行性抑制系という．この機構は痛みが刺激となって賦活化されるが，脊髄後角で内因性オピオイド，ノルアドレナリン，セロトニン，GABAなどが放出され侵害性刺激からの神経伝達物質の放出が抑制されることで結果的に痛みが緩和される．外的に投与されたオピオイドはこの下行性抑制系を活性化する．

環系抗うつ薬に準じた作用が期待できる．
　抗不安薬はベンゾジアゼピン系とチエノジアゼピン系があり，GABA受容体の一部にベンゾジアゼピンの選択的結合部位がある．情動中枢にあるGABA受容体に結合することで抗不安作用，睡眠誘発作用を発現，不安が強い慢性痛患者や睡眠障害を伴う慢性痛患者に処方される．

g）筋弛緩薬
　筋緊張の亢進は筋強剛（rigidity）と筋痙縮（spasticity）に分けられ，それぞれ錐体外路系，および錐体路系の障害による．整形外科で治療を行う状況としては脳幹や脊髄における単シナプスおよび多シナプス反射の亢進がみられる場合が多い．具体的には異常な筋緊張亢進により正常な運動が妨げられる痙性麻痺や各種疼痛性疾患の場合がある．痙性麻痺に対する薬物療法は，麻痺に対する直接の治療というより筋痙縮を軽減しながらリハビリテーションを促進する目的が強い．特に筋力が十分に残された痙性による歩行障害では，筋緊張の軽減による歩行能力の大きな改善が期待できる場合がある．外来で接することの多い筋緊張由来の痛みは，筋緊張性頭痛や肩こりなどを含む頸肩腕症候群や腰痛症などの筋緊張性疼痛疾患に多い．これらの疾患では患部の安静を保つために筋が過剰に緊張し，それによって筋の疲労，阻血，疼痛が生じると考えられている．その機序には循環障害による代謝産物の蓄積も関与する．中枢性筋弛緩薬はエペリゾンやクロルフェネシンなどの薬剤が一般的であり，脊髄および上位中枢に作用し運動ニューロンに促進的に働く神経細胞の興奮性を低下させたり，抑制性線維を興奮させたりすることにより異常な筋緊張を調整する効果がある．また，筋弛緩作用以外にも筋交感神経の活動を抑制することで血管拡張作用や血流増加作用，抗めまい作用などを持つことも報告されている．
　ダントリウムなどの末梢性筋弛緩薬は筋自体に作用する比較的強力な筋弛緩薬であり，筋小胞体からのカルシウムイオンの遊離を抑制することで筋弛緩作用を示す．脊髄に起因する痙性麻痺に適応となるほか，全身の筋肉の有痛性痙攣をきたす全身こむら返りなどに

も用いられる．

筋弛緩薬は慢性疾患に対して投与されることが多く，長期連用される症例が多い．しかし，その効果判定については，ときに休薬するなど効果の有無を確認し，無効症例に漫然と投薬を続けることは慎む．

　①副作用

　まれに食欲不振や胃部不快感，口渇，ふらつき，脱力感などが出現する．肝障害，腎障害の患者では定期的チェックを要する．

h）漢方薬

西洋薬で効果がない場合や副作用が生じた場合などに用いられる．漢方薬は自然の素材（生薬）をそのまま，複数を組み合わせて用いるため主たる薬理効果を現す化学成分が必ずしも明確になっておらず，鎮痛薬や抗炎症薬などといった明確な分類はないが脊椎脊髄病疾患では特に葛根湯〔頚肩腕症候群，肩こりなど上半身（項・背・肩）の痛み〕，牛車腎気丸（ごしゃじんきがん）・五積散（ごしゃくさん）（腰痛，坐骨神経痛など），芍薬甘草湯（腰痛症およびこれに伴う下肢痙攣）などが用いられる．特に芍薬甘草湯は中等度以上の腰部脊柱管狭窄症に伴う有痛性の筋痙攣に対して西洋薬と併用されることも多い．

　①副作用

　漢方薬の有害事象は，処方を構成する生薬単位で考える．まれにエキス剤に含まれる乳糖などの賦形剤が消化器症状の原因になる場合もある．多い症状は整形外科で頻用される芍薬甘草湯では偽アルドステロン症による低カリウムやむくみ，ミオパチー，肝障害などである．

2．疼痛に対する薬物療法の注意点

これまでみてきたように痛みの薬物療法は薬剤の選択肢も増え，より多くの患者の痛みに対応できるようになってきた．しかし，治療によって痛みが完全に消失することは少なく，痛みの完全消失を目指して鎮痛薬増量・追加などを行うことは副作用の発生率も増加させることになる．このため慢性痛治療が目的とするのは痛みの完全消失だけではなく，ときには「現状維持」であることを念頭に置き，これを患者にも十分説明することが重要である．すなわち，病状に大きな変化がなければ定期的に外来を受診してもらい，同じ処方を続けながら痛みは多少残っていても自制内もしくは薬物によるコントロールができていればそれでよいという方針を患者にも十分説明しながら経過を観察する．これにより患者自身も痛みが少しでも残ってはいけないという強迫観念から解放される．さらに慢性痛を有する患者は，不眠や不安，抑うつなど痛みによる二次的な心因反応を有することがまれではないため，これらの点にも注意を払う．特に抑うつ症状は治療によって改善する可能性がある一方，放置すると本人がつらいだけではなく，日常生活の質の低下や自殺につながることもあるので見逃してはならない．気持ちの落ち込みや意欲が低下するなどといった症状が以前に比べてはっきりとある場合や，身体的所見に比して日常生活の障害が大きいと判断される患者は，ペインクリニックなどの痛み専門施設に紹介することが望ましい．腰痛に対する薬剤の推奨度はガイドラインで報告されている[19〜25]．

D 物理・装具療法

1．温熱療法

ホットパック，遠赤外線，極超短波（マイクロウェーブ），超音波，レーザーなどの手段がある．頚髄損傷に伴う肩などの拘縮に対しては，温熱療法，低温療法，マイクロウェーブ療法が副次的作用なく有効である．レーザーそのものの有効性については確立していないが，星状神経節ブロックには有効な場合がある．皮膚の上からの温熱療法の効果は，筋層の浅部くらいまでであり深部の筋層まで温めるためには寝る前にぬるめの風呂に顎までゆっくり入ることも効果がある．

熱の伝導作用を利用したホットパック，パラフィン浴は一般的な表在熱治療法である．電磁波や超音波のエネルギーが生体内で熱エネルギーに変化する作用を利用した深部熱治療法としてマイクロウェーブ，超音波療法が一般的であるが，マイクロウェーブは金属の入っている部位やペースメーカーを使用している患者では禁忌である．このような温熱療法は，温熱を加えることで痛みに対する閾値を上げ，局所の血液循環を改善することで疼痛・肩こりなどを軽減して，全身的安静をとったうえで局所の温熱療法を行うことでより効果が上がる．

2．牽引療法

脊柱を軸方向に牽引することで，まず脊柱を屈伸させ，同時に傍脊柱筋群を伸縮させるマッサージ効果をもたらすと考えられている．次に椎間孔開大による神経根除圧効果と椎間板内圧増減による椎体からの椎間板への栄養代謝を促進するポンプ効果も期待されている．ただし，単純X線動態撮影で椎間の不安定性がみられたり，椎体後方に骨棘が形成されているような例では牽引によって症状が増悪する場合もあるため注意する．腰痛診療ガイドラインでは，牽引療法の腰痛に対するエビデンス自体は乏しいとされる[1]．

3．装具療法

装具は四肢/体幹を外部から支える道具であり，局

所の固定，動的/静的支持，変形予防，変形矯正，免荷，関節機能改善，関節疼痛の軽減などを目的に使用される．処方に際しては疾患ならびに変形の病理・解剖に関する適切な知識とともに患者の要求を十分理解する必要がある．

a）頚椎装具

頚椎疾患における局所安静（頚椎部の支持および固定，圧迫症状への牽引，頭部の重みの免荷）を実現する装具には装用の心地や固定力によりいくつかの種類がある（図8）．最長の装用目標を8〜12時間/日として3〜4ヵ月程度使用し，軽快したら徐々に短くしていく．

①ポリネックカラー：ポリエチレンやメッシュ製で最も手軽であるが固定力にはやや欠ける．

②ソフトカラー：スポンジの芯を布で包んで頚部に巻きつける．当たりが柔らかでサイズがフィットすれば固定性も良好である．しかし，通風性は制限されるため季節によっては装着困難となる．

③フィラデルフィア・カラー：ウレタンフォーム製で前後から頚部を挟み込むようにして固定する．後頭骨と下顎を押さえるため固定力に優れる．

さらに支持性の高いものには支柱つき装具，牽引効果が期待できるものにハロー型装具などがある．

b）胸腰椎装具

圧迫骨折などの胸腰移行部の病変に用いられることも多く，患者の体幹前後屈可動域制限が重要な要素となる．硬性装具の代表はSteindler装具，半硬性はTaylor装具，三点支持前弯型装具にJewett型装具などがある．

c）腰椎装具

腰椎装具の主な目的は，体重支持，変形の矯正・予防，不随意運動抑制などであり，上体を前屈位から挙上させる際に上昇する胸腔内圧・腹腔内圧のうち，特に体幹支持において重要な腹腔内圧を補強・分担することで，椎体および椎間板へ働く上下からの軸圧の力を減少させることで鎮痛効果を発揮する（図9）[17]．腰痛症に対して簡易で広く使用されるものにはキャンバス地でできたダーメンコルセットや仙腸ベルトがある．また，脊柱伸筋の補助や脊椎安定を目的とした半硬性装具のKnight装具，腰椎の伸展を制御し脊柱管狭窄症などに対応したWilliams型装具などがある．これら腰椎コルセットは腰痛に対する疼痛改善よりも機能改善に有効である．慢性腰痛に対しても経験的に用いられるが，ガイドライン上は疼痛および機能改善におけるエビデンスは明らかでない．

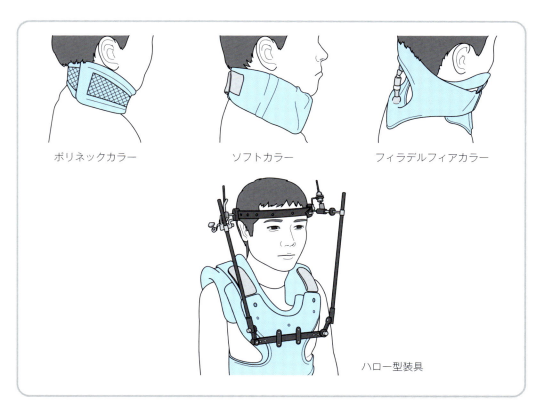

図8　頚椎装具

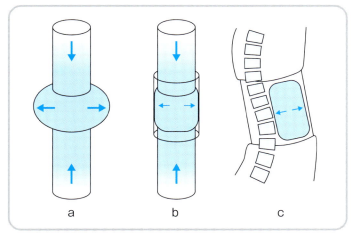

図9 腹圧保持におけるコルセットの役割
腹圧，およびコルセットが椎間板への軸圧の一部を負担する．

d) 側弯症装具

ミルウォーキー型側弯症装具が歴史的に有名であるが，頚部周辺の機械的構造による日常生活の制限が大きくなることが最大の欠点であった．装着対象者の多くが思春期の女性であり外観が悪く心理的負担も多くなるため，現在ではアンダーアーム型のボストン型装具が広く用いられている．

E 運動療法

運動療法は理学療法とならび脊椎リハビリテーションにおいて最も重要な治療法である．処方にあたっては，除痛目的で行う運動なのか，筋力維持・増強を目的とするのかを考慮する．詳細は各論に譲るが，脊髄損傷のように運動器のみならず循環器・呼吸器系など広範な体内調節への介入が必要な病態では運動器に限定しない総合的なリハビリテーション計画が重要である．

運動療法の一次的目的は，①関節可動域改善，②代謝機能改善，③姿勢制御機能改善，④筋力強化，⑤持久力（心肺機能）改善，⑥協調性改善であり，それらによって全身状態と日常生活活動の改善に努めることが二次的な目的となる．特に近年においては，老化による精神活動や運動能力の維持改善目的をはじめ，国民的な健康志向の高まりによる運動療法が注目されつつある．生理学的には「安静」（無動，不動，低活動など）と重力の影響を最小限にする「臥床」は異なる因子であり，これらが複合した「安静臥床」は確実に患者の筋力，持久力，巧緻性，骨密度，関節機能を低下させ運動器の機能を著しく低下させてしまうため（表4），深部静脈血栓症，精神活動低下，せん妄や認知症などをも惹起しうる．このため，外傷や術後など局所的に安静が必要な場合でも動かせうるところはしっかりと運動療法を行うことで関節の拘縮や廃用性筋力低下を防止し，臥位であっても下肢挙上訓練や大腿四頭筋などの尺性筋力訓練，股関節外転筋訓練などを指示する．

早期離床を促進するうえでまず身体に加わる負荷は安静臥床位から坐位・立位への姿勢変換である．安静臥床が長期にわたった場合や頚髄損傷患者などでは体位変換に伴う血圧受容器の感受性が低下し体位変換による血圧変化への対応が遅延するため，積極的な起立訓練によってその機能を維持するのが重要である．

慢性痛に対する運動療法は単独でも効果が期待できるが，腰痛学校など腰痛について知識を増強し，日常生活上の留意点を意識して行われる腰痛教育・認知行動療法などと組み合わせて行うことでさらなる効果が期待される．さらに慢性腰痛では腰椎前弯が増強，ハムストリングスが拘縮することで前屈動作が硬くなるため以下のような点を目的とした腰痛体操が有効である（図10）．

①腹筋・背筋のバランスよい強化
②腰仙部の拘縮除去
③姿勢矯正
④骨粗鬆症予防

これに加えて腰部脊柱管狭窄症患者などでは屈曲体操で腰椎前弯を矯正し，伸展体操（等尺運動）で背筋の筋力を強化して椎体の前方すべりを防止するなど，病態に応じて調整・追加する．

また，水中歩行，逆向き歩行，水泳，水中体操など

表4 臥床に伴う身体変化

	0〜3日	4〜7日	8〜14日	15日以上
増加	・尿量 ・尿中 Na^+, Cl^-, Ca^{2+} ・浸透圧活性物質排泄量 ・血漿浸透圧 ・ヘマトクリット ・静脈コンプライアンス	・尿中クレアチニン, ヒドロキシプロリン, リン酸塩, 窒素, カリウム排泄量, 血漿グロブリン, リン酸塩, グルコース濃度, 血中フィブリノーゲン, 線維素溶解活性, 凝固時間 ・結膜充血, 網膜動静脈拡張, 聴覚閾値	・尿中ピロリン酸塩 ・発汗閾値 ・運動時高体温 ・運動時最大心拍数	・尿中カルシウム排泄能力 ・熱刺激感受性 ・聴覚閾値（二次性）
減少	・水分摂取量 ・細胞外（血漿, 間質）および細胞内容量 ・下腿血流 ・安静時心拍数 ・胃液分泌 ・耐糖能 ・下肢内血液移動	・視力 ・起立耐性 ・窒素バランス	・赤血球細胞容量 ・白血球貪食能 ・組織熱伝導 ・除脂肪体重 ・体脂肪容量	・骨密度

（文献 26 より）

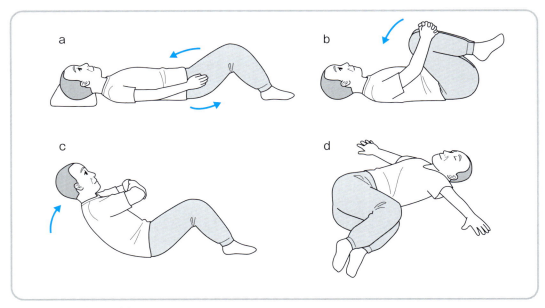

図10 腰痛体操の一例

の水中運動は浮力を利用して腰にかかる負担を軽減しながらも水の抵抗を受けるレジスタンストレーニングを効率的に行うことができるため有効である．

F 神経ブロック・注射療法

脊椎脊髄疾患における疼痛には，これまで薬物療法・リハビリテーションに加え神経ブロック療法も頻用される．ブロック療法は，疼痛にかかわる神経伝導路を時間的・空間的にブロックすることで痛みの悪循環における疼痛伝達を遮断して疼痛閾値低下を改善し，痛みを軽減させるものである．

外来において行われるブロックには，痛みの発生源によらず痛みを感じている局所の圧痛部位に対するトリガーポイントブロック，痛みの発生源および伝導路を広範にブロックする非選択的ブロック（硬膜外ブロックなど），痛みの発生源を選択的にブロックする選択的ブロック（椎間板ブロック，椎間関節ブロック，仙腸

関節ブロック，腰椎分離症に対する分離部ブロックなど），疼痛伝導路の選択的ブロック（頸椎星状神経節ブロックや斜角筋ブロック，L2神経根ブロック，傍脊椎交感神経節ブロック，腰神経後内側枝ブロックなど）があげられる．特に近年では，腫瘍壊死因子（tumor necrosis factor-α：TNF-α）などの炎症性サイトカイン阻害薬による椎間板局所ブロック注射なども注目されている．

トリガーポイントブロックや硬膜外ブロックなどの非選択的ブロックは，患者の主訴をもとに実施可能であるため簡便であるが，痛みの原因の特定は困難である．これに対して選択的ブロックはX線透視などを使用するため施設が限定されるものの診断的な価値も持つため有用である．ブロック実施にあたってはこれらの意義も念頭に実施を検討する．腰痛診療ガイドラインでは，腰痛治療において椎間関節注射および脊髄神経後枝内側枝ブロックは短期的および長期的疼痛軽減に有効であるとされる．また，神経根性痛に対する経椎弓間腰椎硬膜外注射と神経根ブロックは短期的効果がある．椎間板性腰痛患者に対するL2神経根ブロックもしくはL4（L5）神経根ブロックの効果は前者で13日間と，後者の8日間よりも効果があるが，椎間板内へのステロイド注射は生食群と比し明らかな効果の差は証明されていない．また，神経根障害部位におけるTNF-α，IL-6などの炎症性サイトカインの関与に対して，おのおのの阻害薬を投与することでブロック効果を延長する試みも報告されている[27,28]．

また，難治性の脊椎脊髄疾患に伴う慢性痛には，脊髄刺激療法（spinal cord stimulation：SCS）による二次ニューロンでの疼痛刺激を減弱させることも有効である場合があり，これも広義の神経ブロック療法といえる．脊椎手術後の難治性疼痛などに効果があり，簡便な挿入法も考案されている[29]．

G スポーツによる脊椎障害に対する保存加療

スポーツにおける脊椎障害については，基本的な診療概念・方針はこれまで述べてきた通常の脊椎疾患と同様である．スポーツによる脊椎の障害の多くは軟部組織に対する反復性の外傷であり重篤なものではないことが多いが，通常の日常生活よりも大きく反復する負荷や衝撃に起因する可能性も念頭に治療方針を決定する．一方，脊柱に痛みがある場合には中枢神経系による体幹筋の制御機序は変化し全体としての安定性を失う可能性が指摘されており[18]．スポーツ障害の治療は競技への復帰が前提となることを考えると，脊柱の安定性を得るための運動制御能力を最適の状態にするためのスポーツドクターや理学療法士の専門的知識・技術が，選手の脊柱障害に対するアプローチの中心となる．

診断と重症度が確定したら，治療は一般の脊椎疾患・外傷の場合とほぼ同様であり，受傷部位の固定や投薬，物理・理学療法などの保存療法が中心となる．急性期では安静や固定，投薬が基本であるが，筋力，柔軟性，持久力などの能力が落ちないよう早期に可能なリハビリテーションから開始する．一般的にリハビリテーションは急性期の炎症による症状が軽快したら早期に開始する．プレー復帰のためのトレーニングは，患部に影響がない部位から開始する．まず可動域訓練を開始し，筋力訓練は等尺性運動から開始して等張性運動を少しずつ加え，ともに静的な訓練のみとする．プレー復帰の場合は少しずつ動的な訓練を加えていく．現場のトレーナーと連携しながら治療を進め，プレー復帰のタイミングを図っていくのが望ましい．腰痛は特にスポーツ障害のなかで多い主訴であるが，成長期では使い過ぎによる腰痛が多く，保存療法を行う．成長期の亀裂型分離に対してのコルセット装着は癒合率が低く，再分離もありうることからスポーツ禁止と固定は数ヵ月と長期に及ぶこともあるため，適応は慎重に決定する．特に成長期のスポーツ脊椎障害では，骨の成熟度や腰周辺のタイトネスなどを考慮し，スポーツ活動量の調整とストレッチング，筋力トレーニングを行い，本人だけでなく家族を含む関係者に十分な説明を行うことが治療効果を高めるうえで有効である．

文献

1) 日本整形外科学会，日本腰痛学会（監修）：腰痛診療ガイドライン 2012．南江堂，東京，2012
2) 中村利孝，内田淳正：標準整形外科学．第2版，医学書院，東京，2008
3) 山下敏彦：日常診療に役立つ整形外科領域の痛みの知識．整・災外 52，2009
4) Woolf CJ et al: Peripheral nerve injury triggers central sprouting of myelinated afferents. Nature 355: 75-78, 1992
5) 柴田政彦：慢性の痛み診療で使用する薬剤を知り・使いこなす．Pharm Med 30: 80-85, 2012
6) Freynhagen R et al: PainDETECT: a new screening questionnaire to identify neuropathic components in patients with back pain. Curr Med Res Opin 22: 1911-1920, 2006
7) 山下敏彦村ほか：脊椎脊髄疾患に伴う痛み・しびれの治療戦略．日整会誌 87: 1147-1150, 2013
8) Sadosky A et al: A review of the epidemiology of painful diabetic peripheral neuropathy, postherpetic neuralgia, and less commonly studied neuropathic

pain conditions. Pain Pract **8**: 45-56, 2008
9) Yamashita T et al: Prevalence of neuropathic pain in cases with chronic pain related to spinal disorders. J Orthop Sci **19**: 15-21, 2014
10) Orita S et al: Prevalence and location of neuropathic pain in lumbar spinal disorders: analysis of 1,804 consecutive patients with primary lower back pain. Spine (Phila Pa 1976) 2016 [Epub ahead of print]
11) Orita S et al: Pain-related sensory innervation in monoiodoacetate-induced osteoarthritis in rat knees that gradually develops neuronal injury in addition to inflammatory pain. SBMC Musculoskelet Disord **12**: 134, 2011
12) 紺野愼一：ドパミンシステムと痛み．臨整外 **46**: 343-346, 2011
13) Orita S et al: Percutaneously absorbed NSAIDs attenuate local production of proinflammatory cytokines and suppress the expression of c-Fos in the spinal cord of a rodent model of knee osteoarthritis. J Orthop Sci **17**: 77-86, 2012
14) Jardinet D et al: Longitudinal analysis of bone mineral density in pre-menopausal female systemic lupus erythematosus patients: deleterious role of glucocorticoid therapy at the lumbar spine. Rheumatology (Oxford) **39**: 389-392, 2000
15) 日本ペインクリニック学会神経障害性疼痛薬物療法ガイドライン作成ワーキンググループ：神経障害性疼痛薬物療法ガイドライン．真興交易，東京，2011
16) Orita S et al: Pregabalin for refractory radicular leg pain due to lumbar spinal stenosis: a preliminary prospective study. Pain Res Manag **2016**: 1-10, 2016
17) 鳥巣岳彦（編）：ゴールドスタンダード整形外科—薬物療法と運動・理学療法．南江堂，東京，p223-267，2003
18) Hodges PW: The role of the motor system in spinal pain: implications for rehabilitation of the athlete following lower back pain. J Sci Med Sport **3**: 243-253, 2000
19) Roelofs PD et al: Nonsteroidal anti-inflammatory drugs for low back pain: an updated Cochrane review. Spine **33**: 1766-1774, 2008
20) Urquhart DM et al: Antidepressants for non-specific low back pain. Cochrane Database Syst Rev: CD001703, 2008
21) van Tulder MW et al: Muscle relaxants for nonspecific low back pain: a systematic review within the framework of the cochrane collaboration. Spine **28**: 1978-1992, 2003
22) Airaksinen O et al: Chapter 4. European guidelines for the management of chronic nonspecific low back pain. Eur Spine J **15** (Suppl 2): S192-S300, 2006
23) Chou R et al: Medications for acute and chronic low back pain: a review of the evidence for an American Pain Society/American College of Physicians clinical practice guideline. Ann Intern Med **147**: 505-514, 2007
24) Deshpande A et al: Opioids for chronic low-back pain. Cochrane Database Syst Rev: CD004959, 2007
25) Schnitzer TJ et al: A comprehensive review of clinical trials on the efficacy and safety of drugs for the treatment of low back pain. J Pain Symptom Manage **28**: 72-95, 2004
26) Greenleaf JE: Physiological responses to prolonged bed rest and fluid immersion in humans. J Appl Physiol Respir Environ Exerc Physiol **57**: 619-633, 1984
27) Ohtori S et al: Epidural administration of spinal nerves with the tumor necrosis factor-alpha inhibitor, etanercept, compared with dexamethasone for treatment of sciatica in patients with lumbar spinal stenosis: a prospective randomized study. Spine (Phila Pa 1976) **37**: 439-444, 2012
28) Ohtori S et al: Efficacy of epidural administration of anti-interleukin-6 receptor antibody onto spinal nerve for treatment of sciatica. Eur Spine J **21**: 2079-2084, 2012
29) Orita S et al: Modified and systematically-designed installation procedure for spinal cord stimulation in the decubitus position under local anesthesia: a introductory technical case report. Int J Clin Exp Med **8**: 12356-12364, 2015

I-C 治療

2 周術期管理

　一般的な周術期管理については成書を参照されたい．本項では脊椎手術に特化した内容のみを簡潔に記載した．

A 術前管理

1．併存症のチェック

　脊椎手術の対象患者は年々高齢化しており，術前併存症を持つ患者が多い．併存症について十分な問診・術前からのチェックを行い，必要に応じて専門医にコンサルテーションを受ける．高血圧・糖尿病は一般的な併存症である．高血圧患者では術中術後の心筋虚血・脳血流障害のリスクが高い．コントロール不良な例では可能なら術前より循環器内科にコンサルテーションを受けて血圧コントロールを試みる．コントロール不良な糖尿病は術後創感染・心筋虚血・脳血流障害などのリスク増大のみならず腰部脊柱管狭窄症・脊髄症などの術後成績も悪化させることが報告されている．術前より糖尿病専門医にコンサルテーションを受け，血糖コントロールをすることが重要である．

　問題となる併存症のひとつに，深部静脈血栓症・肺血栓塞栓症がある．脊椎脊髄疾患にて術前より麻痺があり歩行不能の患者では深部静脈血栓症・肺血栓塞栓症発症リスクが高いので，採血にて D-ダイマーなどを必ずチェックする．また，血液ガス検査値異常や血中酸素飽和度低下などにも注意する．これらの異常がある場合は造影 CT 検査による深部静脈血栓症および肺血栓塞栓症の精査が必須である．血栓が発見されなかった例でも，麻痺のため歩行不能な症例では術前より弾性ストッキング・フットポンプなどの血栓予防をルーチンで行い，抗凝固療法についても検討する．深部静脈血栓症・肺血栓塞栓症の診断となった症例では，呼吸器科・循環器科にコンサルテーションを受けつつ麻痺進行などの症状と血栓塞栓症に伴うリスクを総合的に評価し，手術時期を決定する（図 1）．

　睡眠時無呼吸症候群は術前に診断がついていないことも多い併存症のひとつであり，挿管時の気道確保困難や術後に麻酔薬・鎮痛薬の影響で重症化するなど時に重篤な合併症を引き起こしうる．家族への問診も重要で，いびきが大きい・睡眠中に一瞬呼吸が止まることがあるといった情報から睡眠時無呼吸症候群の診断に至るケースも多い．また，睡眠時無呼吸症候群の半数以上は肥満によるとされているので，肥満を有する患者では睡眠時無呼吸症候群を疑って術前から精査する．専門医にコンサルテーションを受け，必要に応じて夜間酸素投与や鼻 CPAP 導入などを行う．脊椎脊髄疾患由来の睡眠時無呼吸症候群にも注意が必要である．上位頸髄の障害（中枢性睡眠時無呼吸）や頭蓋頸椎移行部アライメント異常[1]（後弯化：閉塞性睡眠時無呼吸）なども睡眠時無呼吸症候群の原因となりうることが報告されており，注意を要する．

2．内服薬のチェック

　特に注意を要するのは抗血小板・抗凝固薬であり，脊椎手術に際しては術中出血コントロールおよび術後血腫発症予防の観点から休薬する場合が多い．術前の休薬期間は一般的にアスピリンでは 1 週間，ワルファリンでは 3〜5 日間などとされている．施設ごとに取り決めしている場合も多いので，それに従って休薬する．取り決めがない施設では各種ガイドラインを参照する．抗血小板薬の術前休薬に関しては，最近では入院期間短縮のため手術直前に入院することがほとんどであるため，抗血小板薬の休薬は患者自身に確実にしてもらわなくてはならない．術前外来で患者および家族に十分周知し，このことを診療記録に残しておく．抗血小板・抗凝固薬休薬の可否については，事前にかかりつけ医に問い合わせすることが望ましい．可能なら文書で問い合わせし，返信を診療記録に残す．あるいは冠血管疾患・脳血管疾患・大動脈および末梢血管疾患などにおける抗血小板薬，弁膜症や心房細動・深部静脈血栓症などにおける抗凝固薬の休薬可否についての各学会ガイドラインを参照して休薬などにつき決定する．必要に応じて術前にヘパリン化することもある．この場合は手術のおよそ 4〜6 時間前にヘパリンを休薬し，入室前にプロトロンビン時間・活性化部分トロンボプラスチン時間を測定してヘパリンの効果が減弱・消失していることを確認する．術後は止血が確認されたあと（通常はドレーン抜去後）にヘパリンを再開する．

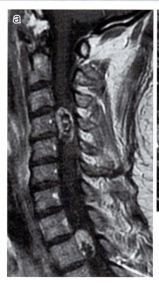
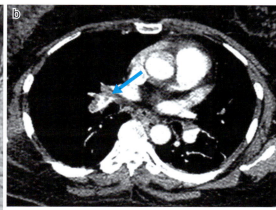

図1 下肢麻痺による歩行不能により術前肺梗塞をきたした症例

頸髄・胸髄の硬膜内髄外腫瘍（a、神経鞘腫）により四肢不全麻痺をきたし歩行不能．入院時血中酸素飽和度低値あり、造影 CT 施行したところ肺梗塞が発見された（b、矢印）．手術は延期してヘパリン投与．2週間待機の後腫瘍摘出術を行った．幸いなことに術中・術後に肺梗塞の増悪はなかった．手術前より本人の呼吸苦訴えや血圧低下などは一切なく、血中酸素飽和度低値から肺梗塞を疑わなければ見のがしてしまう危険があった、非常に教訓的な症例である．

3. 麻酔科医・集中治療医とのディスカッション

術前重篤な併存症を有する症例や非定型的な術式を予定している症例の場合は、術前に併存症の管理や術式・起こりうる合併症および対処法などにつき麻酔科医と十分検討する場を持ちたい．術中脊髄モニタリングを併用する症例では TIVA（total intravenous anesthesia）を依頼する．頸椎疾患で麻痺が重篤な例・頸椎不安定性の高度な例などでは、麻酔導入・気管挿管操作のみでも脊髄損傷をきたす危険があるため、気管支鏡ガイド下挿管を依頼する．

術後抜管の可否、ICU 管理を要するか否かなどの点を麻酔科医・集中治療医と具体的に相談しておく．当科では2椎体以上の亜全摘を行う頸椎前方除圧固定術や頸椎前後合併固定術などの症例では気道閉塞の危険がありうるので、手術当日は抜管せずに ICU 管理としている．なお、頸椎前方除圧固定術などの際には術後時間経過とともに後咽頭腔の腫脹が増悪することが知られているため手術終了時のカフリークテストは必ずしもあてにならず、術前より抜管の可否を決定しておくほうがその場になって迷わなくてよい．腹臥位での長時間手術でも気道が浮腫状となり閉塞の危険があるので、手術終了時麻酔科医にカフリークテストを行ってもらい、陰性の場合には抜管する．当科における術後 ICU 管理の目安は、挿管のまま人工呼吸器管理とする症例、呼吸器や循環器に重篤な術前併存症を有する症例、大量出血・大量輸血した症例などである．

4. 術前処置

一般に術前の剃毛は行わなくなっている．当科でも術前の剃毛は一切していない．後頭部などにかかる術野の場合は執刀直前にバリカンで髪を刈る．腰椎前方手術の際に以前は外科の腹部手術に準ずる術前処置を行っていたが、最近では通常の浣腸を前日に行うのみとしている．

B 術中管理

1. 体位の取り方

脊椎・脊髄手術においては術中体位の取り方で症状増悪をきたしたり手術の結果が左右されることもありうるので、執刀前に術者が責任をもって十分体位の調整を行う．

腹臥位の手術では胸部・腹部に圧迫が加わらないよう十分注意する．当科ではボルスターを手術台にテープで止めて使用している．インストゥルメンテーションを使用する手術では2方向透視が容易に行えるので Allen table を用いることも多い．特に経皮的椎弓根ス

クリューを用いる手術では Allen table は非常に便利である．胸腰椎の手術では通常 Prone View®（Dupaco Inc）などの腹臥位用マスクや円座を用いることが多いが，頚椎にも病変がある症例や上位胸椎部の手術，または長時間手術の場合では，メイフィールド頭蓋固定器を用いるほうが安全で顔面皮膚トラブルも避けられる．体位変換は頭を術者が持ち，Log-roll 法で行う．仰臥位から一気に腹臥位（またはその逆）になるのではなく必ず 90°－90°法（仰臥位からその場で 90°側臥位にして，各種ライン類を確認の上さらに 90°回転して腹臥位になる）で安全確認しながら体位変換をする．

2．大量出血への対応

術中大量出血をきたした場合，とりあえずガーゼパッキング・用手圧迫などで対処するが，血管外科などへの応援要請や麻酔科との相談などを躊躇せず行う．2007 年日本麻酔科学会および日本輸血・細胞治療学会により制定された「危機的出血への対応ガイドライン」（図 2）が非常に参考になるので普段から目を通しておくとよい．このガイドラインで重要なことのうちに「統括指揮者（コマンダー）の決定」「非常事態宣言（マンパワー招集・輸血管理部門への非常事態発生の連絡）」がある．術者は大量出血に対して止血を試みるなどして手一杯になってしまい，血液製剤の適切な確保なども含めた全体像の把握は困難である．また，麻酔科医もバイタルサインの変動や大量の輸血などへの対処でかかりきりになりがちである．手洗いしていない冷静な医師がコマンダーになり，全体を統括することが極めて重要である．

3．術中・術後 X 線

脊椎手術において高位の確認は極めて重要である．前方手術においては展開が終了して当該椎体・椎間板が露出できた時点で針を椎間板に刺入し，X 線または透視にてレベルの確認を行う．後方手術では当該棘突起に 18G 針を刺入して執刀前に X 線撮影を行いレベル確認している．X 線透視で確認した場合でも必ず透視画面で確認の上画面をプリントするなどして，確認した証拠を残すようにしている．

胸椎の後方手術ではレベル確認が時に困難である．側面像では肋骨との重なりで棘突起が見づらいのに加え，L5/S や第 2 頚椎など目印となる椎体/椎間から遠いため X 線写真に入りきらず数えるのが大変である．正面像では胸椎の棘突起は椎体からかなり尾側に存在するため，刺入した針が当該棘突起にあるか否かの判定が困難なことがある．当科では胸椎後方手術では上位腰椎および胸椎（当該高位付近）の 2 箇所の棘突起に 18G 針を刺入し，まず腰椎を L5/S 椎間が入るように側面像を撮影，次いで胸椎と腰椎の 2 本の針が入るように側面像を撮影し，順次数えて高位を確認している．術中でも高位につき疑念が生じたら躊躇なく透視または X 線で確認する．

X 線は正確な側面像を撮影することが重要である．頚椎前方手術の際の高位確認 X 線が正確な側面像でなかったためにレベル誤認しそうになった（最終的には X 線透視で確認しなおして事なきを得た）症例を経験したことがある[2]．術後 X 線では，手術高位の確認と異物の有無（特に術中メルクマール）をしっかり確認する．

4．抜管

上述の基準で抜管の可否を決定している．挿管のまま ICU 管理となる症例においても，終刀後いったん覚醒させて四肢の動きを確認ののち再び鎮静する（wake-up test）．

C 術後管理

1．術後疼痛管理

十分な術後疼痛コントロールは循環動態・喀痰排出への影響のみならず早期離床を促進するうえでも重要であり，麻酔科医と相談しつつ行う．当科ではほぼルーチンに PCA（patient controlled analgesia）を用いており，積極的にボーラス投与も使用することで疼痛コントロールを図っている．内服可能になったら速やかに NSAIDs などの内服も併用して鎮痛の補助とする．

2．早期離床

長期臥床の悪影響についてはいうまでもないが，無気肺・肺炎，下肢深部静脈血栓発生のリスク増大，骨格筋の廃用，せん妄の助長，褥瘡発症の危険など種々の術後合併症を引き起こしうる．可能な限り早期離床を目指すのはもはや常識であり，術式もこの点を十分考慮して検討する．

3．術後合併症とその対処

a）術後麻痺

インストゥルメントの誤刺入（図 3）や血腫などを疑う．可及的速やかに CT・MRI による評価を行い，いずれのケースでも速やかに対処する．

b）SSI（surgical site infection）

SSI については当然予防が最重要であり，無菌法・清潔操作の徹底およびスタンダードプリコーションの遵守が求められる．脊椎脊髄手術における予防抗菌薬はブドウ球菌などが主たるターゲットであり第 1 世代セフェムなどを主に用い，投与期間は可及的短期にとどめる．執刀前に投与，その後は手術中 3 時間ごとに

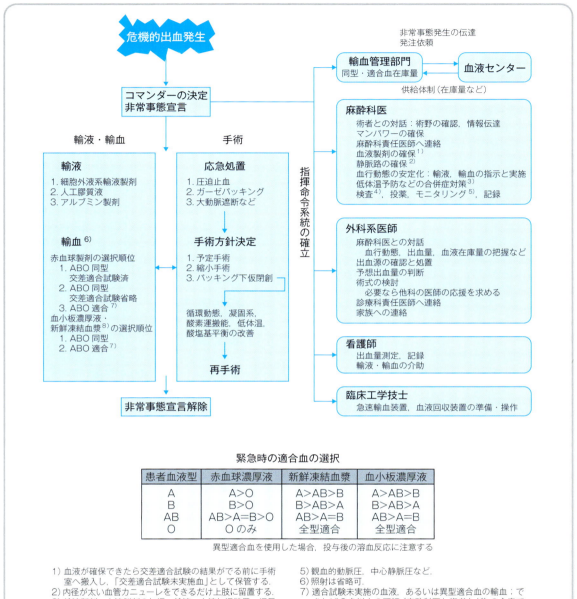

図2　危機的出血への対応ガイドライン
2007年日本麻酔科学会および日本輸血・細胞治療学会により制定.

投与する．当科では通常，手術当日のみの投与としている．最近SSIのハイリスク患者に対してバンコマイシンの術野散布が有効と報告されている[3]．当科でもコントロール不良の糖尿病患者や長時間手術・再手術例などのハイリスク患者に対しては手術終了前にバンコマイシンを0.5～1g散布している．目安は術野がバンコマイシンの粉でほぼ覆われる程度である．

ドレーンは主に閉鎖式吸引ドレーンを使用し，1日

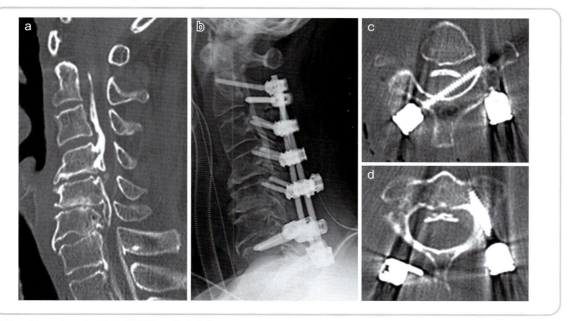

図3 インストゥルメント誤刺入による麻痺
　頚椎後縦靱帯骨化症（a）による歩行障害に対して後方除圧固定術を施行（b）．術後覚醒時より左片麻痺をきたしていたため，緊急CT検査施行．左C2椎弓スクリューが脊柱管内に誤刺入されていた（c）．同日緊急で同スクリューを抜去し，ネスプロンテープを用いた椎弓下ワイヤリングにて固定（d）．左片麻痺は術前レベルに回復した．

出血量がおおよそ100 mL未満となったら抜去する．通常は術後2日目ころに抜去することが多い．

c）せん妄

　せん妄の定義は認知機能低下（ほとんどの場合，一過性），急性発症・日内変動（一般的には夕方から夜間に悪化するケースが多い），原因あり（手術をきっかけに発症＝術後せん妄）である．年齢・認知症・脱水・感染症などのリスク因子が知られている．せん妄を引き起こしやすい薬剤も各種あるので，せん妄が発症したら休薬する必要がある．代表的なものにH_2遮断薬があるが，脊椎疾患患者においては術前より投与されていることが珍しくないので注意する．早期離床・運動が最もよい予防になるので，早期離床可能な術式を選択することも重要である．治療としてはハロペリドール（セレネース®，リントン®）やリスペリドン（リスパダール®）などを用いるが，可能なら精神科にコンサルテーションを受けるのがよい．

d）髄液漏

　髄液漏は髄膜刺激症状を引き起こして離床の遅れにつながることや創治癒にも悪影響があることなどから，術中硬膜損傷があれば硬膜縫合のうえ，フィブリン糊＋ネオベールシートなどで補強し，筋膜・皮下をタイトに縫合する．しっかり硬膜縫合できた例ではドレーンの吸引圧は通常どおりでよい．術中硬膜損傷が認識されていなくても術後ドレーンに髄液が引けて髄液漏が判明することも少なくない．いずれの場合も，ドレーンに吸引される液の性状を注意深く観察する．次第にドレーン排液量が増加する場合や，術当日からサラサラした排液の場合，などは髄液漏を疑い，吸引圧を弱めるまたは平圧として落差のみにてドレナージする．また，髄液漏の場合は可能な限りドレーンを早めに抜去したほうがよい．当科では髄液漏があったケースでは術翌日の回診時にドレーンを抜去している．吸引している限り髄液は排液され続けるためである．ドレーンを抜去すると筋膜下・皮下に髄液が貯留するが，よほど死腔が大きくなければ髄液漏は止まる（周囲との圧較差がなくなれば髄液漏は止まる）．胸椎前方手術で髄液漏が起こると胸腔内髄液漏となるが，胸腔内は陰圧であり，スペースも大きいため髄液漏はなかなか止まらない．開胸手術では術後胸腔ドレナージをするが，吸引していると髄液漏はなおさら止まらなくなる．この場合，明らかな術後出血がほぼ止まった時点で胸腔ドレナージチューブを抜去する．その後も髄液漏は続くが胸腔内にある程度髄液が貯留した時点で平衡に達してそれ以上の漏出は起こらなくなる（図4）．創治癒遅延などの合併症が起こった場合には脊椎ドレナージを行うとされているが，当科では幸いなことに脊椎ドレナージを要した例はまだない．

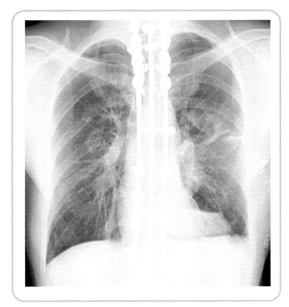

図4 胸腔内髄液漏

胸椎線維肉腫再々々発に対する左開胸アプローチによる前方除圧固定術を施行．前回・前々回手術の際に硬膜損傷あり，今回手術でもやはり術中より髄液漏を認めた．術後胸腔ドレーン内に1日500mL以上の髄液排液あり，術後2日目に胸腔ドレーン抜去．その後も胸腔内髄液漏の増加・頭痛などの訴えあったが2週ほどで自覚症状改善・胸部X線でも液貯留の増加が停止した．

e）嚥下障害

頚椎前方除圧固定術直後には反回神経不全麻痺や後咽頭腫脹などによりおよそ半数以上で嚥下障害が起こるとされる[4]．摂食開始に際しては嚥下の状態をみながら場合によってはゼリー・プリンなど嚥下しやすい食物から開始する．しばらくの間，水分などもとろみをつけたほうがよいケースもある．頚椎前方手術後の嚥下障害は多くが一過性だが，後弯矯正術後著明な嚥下障害が持続し数ヵ月間経鼻胃管からの流動食しか摂取できなかった症例を経験したこともあり，注意深い経過観察が必要である．

後頭骨頚椎固定術において，局所後弯位で固定すると嚥下障害が起こることが報告されている[5]．McGregor線とC2椎体下縁のなす角（O–C2角）を術中・固定終了後にしっかり計測し，術前中間位での値よりかならず大きく（後頭骨–頚椎間が術前より前弯位になるように）することが肝要である．

文献

1) Ataka H et al: Occipitocervical fusion has potential to improve sleep apnea in patients with rheumatoid arthritis and upper cervical lesions. Spine **35**: E971-E975, 2010
2) Mannoji C et al: Radiograms obtained during anterior cervical decompression and fusion can mislead surgeons into performing surgery at the wrong level. Case Rep Orthop **2014**: 398457, 2014
3) Kang DG et al: Intrasite vancomycin powder for the prevention of surgical site infection in spine surgery: a systematic literature review. Spine J **15**: 762-770, 2015
4) Tervonen H et al: Dysphonia and dysphagia after anterior cervical decompression. J Neurosurg Spine **7**: 124-130, 2007
5) Miyata M et al: O-C2 angle as a predictor of dyspnea and/or dysphagia after occipitocervical fusion. Spine **34**: 184-188, 2009

Ⅰ．総論：基本編

D．押さえておくべき病態

1 感染症

A 疾患概念

　脊椎脊髄外科領域における感染症にはその病態や検査所見，治療の観点から化膿性脊椎炎（結核性脊椎炎含む）と，手術に関連して発生する感染症（surgical site infection：SSI）に大別される．本項では，化膿性脊椎炎の詳細は各論に譲り，脊椎脊髄疾患診療にあたって最低限理解しておくべきSSIの病態の基礎を中心に概説する．

　化膿性脊椎炎は，疫学的には50歳以上の中高齢者や糖尿病，腎不全，肝硬変，担癌患者などの基礎疾患を有する場合，またステロイド投与や薬物依存症など免疫能の低下した患者（compromised host）に多い．脊椎感染では椎体，椎間板ともにおかされるのが通常であり，血行性に発生するため必ず一次感染巣が存在する．この一次感染巣から菌血症となり，血行感染として脊椎へ波及するのが一般的である．一方，SSIに関しては，特に日本整形外科学会監修の「骨・関節術後感染予防ガイドライン2015（改訂第2版）」が臨床でのSSIに関するエビデンスを報告している．そのなかで，清潔手術野におけるSSI発生率は表層SSIと深部SSIを含め0.1〜17.3%程度とされる．創外固定のピン刺入部などの表層SSIでは51%程度という報告もあるが脊椎手術における深部SSIは0.6〜11.9%程度とされる．具体的な報告としては脊椎手術2,391例中46例（1.9%）に感染が認められ，その危険因子として糖尿病，喫煙，肥満，心血管疾患，高齢（70歳以上）などがあげられている[1]．日本整形外科学会学術研究プロジェクト研究では，脊椎インストゥルメンテーション手術2,469例中92例（3.73%）にSSIを認め，危険因子が表1のようにあげられている[2]．

表1　脊椎インストゥルメンテーション術後の危険因子

患者背景	・男性 ・原疾患（脊椎後縦靱帯骨化症） ・術前合併症（糖尿病，骨粗鬆症，血液透析，肝機能障害） ・低蛋白，低アルブミン
手術内容・術中対策	・手術進入路 ・広範囲椎間固定 ・固定材料 ・手術時間 ・出血量 ・自己血回収装置の使用 ・他家血輸血 ・ジェット洗浄機の使用 ・低洗浄量
施設・手術室環境	・密閉式術衣の使用 ・二重術衣の使用 ・外履き用一般シューズの使用
術前・術後対策	・術前入院期間 ・ドレーン抜去までの日数 ・術前予防抗菌薬投与のタイミング ・術後抗菌薬投与期間

（文献2より引用）

B 診断

　化膿性脊椎炎では，腰背部痛，発熱などが主訴となることが多く，夜間時にも改善しない腰痛などが特徴となることが多い．SSIではこれに加えて術部を中心とした疼痛や創部の熱感，排膿，創離開や発赤などの所見が特徴的である（図1）．これらのスクリーニングにはC反応性蛋白（C-reactive protein：CRP）が有用である．通常CRPは外傷や手術後は48時間をピークに上昇し約5日でほぼ正常範囲に復するとされるが，化膿性脊椎炎では長期間のCRP上昇をきたすことも多い．また，脊椎手術における術後CRPは術後2〜3日目に最高値を示し，以後正常化しつつも術後14日目でも半数以上は上昇傾向であったとの報告もある[3]．SSIでは術後CRP値が一度低下したあとに再上昇する場合にSSIの存在が示唆されるため，術後経過も踏まえて検討するのが重要である．一方，一般の感染症診療と同様に血液検査において左方移動［感染などを契機とし，血液中の未成熟な好中球（桿状核球）の割合が増加する］を伴う白血球増加および赤沈亢進などの所見もSSI診断には非常に重要な基準となるため，必要に応じてこれらの採血検査も行うが，乳児や高齢者，compromised host，亜急性型，潜行型では白血球数やCRP値上昇反応は必ずしも高くならないことも多い．

　また，通常の感染症診療に準じ発熱時（通常38.5℃

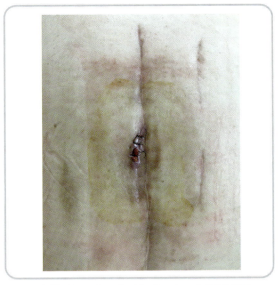

図1 脊椎インストゥルメンテーション術後SSI
腰椎後方固定術後2ヵ月の時点で創部の不良肉芽形成と離開，発赤と熱感が認められた．臨時手術における切開排膿・洗浄処置にてスクリュー刺入部周囲からの排膿が認められ，起炎菌は黄色ブドウ球菌と診断された．

以上）には最低2セットの血液培養を実施するほか，血圧，心拍，呼吸数含むバイタルサインの推移にも注意する．

いずれも診断には単純X線のほか，CT（骨融解像の有無），MRI（終板・椎間板周囲や骨髄の信号強度変化や硬膜外膿瘍の有無など）が有用である．また，深部かつ限局的な病巣の場合はFDG-PETなども感染巣の検出に有用であることがある[4]．

化膿性脊椎炎の起炎菌としてはグラム陽性菌がおよそ半数であり黄色ブドウ球菌（*Staphylococcus aureus*）が最多である．グラム陰性菌（大腸菌，緑膿菌，プロテウスなど）は泌尿器・生殖器系感染で最も多い．また，compromised hostにおける大腸菌，*Pseudomonas aeruginosa*による感染も増加しており，メチシリン耐性ブドウ球菌（methicillin-resistant *Staphylococcus aureus*：MRSA）も起炎菌として3%程度に検出される[5]とされるが，*Staphylococcus aureus*は30〜70%の検出率である可能性が報告されている．薬物依存症患者では緑膿菌が多く，外傷性では嫌気性菌も関与することがある．腸管感染症由来の場合はサルモネラ菌もみられる．さらに，抗癌薬・免疫抑制薬投与による好中球減少環境では真菌感染も考慮する．

脊椎手術のSSI症例の起炎菌としては，Davneらの報告ではSSI症例46例中，MRSA単独が29例（63%）と半数以上を占め，これに続き表皮ブドウ球菌（*Staphylococcus epidermidis*）2例（4%），腸球菌（*Enterococcus faecalis*），シュードモナス属（*Proteus mirabilis*），アシネトバクター（*Acinetobacter*）がそれぞれ1例（2%）と報告され，その他の9例は2種類以上の複数菌感染であったと報告された[6]．また，最近の報告では，脊椎インストゥルメンテーション術後感染92例中，MRSAが34例（37%），表皮ブドウ球菌が16例（17%），黄色ブドウ球菌が11例（12%）であったとする報告がある[7]．近年のインストゥルメンテーションの隆盛に伴い，耐性菌の存在は治癒遷延や再手術などのリスク要因となるため，大きな問題となっている．SSIの原因菌の由来としては外因性要因（手術環境や医療スタッフの要素など）と内因性要因（患者要素）などが考えられ，双方の保菌への対策も重要な要素である．

患者側の要素によるSSI発生リスクの検討にあたって，その発症危険性は病原菌の感染力のみならず，宿主側の特性による易感染性にも注意する必要がある．すなわち，糖尿病，関節リウマチ，HIV感染，血液透析，加齢，低栄養の5項目が特に重要な因子としてあげられ，特に脊椎インストゥルメンテーション手術における糖尿病合併例の感染率は7.3%と有意に高かった[8]．このため周術期血糖コントロールSSI予防の観点から非常に重要であり，今回の改訂ガイドラインでも周術期高血糖がSSI発生に強く影響することから術後血糖値<200 mg/dLを目標にコントロールすることでSSI発生リスクを減少させると記述されている[8]．血糖値管理については，血糖値のほかHbA1cも指標として知られるが，後者は長期的な血糖値管理を実現するための基準としては適しているもののSSIのような術後変化を鋭敏に検出するには不適切であるため，術後SSIリスク管理には血糖値を基準とするのが適切である．

ⓒ 治療

一般の化膿性脊椎炎やSSIに対しては，抗菌薬投与を実施する．化膿性脊椎炎では必要に応じて生検を行うが，陽性率は50%前後と必ずしも高くない．これは前医ですでに抗菌薬投与が行われていることなども影響する．また，術後患者で創部や患者の状態からSSIと診断された場合，創部培養結果をもとにした起炎菌に対する抗菌薬感受性をもとに抗菌薬投与が行われるが，切開排膿やデブリードマンなどの外科的処置を要することも多く，複数回の処置を要することも多い．

SSIに対する予防的，および診断後には治療的な目的で抗菌薬投与を行う．ガイドラインでは予防的投与における抗菌薬の1回投与量については経静脈的な標準投与量の投与が推奨されているが，肥満患者に対しては標準投与量では不十分であり，体重，BMI（body mass index)に基づいて適宜変更されるべきとされる．抗菌薬の予防投与は皮切が入るときまでに有効血中濃度に達することが重要であり，執刀60分前から執刀直前にかけて（バンコマイシンでは120分以内）の投与が推奨されている．また，整形外科領域の清潔手術において SSI 発生予防のために適した抗菌薬としては第一世代セフェム系（セファゾリンなど）および第二世代セフェム系（セフロキシム アキセチルなど）抗菌薬が推奨される．セフェム系にアレルギーを持つ場合はクリンダマイシンまたはバンコマイシンの点滴静注が推奨される．ただし，バンコマイシンはメチシリン感受性黄色ブドウ球菌（methicillin-sensitive *Staphylococcus aureus*：MSSA）に対する抗菌薬は劣るとされているため，通常の予防に用いるには注意が必要である．また，ルーチンの抗 MRSA 薬の予防投与のエビデンスは複数あり，推奨されない．また，長期にわたる術後抗菌薬投与は不要な入院期間延長の原因となる可能性もあり[9]，予防的な観点での術後抗菌薬投与には注意を要する．

文献

1) Weinstein MA et al: Postoperative spinal wound infection: a review of 2,391 consecutive index procedures. J Spinal Disord **13**: 422-426, 2000
2) 正岡 利ほか：整形外科術後感染の実態と予防対策—整形外科領域における術後感染の疫学—日本整形外科学会学術研究プロジェクト調査より．臨整外 **44**: 975-980, 2009
3) 出口 正ほか：脊椎脊髄の感染・炎症—脊椎術後感染—術後血液データの基準値策定による術後感染の早期検知．脊椎脊髄ジャーナル **28**: 559-565, 2015
4) Ohtori S et al: 18F-fluorodeoxyglucose-PET for patients with suspected spondylitis showing Modic change. Spine (Phila Pa 1976) **35**: E1599-E1603, 2010
5) Mylona E et al: Pyogenic vertebral osteomyelitis: a systematic review of clinical characteristics. Semin Arthritis Rheum **39**: 10-17, 2009
6) Davne SH, Myers DL: Complications of lumbar spinal fusion with transpedicular instrumentation. Spine (Phila Pa 1976) **17**: S184-S189, 1992
7) 山本 謙ほか：インプラント感染 その予防と対策—インプラント感染の疫学—インプラント手術における手術部位感染の疫学．整・災外 **53**: 419-425, 2010
8) 日本整形外科学会診療ガイドライン委員会：骨・関節術後感染予防ガイドライン．南江堂，東京，2015
9) Ohtori S et al: Long-term intravenous administration of antibiotics for lumbar spinal surgery prolongs the duration of hospital stay and time to normalize body temperature after surgery. Spine (Phila Pa 1976) **33**: 2935-2937, 2008

I-D　押さえておくべき病態

2　骨粗鬆症

A　疾患概念

1．定義

骨粗鬆症は全身的に骨折のリスクが増大した状態である．WHO（世界保健機関）の定義では「骨粗鬆症は，低骨量と骨組織の微細構造の異常を特徴とし，骨の脆弱性が増大し，骨折の危険性が増大する疾患である」とされている．WHO の定義では，疾患としての骨粗鬆症とは骨折を生じるに至る病的過程であることが明言され，骨折は骨粗鬆症の結果として生じる合併症のひとつであるとされている．

2．骨密度

骨粗鬆症は，骨密度の低下と骨質の劣化により骨強度が低下する疾患であり，骨強度は骨密度 70％，骨質 30％で説明できるとされる（図 1）．骨は骨芽細胞による骨形成と破骨細胞による骨吸収を繰り返して再構築（リモデリング）を続け，骨量はこの両者のバランスにより維持されている．生理的な骨のリモデリングのプロセスは，まず骨吸収，すなわち骨芽細胞に発現した破骨細胞分化因子 RANKL（receptor activator of NF-κB ligand）が受容体 RANK に結合することにより破骨細胞へと分化することから始まる．破骨細胞直下に蛋白分解酵素によりできた骨吸収窩に骨芽細胞が遊走し，吸収された分と同量の骨基質が形成される．骨密度の低下は，加齢に伴う骨芽細胞機能およびそれに伴う骨形成の低下，さらに骨吸収の亢進が骨形成を上回ることにより起こる．エストロゲンは RANKL の発現を抑制し，破骨細胞の分化を抑制するが，閉経に伴うエストロゲンの欠乏は破骨細胞の活性化を誘導する．加齢に伴うカルシウム吸収能の低下も骨密度の低下の要因となる．

3．骨質

骨質とは何か．骨を鉄筋コンクリートの建物にたとえると，コンクリートが骨の石灰化（ミネラル）を表し，これに対して鉄筋にあたるのがコラーゲンで，互いに架橋し合って強度を保っている（図 2）．コラーゲン架橋は鉄筋同士をつなぐ梁に相当し，骨強度を高める善玉の生理的架橋と，骨を脆弱化させる悪玉の老化架橋に分類される．デオキシピリジノリン（DPD）は，骨基質の主要構成成分である 1 型コラーゲンの分子間に生理的架橋を形成しコラーゲン線維の安定化に寄与する．悪玉架橋の本態は老化産物として知られる終末糖化産物（advanced glycation end products：AGEs）であり，鉄筋に蓄積する錆びにたとえられる．代表的な悪玉架

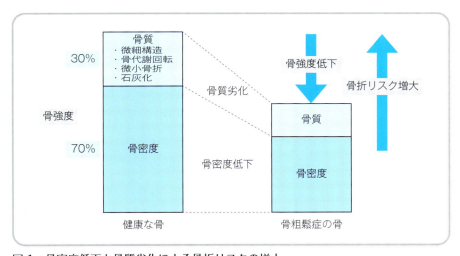

図 1　骨密度低下と骨質劣化による骨折リスクの増大

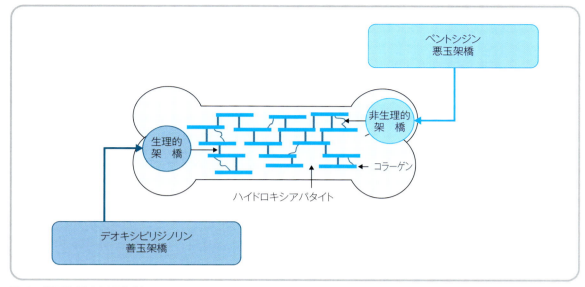

図2 善玉架橋と悪玉架橋のシェーマ

橋はペントシジンであり，その形成量は総AGEs量と相関する．また，高ホモシステイン血症が骨へのAGE（ペントシジン）蓄積をもたらす．こうしたことから，血中ホモシステイン，尿中および血中ペントシジン値の測定は，骨密度では評価できない骨質の低下に起因する骨折リスクを評価する骨質マーカーとして期待されている．悪玉架橋の増加は，骨の微小骨折の原因となり骨強度低下を招く．悪玉架橋を誘導する酸化ストレスを高める要因として，加齢，閉経，生活習慣病因子（動脈硬化因子，血中ホモシステイン高値，糖尿病，慢性腎臓病など）があげられる（図3）．骨強度は骨密度70％，骨質30％により規定されることから，骨粗鬆症をこの2つの因子により，骨質低下型（骨折リスクは正常の1.5倍といわれている），骨密度低下型（3.6倍），骨密度・骨質低下型（混合型，7.2倍）に分類することができる．

B 診断

1. 骨粗鬆症の診断の進め方

骨粗鬆症の診断は，骨粗鬆症の原因や危険因子を明らかにし，骨粗鬆症の重症度を評価したうえで骨折リスクを決定し，最適な治療を選択する，という流れで進めていく．1996年に設定された「原発性骨粗鬆症の診断基準」においては，脆弱性骨折のある例では骨密度が若年成人平均値（young adult mean：YAM）の80％未満，脆弱性骨折のない例ではYAMの70％未満を骨粗鬆症とすると記載されている．ここで脆弱性骨折とは，軽微な（立った姿勢からの転倒か，それ以下の）外力によって発症した非外傷性骨折である．その後，2012年に診断基準が改訂され，既存骨折による新規骨折発症の相対リスクが約2倍であるのに対し，椎体骨折または大腿骨近位部骨折がある場合の新規骨折発症の相対リスクは3～5倍となることから，既存骨折のうち椎体または大腿骨近位部骨折があれば骨密度にかかわらず骨粗鬆症とし，その他の骨折がある場合は従来どおり骨密度がYAMの80％未満のものを骨粗鬆症と診断することとなった．同時に，骨密度の測定部位を原則として腰椎または大腿骨近位部とすることなどが記載されている．

2. WHO骨折リスク評価ツールFRAX®

世界のコホート研究のメタアナリシスから得られた臨床的骨折危険因子を用いたWHO骨折リスク評価ツールFRAX®では，大腿骨近位部骨折と骨粗鬆症性椎体骨折（major osteoporotic fracture）の10年間の発症確率が算出できる．日本においては2011年の「骨粗鬆症の予防と治療ガイドライン」の改訂で，2006年版における治療開始基準に付加する形でFRAX®の内容が取り入れられた．すなわち，骨量減少（YAMの70％以上80％未満）の場合に「FRAXの骨折確率15％以上」が，治療開始基準として加えられた．ただし，75歳以上の女性では90％以上がFRAXの骨折確率15％以上となるため，この基準は75歳未満を対象とする．

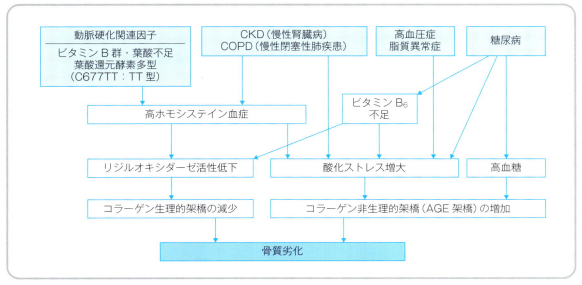

図3 生活習慣病と骨質劣化の機序

3. 骨代謝マーカー

骨代謝マーカーは骨粗鬆症の診断基準に必要とされる骨密度検査の代わりとはならないので、骨代謝マーカーの測定のみで骨粗鬆症と診断できるわけではない。しかし、原発性骨粗鬆症の診断がついた患者においては、現在の骨代謝回転の状況把握に役立ち、薬剤選択決定上の重要な手がかりとなる。骨代謝マーカーの上昇は骨折予測因子になり、骨密度とは独立した骨折危険因子であることが確認されている。なお、骨吸収マーカーがカットオフ値（閉経前女性平均＋1.96SD）以上であれば骨吸収抑制薬を選択し、さらなる異常高値の場合には骨粗鬆症以外の骨代謝疾患の可能性を改めて検討する。

C 薬物療法

1. 治療のタイミング

薬物療法の目的は骨粗鬆症性骨折を予防し、QOLの維持、向上を目指すことにある。骨粗鬆症と診断された患者については薬物療法が検討されるべきであり、骨粗鬆症と診断されていない場合でも、骨粗鬆症患者と同じレベルの骨折リスクを有する場合は、薬物療法を受けるべきである。また、薬物療法に求められる効果は、患者の骨折リスクを少なくとも一般住民の中の患者と同年代のレベルまで低下させることである。

原発性骨粗鬆症の薬物療法開始基準は、前述の「原発性骨粗鬆症の診断基準（2012年度改訂版）」に沿って示されている。閉経後の女性および50歳以降の男性において、大腿骨近位部または椎体に脆弱性骨折があった場合には骨量測定の結果にかかわらず薬物療法を開始する。それ以外の脆弱性骨折（前腕骨遠位端骨折、上腕骨近位部骨折、骨盤骨折、下腿骨折、または肋骨骨折）を有する場合には骨量がYAMの80％未満である場合に薬物療法を開始する。脆弱性骨折がなく、骨量測定値がYAMの70％以上80％未満の場合は、臨床的危険因子を考え併せて薬物療法を検討する。すなわち、大腿骨近位部骨折の家族歴を有する場合と、FRAXの10年間の骨折確率（主要骨折）が15％以上の場合がこれにあたる。さらに、前述の骨質の低下を考慮すると、生活習慣病（動脈硬化因子、血中ホモシステイン高値、糖尿病、慢性腎臓病）合併例においても同様に、骨量がYAMの80％未満である場合に薬物療法を開始すべきと考えている（図4）。

2. 薬剤の選択

2011年末に発表された「骨粗鬆症の予防と治療ガイドライン2011年版」には、各薬剤の主な臨床試験結果をもとに、骨粗鬆症治療薬の推奨グレード一覧が掲載された。その後に発売された薬剤も含めて、その脆弱性骨折予防効果に関しては、14万人のデータ（116 trials）をもとにしたメタアナリシスが興味深い[1]。特に高く評価されているのは骨形成促進薬のテリパラチドと破骨細胞分化因子RANKLの完全ヒト型モノクローナル抗体製剤であるデノスマブである。テリパラチドはヒトPTHのN末端から34番目までのペプチドであ

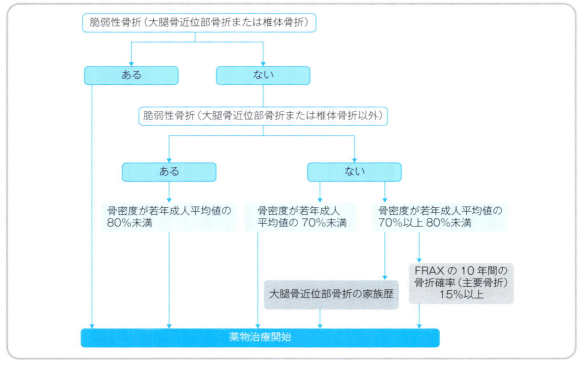

図4　原発性骨粗鬆症の薬物療法開始基準
（骨粗鬆症の予防と治療のガイドライン2011より改変）

り，ほぼ完全に1～84の作用を補完し，ミネラルイオンホメオスタシスを十分に調整することができる．投与開始後1年半から2年にかけては骨形成が骨吸収を大きく上回る（anabolic windowと呼ばれる）．デノスマブは強力な骨吸収抑制薬で，6ヵ月に1回の皮下注射により，椎体骨折・非椎体骨折・大腿骨近位部骨折の発症を抑制する効果が明らかになっている．また，最近の研究によると，デノスマブとテリパラチドの併用療法は骨折リスクが高い患者の有効な治療法となりうる[2]．これまでビスホスホネートとPTH製剤の併用療法を検証した研究では併用の優位性は認められていなかったが，デノスマブとテリパラチドの併用では骨形成の抑制はデノスマブ単独より低く，骨吸収の抑制はデノスマブ単独と同等であるため単独群より骨密度が上昇すると考えられている．一方で，デノスマブを中止すると急速に骨吸収が亢進することも指摘されており，留意する必要がある．これらの薬剤のほか，破骨細胞に特異的に発現し骨のコラーゲン分解に関与している酵素カテプシンKを選択的に阻害するodanacatib，骨細胞から産生され骨形成を抑制する蛋白質であるスクレロスチンを阻害する抗スクレロスチン抗体製剤などが新たな骨形成促進薬として期待されている．

3．治療効果の判定

骨粗鬆症治療薬は主に骨吸収抑制薬と骨形成促進薬の2つに分類され，いずれも骨折抑制効果が期待されるが，骨折抑制効果は明確な検査値として示すことが難しく，また骨密度は一般的にその効果が現れるまでに1年程度必要と考えられている．骨代謝マーカーは骨代謝回転を直接評価できることから，各薬剤の骨に対する作用の有無をより早い段階から評価することが可能となり，骨粗鬆症治療薬の有効性評価の有用な手段となっている．骨吸収抑制薬投与後の薬物の効果の評価は，骨吸収マーカーを測定した場合，投与後1ヵ月ですでに有意な低下がみられる．骨形成マーカーでは骨吸収抑制に応じてカップリング現象により二次的な低下がみられるため，骨吸収マーカー低下に3ヵ月程度遅れて低下すると考えられる．個々のマーカーで算出された最小有意変化（minimum significant change：MSC）を超える有意な変化が認められて，はじめて効果ありと判定できる．日内変動が少なく腎機能の影響がないことから，血清骨吸収マーカーでは破骨細胞に特異的な酸ホスファターゼ活性TRACP-5b（酒石酸抵抗性酸性ホスファターゼ5b分画）が，骨形成マーカーではP1NP（I型プロコラーゲン-N-プロペプチド）が用

いられることが多い.

特筆すべきポイント

脊椎の椎体重度圧潰のリスク因子として，骨質マーカー高値が指摘されている[3]．椎体の重度圧潰はその後の新規の骨折発症の独立した危険因子であり，骨粗鬆症の重症型と捉えることができる．骨密度と骨質はそれぞれが独立した重度椎体圧潰の危険因子であるが，「低骨密度＋骨質劣化型」では，重度圧潰の危険性が極めて高くなることが報告されている．たとえると，コンクリート（骨密度）も鉄筋（コラーゲン）も劣化した建物は，倒壊する確率も高く，一度倒壊すると一気に潰れてしまう危険性があると考えることができる．一方で，骨粗鬆症ラットにおいて破骨細胞からの炎症性サイトカインによる疼痛と骨髄内の感覚神経障害性疼痛が混在していること，臨床的にも骨折を伴わない骨粗鬆症性疼痛の存在が報告されており，病態の解明が待たれる[4]．

文献

1) Murad MH et al: Comparative effectiveness of drug treatments to prevent fragility fractures: a systematic review and network meta-analysis. J Clin Endocrinol Metab **97**: 1871-1880, 2012
2) Leder BZ et al: Two years of Denosumab and teriparatide administration in postmenopausal women with osteoporosis (The DATA Extension Study): a randomized controlled trial. J Clin Endocrinol Metab **99**: 1694-1700, 2014
3) Kuroda T et al: Plasma level of homocysteine associated with severe vertebral fracture in postmenopausal women. Calcif Tissue Int **93**: 269-275, 2013
4) Suzuki M et al: Vertebral compression exacerbates osteoporotic pain in an ovariectomy-induced osteoporosis rat model. Spine **38**: 2085-2091, 2013

I-D 押さえておくべき病態

3 関節リウマチ

A 疾患概念

　関節リウマチは，多発性の関節炎を主症状とする全身性疾患である．自己免疫疾患であり，病変は関節の滑膜炎から始まる．初期では手足あるいは膝などに限局した疼痛と腫脹がみられ，次第に全身の関節に病変が広がる．関節の炎症が遷延化すると関節の変形をきたし，進行すると動揺性を生じることにより機能が障害される．日本の関節リウマチ患者は約60万人と推定されている．好発年齢は20～60歳であり，女性患者は男性患者の約5倍である．関節リウマチの病因として，遺伝的因子の関与があると考えられている．関節リウマチ患者の血縁のある家族に発症者が多いことや，一卵性双生児での発症一致率が高いことなどは遺伝的因子のかかわりを示すものである．

　脊椎にも椎間関節があり，炎症の遷延化は脊柱変形の原因となる．特に頸椎に関節リウマチ病変が出現する頻度は高く，単純X線側面像上の環軸関節亜脱臼の所見は，関節リウマチ患者の半数以上に認められる．頸椎の滑膜関節には正中および外側の環軸関節や中下位頸椎の椎間関節があり，滑膜炎はこれらの関節の滑膜に生じる．さらに進行すると，炎症は靱帯付着部や椎体内，椎間板内にも波及する．これらの滑膜炎，付着部炎は，関節包や靱帯の弛緩を生じ，亜脱臼を増悪させる要因となる．関節軟骨や軟骨下骨の破壊が進むと変形はさらに進行する．そのひとつが環軸関節垂直亜脱臼であるが，これは環軸関節亜脱臼進行後の軸椎外側塊の破壊により出現する．腰椎病変を有する関節リウマチ患者も多く，その割合は50％前後との報告もある[1,2]．関節外の症状として，リウマトイド結節，肺線維症，アミロイドーシス，多発性単神経炎などがみられる．

　早期関節リウマチ患者では，関節の腫脹などの炎症に伴う痛みが主な症状であり，脊椎に由来する症状は顕著ではない．炎症性疼痛では，炎症部位にブラジキニンやプロスタグランジンが産生され，これが侵害受容器に作用して後根神経節から大脳へと伝達され，痛みとして認識される．進行期では関節破壊による運動時痛を訴えることが多く，関節機能が低下する．脊椎にも関節破壊がみられる例では，脊椎由来の痛みも生じる．手指の変形が進行すると手の使いにくさが生じるが，関節変形の進行が落ち着いた時期に手の使いにくさが増悪する場合には，脊髄病変を疑う必要がある．同様に，股関節，膝関節，足関節の変形に増悪がみられない時期に歩行障害の進行がみられる場合にも，脊椎病変の影響による神経症状の有無を確認する必要がある．

　正常な滑膜は滑膜表層細胞と疎な結合組織から構成される．関節リウマチではこれらが増殖して重層化し，繊毛状を呈する．滑膜表層下の間質では小血管が増生し，リンパ球，形質細胞，マクロファージ，好中球などの炎症細胞の浸潤を認める．滑膜に浸潤したマクロファージは，TNF-αやIL-1などの炎症性サイトカインを産生する．炎症性サイトカインなどの刺激により，滑膜表層細胞で産生されるマトリックスメタロプロテアーゼ（MMP）などが軟骨の細胞外基質を分解する．また，炎症性サイトカインは，破骨細胞分化誘導因子（RANKL）の発現を誘導し，骨の吸収や破壊を促進する．

B 診断

　生物学的製剤などの治療薬の開発により，特に早期の関節リウマチは寛解が得られることが多くなった．発症後できるだけ早い時期に診断して，治療を開始することがより重要となったため，2010年に米国および欧州リウマチ学会が共同で新しい診断基準を発表した（表1）．それ以前の関節リウマチの診断には，1987年に米国リウマチ学会が作成した診断基準が使われてきた．しかし，この基準では，記載された項目のうち，4つの項目の症状は，6週間以上持続していることを確認する必要があるなど，早期関節リウマチの診断には適していなかった．これに対し，2010年に作成された診断基準では，1関節以上で臨床的に滑膜炎がみられ，その原因として関節リウマチ以外の疾患が認められない場合に，表1にある①罹患関節数，②リウマトイド因子または抗CCP抗体の血清学的検査結果，③CRPまたは赤沈の急性期反応，④症状の持続期間，の4項目についてのそれぞれの点数を合計して，6点以上で

表1 米国・欧州リウマチ学会関節リウマチ診断基準（2010年）

1）1関節以上で臨床的に滑膜炎を認める
2）滑膜炎の原因がほかの疾患で説明がつかない

罹患関節	スコア
大関節1箇所	0
大関節2～10箇所	1
小関節1～3箇所	2
小関節4～10箇所	3
11箇所以上（1箇所以上の小関節）	5
血清学的検査	スコア
リウマトイド因子陰性と抗CCP抗体が陰性	0
いずれかが低値陽性	2
いずれかが高値（正常上限の3倍以上）陽性	3
急性期反応物質	スコア
CRPと赤沈が正常	0
いずれかが高値	1
症状の持続	スコア
6週間未満	0
6週間以上	1
合計6点以上で関節リウマチと診断	

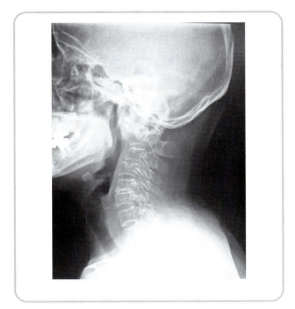

図1 頚椎単純X線側面前屈像
　環椎は，前方に亜脱臼している．後弓が脊柱管内に移動している．

あれば関節リウマチと診断するようになった．関節リウマチの診断がついた段階で，抗リウマチ薬による治療が開始される．日本リウマチ学会でもこの基準を検証し，早い時期での関節リウマチ診断に有効であると判断した結果，採用している．ただし，偽陽性例が含まれる場合が出てしまうので，ほかの疾患の有無についても十分に検討する必要がある．

C 治療

　米国リウマチ学会と欧州リウマチ学会は，関節リウマチの治療は，症状のコントロール，関節破壊の抑制，身体機能の正常化，日常生活の質の改善，炎症のコントロールを，重要な項目としてあげている．早期関節リウマチ患者では，炎症を抑制することにより，痛み，関節破壊，日常生活の質の低下を予防して，臨床的寛解状態になることを治療目標としている．関節リウマチの治療の中心は薬物療法であり，非ステロイド性抗炎症薬（NSAIDs），抗リウマチ薬（DMARDs），ステロイド，生物学的製剤などが使用されるが，原則としてまずメトトレキサートを使用することが多くなってきている．関節リウマチの診断後早期にメトトレキサートや生物学的製剤などを使用することにより臨床的寛解が得られる症例が増えてきている．生物学的製剤とは，化学的に合成された薬物ではなく，生体がつくる物質を薬物として使用する製剤である．キメラ型抗TNF-αモノクローナル抗体であるインフリキシマブ，可溶性TNF-αレセプターとヒトIgGとの融合蛋白であるエタネルセプト，完全ヒト型抗TNF-αモノクローナル抗体のアダリムマブ，ゴリムマブ，セルトリズマブ，IL-6のレセプターに対する抗体であるトシリズマブなどが関節リウマチに使用されている．これら生物学的製剤の副作用として，結核を含む感染症とアレルギーがある．

　強い抗炎症作用があるステロイドは，昔から使用されてきた薬剤であり，関節リウマチにより生じた痛みを軽減する効果が高い．その反面，骨粗鬆症，感染のリスク増大，糖尿病の悪化などの，副作用の問題がある．一方で，罹病期間が長くなった進行期や晩期の関節リウマチ患者では，炎症が沈静化したあとも関節痛は残存し，痛みのコントロールに難渋する．関節機能の低下以外に，侵害受容性疼痛が長期化することによって，痛みの閾値が低下したり，神経の感作が起きることによって，神経障害性疼痛が生じている[3]．また，進行期で痛みが慢性化した場合でも，炎症が残存していると，慢性痛と急性痛の2つの要素が関与する痛みとなる．進行期の患者の脊椎には，環軸関節亜脱臼（図1）やステロイド性骨粗鬆症の影響による脊柱変形（図2），椎体骨折（図3）などが生じる．環軸関節亜脱臼では，耳介後部の痛みや脊髄症による巧緻運動障

害や歩行障害が，椎体骨折では骨折の痛みや，骨折後に骨癒合が得られず偽関節となった場合（図3b）には慢性的な腰背部痛がみられる．また，変形性脊椎症では，神経の絞扼による神経支配領域の痛みが生じる．このような進行期，晩期の痛みがある場合には，抗炎症薬をより効果の強いものに切り替えていっても痛みは軽減しにくい．薬物療法では限界があるので，手術療法も治療の選択肢として考慮すべきである．

慢性的な非癌性疼痛に対するオピオイドの使用に関して，3段階に分けて使用することが提唱されている[4]．最初の段階では，アセトアミノフェンやNSAIDsなどの非オピオイド系鎮痛薬を選択する．次の段階では，コデインやトラマドール塩酸塩などの弱オピオイドを選択する．最終段階として強オピオイドが選択される．このステップが関節リウマチによる痛みのコントロールにも導入されてきている．

NSAIDsはシクロオキシゲナーゼ（COX）を阻害して発痛物質であるプロスタグランジンの産生を抑制することにより，鎮痛作用を発揮する薬剤である．副作用として胃潰瘍や十二指腸潰瘍などの上部消化管障害の発症が問題となる．NSAIDsをセレコキシブなどのCOX-2選択阻害薬にすることは，上部消化管障害の発症を減らすうえで有効である．腎機能障害や，心血管イベントの発症率の増加にも注意が必要である．COX-2選択阻害薬であっても，腎機能が低下している患者や心血管に障害がある患者への投与は，慎重に行わなければならない．

アセトアミノフェンは，中枢神経に作用することに

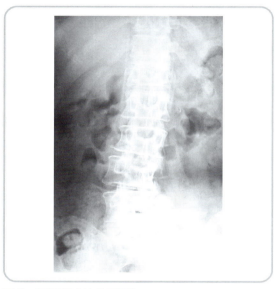

図2　腰椎単純X線正面像
L5/S椎間板高は右側が減少している．L3/L4，L4/L5椎間板高は左側が減少しており，L4椎体は右側にすべり，L4椎体はL5椎体に食い込んで椎体は変形しており，側弯変形を呈している．

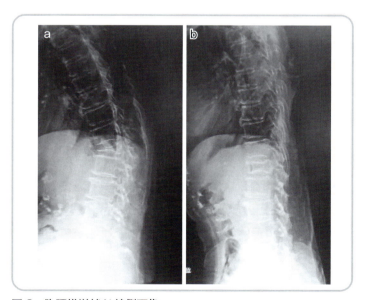

図3　胸腰椎単純X線側面像
a：中間位．第12胸椎は圧潰し，楔状に変形している．
b：反張位．第12胸椎は，椎体骨折後に骨癒合が得られず，偽関節となり骨折椎体内に空洞が形成されている．偽関節となった椎体は，腰背部痛の原因となり，痛みは遷延化する．

より，疼痛閾値を上げて痛みを軽減すると考えられており，抗炎症作用を有さない．日本での適応は，腰痛，変形性膝関節症，歯痛であり，1日最大4,000 mgまでの内服は認められている．しかし，大量に内服すると中毒性の肝障害が生じる危険性がある．

トラマドール塩酸塩は弱オピオイドであり，μオピオイド受容体作動作用やセロトニン・ノルアドレナリン再取り込み阻害作用を有する．脳や脊髄のオピオイド受容体に作用して痛みの伝達を抑制する．下行性疼痛抑制系を賦活化することによる鎮痛作用も有する．薬剤依存性は，強オピオイドに比べ非常に低いことが報告されている[5]．副作用として，悪心，嘔吐，便秘，傾眠，めまいなどがある．副作用を抑えるために，悪心，嘔吐に対してはドンペリドンなどの制吐薬が，便秘には酸化マグネシウムなどの便秘薬が併用される．

脊椎病変に対する治療は，脊椎の変形が軽症の場合には，保存療法を行う．頸椎の過度の前屈防止や電動ベッド使用などの日常生活動作の指導も大切である．装具療法として頸椎カラーや腰椎コルセットを使用するが，上肢の関節変形進行例では，自己での着脱が困難となるため，変形した手指や肩，肘関節があっても比較的着脱しやすい装具の選択が不可欠となる．

特筆すべきポイント

関節リウマチには，メトトレキサートや生物学的製剤などを診断後早期に使用するが，効果が現れるまでの期間に，痛みをコントロールするため，NSAIDs，アセトアミノフェン，オピオイドを使用する．しかし，関節リウマチの進行例では，環軸関節亜脱臼を含め，椎体の変形が非リウマチ例よりも高度になることがあるので，薬物療法の限界を見極め，病態に合わせた手術療法の選択が必要である．

文献

1) Kawaguchi Y et al: Radiologic findings of the lumbar spine in patients with rheumatoid arthritis, and a review of pathologic mechanisms. J Spinal Disord Tech **16**: 38-43, 2003
2) Sakai T et al: Radiological features of lumbar spinal lesions in patients with rheumatoid arthritis with special reference to the changes around intervertebral discs. Spine J **8**: 605-611, 2008
3) McCabe CS: Pain mechanisms and the rheumatic diseases. Musculoskeletal Care **2**: 75-88, 2004
4) Whittle SL et al: Multinational evidence-based recommendations for pain management by pharmacotherapy in inflammatory arthritis: integrating systematic literature research and expert opinion of a broad panel of rheumatologists in the 3e Initiative. Rheumatology (Oxford) **51**: 1416-1425, 2012
5) Cicero TJ et al: Rates of abuse of tramadol remain unchanged with the introduction of new branded and generic products: results of an abuse montoring system, 1994-2004. Pharmacoepidemiol Drug Saf **14**: 851-859, 2005

I-D 押さえておくべき病態

4 急性痛・慢性痛

　疼痛はその罹患期間によって急性痛と慢性痛に分類される．脊椎疾患においては米国では 2,500 万人以上が腰痛を訴えており，年間 1,000 億ドル以上の医療費が腰痛治療に費やされている．腰痛の生涯罹患率は 85％ と報告され，日本の厚生労働省の報告においても，腰痛は男性 1 位，女性 2 位にランクされる国民愁訴である．腰痛は病因を確定できない非特異的腰痛が 85％ を占めると報告されている．このような腰痛は，ぎっくり腰，筋膜性，椎間板性，椎間関節性，神経根性などが含まれる．これらの特異的腰痛，非特異的腰痛は罹患期間から，急性腰痛，慢性腰痛に分類される．本項では，急性腰痛，慢性腰痛の機序，薬物療法，侵襲的治療について述べたい．

疾患概念

　腰痛は発症後 4 週までが急性，4～12 週が亜急性，12 週以上が慢性と定義されている．急性痛の機序として，代表的なモデルは腰椎椎間板ヘルニアや腰部脊柱管狭窄による神経根性疼痛であるが，動物，ヒトから様々な知見が得られている．その主体は神経根の物理的圧迫と炎症である．1950 年代に，ヒト腰椎椎間板ヘルニアの患者から得られた知見からは，神経根に炎症が存在することがはじめて報告された．その後，1990 年代に入り，腰椎椎間板ヘルニアの患者から摘出したヘルニア塊の炎症性因子を検討した結果，ホスホリパーゼ A_2 が有意に上昇しており，それが腰椎椎間板ヘルニアの神経根への障害因子とされた．当時，そのほかのサイトカインもその重要性が提唱され，その代表的な因子がインターロイキン（IL）-1，IL-6，プロスタグランジン E_2，一酸化窒素（NO）であった．近年の腰椎椎間板ヘルニア，腰部脊柱管狭窄の神経根障害に対して，tumor necrosis factor α（TNF-α）が最も注目を浴びた．動物実験においては，圧迫と TNF-α を含有した髄核留置により著明に神経根内に浮腫が生じ，さらに Waller 変性，後根神経節細胞のアポトーシスの変化を生じさせ，TNF-α 阻害薬を使用することによって抑制できることも示された．髄核の存在がなくても，物理的圧迫にて神経根障害が起き，疼痛を惹起されることも報告されている．直接神経障害を惹起するイヌを用いた研究では，長期的な弱い圧迫を神経根に加えると，マクロファージの誘導と，炎症性サイトカイン，NO，シクロオキシゲナーゼ-2（COX-2）が上昇する．また，ラット脊柱管狭窄症モデルを作製すると，圧迫部位の馬尾の Schwann 細胞，後根神経節細胞に TNF-α が発現することも報告された．

　基礎研究と同様なことがヒトでも観察されるのであろうか？　ヒトの腰椎椎間板ヘルニアでは神経根に浮腫が生じており，この浮腫はヘルニア摘出後に消失することが MRI にて報告された．そのようなサイトカインを中心とした炎症は，ヒト腰椎椎間板ヘルニア患者から摘出した標本からも証明されている．神経根に接触した腰椎椎間板ヘルニア組織には TNF-α が発現している．腰椎椎間板ヘルニアの患者では採血上，TNF-α を含むサイトカイン濃度が高い，腰椎椎間板ヘルニアのどのタイプであっても椎間板組織における IL-1，IL-6，TNF-α 濃度が高いことなどが報告された．腰部脊柱管狭窄と腰椎椎間板ヘルニア患者の椎間関節の滑膜を比較した結果，TNF-α の発現は有意に腰部脊柱管狭窄の患者に高かった．このこともヒト腰部脊柱管狭窄の神経根症の発症に，滑膜由来のサイトカインが関与していることが示唆された．

　一方で慢性痛の機序では下記のような報告がある．慢性椎間板性腰痛の患者から摘出した椎間板を検討した結果，IL-1β，IL-6，IL-8，TNF-α が対照群に比し上昇しており，これらが疼痛を惹起し，さらには将来的な変性，疼痛の遷延と関連していた．肉眼解剖の研究からヒト椎間板は洞脊椎神経の枝により支配されていることが報告された．椎間板の感覚神経線維は，椎間板線維輪の外層 3 分の 1 に存在し，これらのなかには疼痛伝達に関与する小径線維（Aδ 線維や C 線維）を含有している．篠原，Freemont らは慢性椎間板性腰痛の患者から採取した椎間板内神経終末に関する研究を発表した．通常の椎間板は最外層にのみ疼痛伝達の感覚神経が存在するが，慢性病的椎間板ではその疼痛伝達神経が内層深くまで入り込んでおりその現象が慢性腰痛の機序と報告した．さらにヒト椎間板ヘルニアによる慢性坐骨神経痛の患者から取り出した後根神経節内部には nerve growth factor（NGF）によって導かれた交

感神経線維が入り込む像も観察されている．

B 診断

　腰痛，背部痛の患者が受診した場合，注意深い問診と身体検査が必要である．一般的には次のように考えられている．①危険信号を有し，重篤な脊椎疾患（腫瘍，感染，骨折）の合併が疑われる腰背部痛．②神経症状を伴う腰背部痛．③非特異的な腰背部痛（一般に画像診断できないもの）．③は最も多く，腰痛全体の85％を占めるとされている[1]．

　ほとんどの急性腰痛は薬物療法を中心とした保存療法で軽快する．しかしながら，3ヵ月以上経過しても軽快しない場合は手術療法を考慮することがある．たとえば，①に関しては椎体骨折が遷延治癒して骨癒合が得られない場合，感染が沈静化しない場合，腫瘍による骨破壊，神経症状を呈した場合，②に関しては腰部脊柱管狭窄，腰椎椎間板ヘルニアによる腰下肢痛が鎮痛薬ではコントロールできない場合，③に関してはまれではあるが，種々の検査で腰痛発症源が特定できた場合，手術適応となる．

　画像診断としては単純X線，MRIなどが一般的である．詳細な疼痛部位の診断には局所内への麻酔薬の注入や神経根ブロックが有用である．やはり最も診断に苦慮するのは慢性痛③の発痛源であろう．そのひとつに慢性椎間板性腰痛があげられる．椎間板腰痛の身体所見はどのようなものであろうか？　一般的には椎間板性腰痛の症状として，前屈時の腰痛悪化がその指標とされる．1997〜2014年の17年間で椎間板造影（後半は椎間板ブロックも併用）にて椎間板性腰痛と診断され，前方固定術，後方固定術，前後合併固定術のいずれかを施行された87例を対象とした．おおむね成績が良好である群を椎間板性腰痛と仮定し，後ろ向きに術前の臨床症状を検索した．おおむね成績が良好である群は72例であった．まず術前の主訴であるが，患者比率で腰痛のみが30％，腰痛＋わずかな下肢痛，しびれが65％，鼠径部痛主体が5％となっていた．腰痛の性状として常時腰痛90％，立位腰痛増加35％，坐位腰痛増加65％，前屈時増強65％，後屈時増強35％であり多彩な症状を呈することが判明した．再述するが，一般的に椎間板性腰痛の症状として，前屈時の腰痛悪化が述べられているが，本研究の結果より，後屈時腰痛もあり，多彩であることが考えられた．椎間板性腰痛の最も診断のgold standardは椎間板造影であろう．しかしながら，注入時の圧により陽性になることがあり，さらに患者の心理社会的背景は陽性率を高くする．したがって，診断についての椎間板造影を使用することに対して懐疑的な見解も多い．筆者らは椎間板造影による疼痛再現と，椎間板ブロックによる除痛により診断を行っている．長期的な治療としてのブロック効果は少ないと思われる．しかしながら，効果例に対する手術成績は良好であり，椎間板造影による疼痛再現性をもとにした手術成績を上回る．

　②に関して，慢性神経根性疼痛に関する様々な画像診断方法が報告されている．今までのMRIは形態学的な計測を行うものがほとんどであったが，機能的MRI（functional MRI：fMRI）が開発され，脳活動を可視化することができるようになった．近年，MRスペクトロスコピー（MRS）により脳内のアスパラギン酸などの濃度測定が可能になった．また，水分子の移動（拡散）を強調し，画像化した拡散強調像（diffusion weighted image：DWI），それらをより発展させたdiffusion tensor imaging（DTI）が登場し，脳梗塞，癌疾患を，生理学的にリアルタイムに評価できる方法が報告されてきている．特に神経系（末梢神経，中枢神経）において有用であり，疼痛研究においても，疼痛部位から末梢神経，脳への伝達においてその生理学的な機能診断が期待されてきた．当院においても腰部脊柱管狭窄症患者での神経障害の程度を生理的に捉えることに成功している．つまり，DTIを用いた患者の痛みやしびれを定量化でき，さらに，術後の患者の痛み，しびれの残存を予想できる可能性がある．現時点では，術前の痛みと術後残存するしびれと術前DTIでの障害の程度が相関しており，基礎，臨床的に認められた神経障害を可視化することが，現実化できるところまできていると考える．

C 治療

1．薬物療法
a）急性腰痛

　①非ステロイド性抗炎症薬（NSAIDs），COX-2阻害薬

　急性腰痛に対するNSAIDsの有効性はシステマティックレビューによれば，プラセボ群に比較し，1週間後に全般的な改善が認められた人の割合が増加し，鎮痛薬の追加を必要とする人の割合が減少したことが報告されている．NSAIDs間の有用性に関しては差がなかった．併用療法についてであるが，一般に用いられるビタミン剤や筋弛緩薬の報告がある．NSAIDs単独とNSAIDsと筋弛緩薬の併用療法の比較では差はなかった．NSAIDs単独とNSAIDsとビタミンBの併用療法の比較では有意差がなかったとする一方で，ビタミンB併用群では，1週後に仕事に復帰する割合が高いことが示されている．最近は胃腸障害に対し，COX-2阻害薬が注目を集めている．COX-2阻害薬も急性腰

痛に有効であることが示されている．ステロイドの内服，皮下注射，硬膜外注入に関しては有効性を示すエビデンスは十分ではない．そのうちのひとつの RCT ではステロイド，生理食塩水，ブピバカインの硬膜外注射を比較検討したところ，改善の認められた割合に有意差はなかった．

②筋弛緩薬

筋弛緩薬は中枢性筋弛緩薬，末梢性筋弛緩薬に大別される．一般に日本で使用されるのは中枢性筋弛緩薬である．急性腰痛に対し，筋弛緩薬ではプラセボに比し，疼痛や筋緊張が軽減し，可動性が高まることが見い出された．薬剤間の作用比較では差がなかった．

b）慢性腰痛

①NSAIDs，COX-2 阻害薬

慢性腰痛に対する NSAIDs の有効性を示した質の高いエビデンスはない．ナプロキセンはプラセボに比し疼痛緩和効果が高まることが見い出された．様々な NSAIDs を比較したが有意差は見い出せなかった．しかし，実際の臨床では NSAIDs を使用する場合は多い．ほとんどの RCT が急性腰痛に限っていること，慢性腰痛の定義が曖昧など，絶対数が少な過ぎる点が問題である．

②抗不安薬

使用される薬物のほとんどがベンゾジアゼピン系の薬物である．薬物は疼痛に興奮性に働く NMDA 受容体に拮抗して働く GABA 受容体に対して増強的に働き痛みを抑制する．エチゾラム（デパス®），ジアゼパム（セルシン®）の使用が多い．ベンゾジアゼピン系の薬物クロナゼパム（リボトリール®）は抗てんかん薬として知られているが，慢性腰痛や，脊髄損傷後の上下肢のしびれ，強度の下肢神経痛，しびれを伴った腰椎疾患に使用される．抗不安薬の慢性腰痛への有効性は認められている．

③抗不整脈薬

ナトリウムチャネルの阻害薬であり，麻酔薬のリドカインや抗不整脈薬のメキシチレン（メキシチール®）が使用される．5％のリドカインパッチは腰痛に対し効果的であることが報告された．

④抗うつ薬

うつと慢性痛の関連は深い．システマティックレビューによると，うつ病患者における慢性痛の合併は 13〜100％，慢性痛患者におけるうつ病の合併は 30〜100％といわれている．また，うつ病に伴う外来患者の疼痛症状の種類としては，腰痛，背部痛が 36％と最も多いことが報告されている．また，最近注目を集めている選択的セロトニン再吸収阻害薬［フルボキサミン（ルボックス®），パロキセチン（パキシル®）］やセロトニン・ノルアドレナリン再取り込み阻害薬［ミルナシプラン（トレドミン®），デュロキセチン塩酸塩（サインバルタ®）］は副作用が少ないことから，慢性腰痛への治療薬として注目されている．

慢性腰痛に対するシステマティックレビューが報告されている．三環系抗うつ薬ノルトリプチリン塩酸塩を慢性腰痛患者に 8 週間の治療を行った．プラセボに比較し患者の QOL の評価は差がなかったが，疼痛は有意に軽減した．選択的セロトニン再吸収阻害薬（パロキセチン）やセロトニン・ノルアドレナリン再取り込み阻害薬（マプロチリン）を慢性腰痛に対して評価した論文では，慢性腰痛患者に 8 週間の治療を行った．マプロチリンがパロキセチンやプラセボより有意に腰痛が軽減した．慢性腰痛に対する抗うつ薬の効果の有無の論文はあまり多くはなく，今後の研究が待たれる．

⑤カルシウムチャネル $\alpha_2\delta$ リガンド

慢性腰痛，神経痛で治療に難渋する症例のなかには神経障害性疼痛や混合性疼痛も少なくないとされる．神経障害性疼痛や混合性疼痛に基づく腰痛に対し，プレガバリン（リリカ®）の有効性が示されている．通常は高齢者が多いので 25 mg 2 錠分 2 から始めて用量を増量することが望ましい．

⑥オピオイド鎮痛薬

慢性腰痛に対して有効であることが報告されている．近年，NSAIDs や COX-2 阻害薬に難治性の変形性膝関節症や急性腰痛，慢性腰痛にトラマドール／アセトアミノフェン化合物の有用性が報告されている．トラマドールは 2 つの作用を持つ薬物であり，μ 受容体に親和性があり，かつ，セロトニン・ノルアドレナリン再取り込み阻害作用を有する．弱オピオイドの位置づけだが，副作用の少なさから今後注目される．また，680 例の慢性腰痛患者に対しフェンタニルパッチと経口モルヒネの効果の検討を行ったところ，効果は同等であった．フェンタニルパッチは便秘の副作用が少なく使用しやすいと報告されている．欧米，日本の腰痛管理のガイドラインにもオピオイド鎮痛薬が治療の選択肢として記載されており，使用が広がっていくと思われる．

2．手術療法

a）危険信号を有し，重篤な脊椎疾患（腫瘍，炎症，骨折）の合併が疑われる腰背部痛で遷延する場合

①骨粗鬆による脊椎骨折の遷延治癒（偽関節）

偽関節：骨癒合が遷延し治癒しない場合，腰痛を残すことがあり，手術療法が選択される場合がある（図1）．遅発性の麻痺：遅発性に脊髄，馬尾を圧迫することが 3％で存在する．この場合も除圧固定術の適応となる．

②化膿性脊椎炎

最近では保存療法では軽快しない例では，経皮的後方固定術も選択される（図2）．

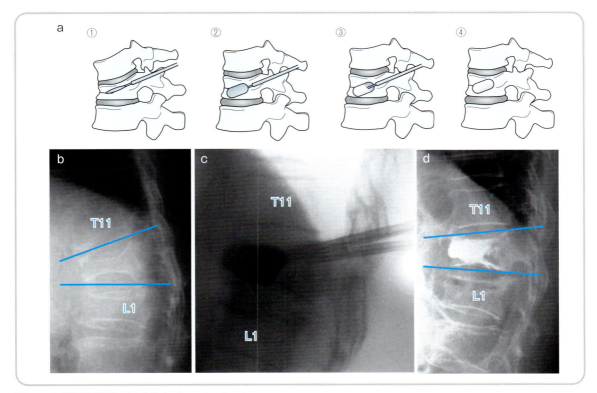

図1 脊椎圧迫骨折に対する balloon kyphoplasty
a：バルーンを挿入し椎体を整復し，セメントを注入し，矯正と除痛を目的としている低侵襲手術．
b〜d：実際の手術で第12胸椎の骨折例（慢性的な偽関節例）．疼痛が強かったが術直後から痛みはなくなった．

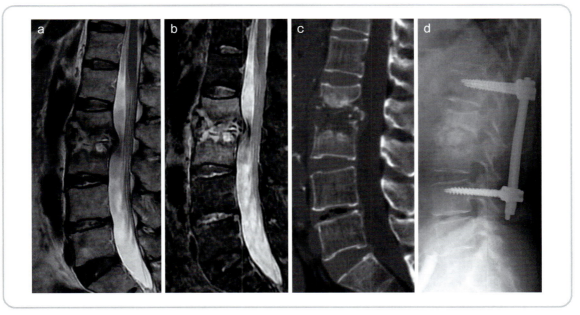

図2 化膿性脊椎炎の一例
MRIではT2強調像（a），造影剤を用いたGD-DTPAによるMRI（b）で造影効果を認めた．CTでは骨破壊像を認める（c）．不安定性は感染を悪化させる．この症例に病巣部の上下に経皮的にペディクルスクリュー固定を施行したあと，感染の沈静化と骨癒合が得られた（d）．

Ⅰ．総論：基本編 ── D．押さえておくべき病態

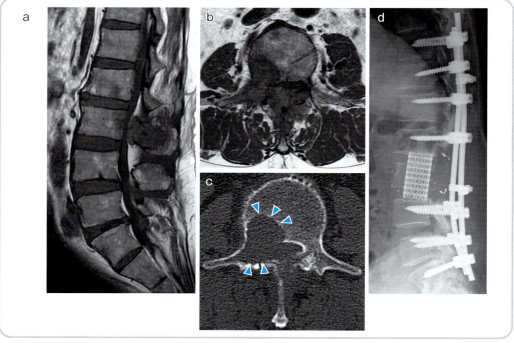

図3　腎癌の脊椎転移
第3腰椎に腎癌の脊椎転移を認める（a〜c）．ほかの転移巣がない場合は積極的な手術療法となる．歩行困難であったが術後歩行可能となった（d）．

③転移性脊椎腫瘍
　麻痺の進行，癌の悪性度，他化学療法などの効果により手術療法も考慮される（図3）．

b）神経症状を伴う腰背部痛
①腰部脊柱管狭窄症
　保存療法に抵抗する場合は手術が選択される．手術には椎弓切除，椎弓切除に脊椎インストゥルメンテーションを使用した手術がある（図4）．最近では内視鏡や顕微鏡を用いた手術も行われる．

②腰椎椎間板ヘルニア
　腰痛，下肢痛が特徴的である．保存療法に抵抗する場合は手術が選択される．手術にはヘルニア摘出を行う．最近では内視鏡や顕微鏡を用いた手術も行われる．

c）非特異的な腰背部痛（一般に画像診断が困難なもの）
①椎間板性腰痛
　手術適応は椎間板造影による疼痛再現と椎間板ブロックによる除痛が決め手である（図5）．どんなに厳密に診断しても手術後除痛効果が得られない患者もおり，適応は慎重にすべきである．

②高齢者の後側弯症
　立位保持困難や後弯のための食道炎症状を呈する．腰痛が高度の場合，脊柱変形矯正術を施行する．侵襲

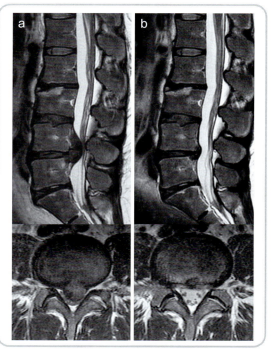

図4　椎間板ヘルニアの自然経過（自然消失）
a：症状出現時
b：数ヵ月後
ほとんどの椎間板ヘルニアは椎間板周囲の炎症により，ヘルニア自体が，数ヵ月の間に吸収される．

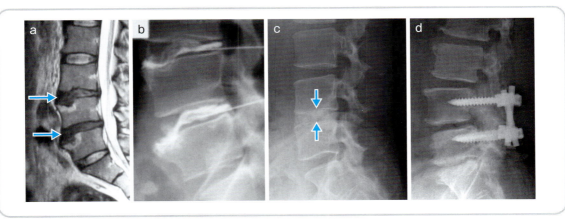

図5 椎間板造影
MRIにて2椎間の椎間板変性を認める(a). 椎間板造影検査での疼痛再現あり，椎間板ブロックにてほぼ腰痛が消失した(b). 前方要素の椎間板に対して，椎間板切除と骨移植を行う場合(c)と椎間板自体を処置せず，インプラントを使用した後方固定術を行う場合がある(d).

が大きな手術となるので，適応は慎重にすべきである．

③腰痛多数回手術を含む難治例

脊髄電気刺激療法(spinal cord stimulation：SCS)が一般的である．体内に電極を挿入し，硬膜を介して脊髄後索を電気刺激することによって除痛を図る方法とされる．

D 特筆すべきポイント

1. 慢性痛に対するオピオイド治療（長期使用とその併用薬）

オピオイドは有効な治療方法であり，日本でも弱・強オピオイドが広く使用されている．しかしながら，慢性痛に対する有効な代替治療の提案がなされず，オピオイド処方が安易な逃げ道となっている可能性が示唆されている．システマティックレビューによれば，1年以上のオピオイド長期使用により，乱用依存，内分泌障害，性腺機能不全，痛覚過敏，心血管イベントの増加が報告されている．2012年の日本ペインクリニック学会のガイドラインにおいても，開始にあたっては，ほかの処方薬の見直しを行い，オピオイド治療の中止，減量を考慮，さらには，モルヒネ塩酸塩換算量で120 mg/日以上の処方は推奨されないとしている．2014年ドイツのガイドラインでは，良好な効果が得られている場合，継続的な治療および併行して行われる非薬物療法への反応を評価するため，6ヵ月を超えた時点で減量もしくは休薬を患者とともに検討すべきであるとしている．以上より，慢性痛に対するオピオイドの治療は十分注意する必要がある．一方で長期的な使用となると併用薬の問題がある．慢性痛に対するオピオイドとほかの鎮痛薬との併用に関するエビデンスは限られており，薬剤の併用は推奨しないのが原則である．神経障害性疼痛の場合，特定の薬剤併用の有効性は限定的であり，多くの場合，副作用の増加につながるという報告，オピオイドとの併用でメタアナリシスに耐えうる試験はガバペンチンとの比較のみであるが，ガバペンチン単剤に比較してオピオイドとの併用の有効性は確認されたものの，忍容性不良による中止率は単剤を上回ったとされる．慢性腰痛の場合，慢性腰痛は侵害受容性と神経障害性の2つの要素を有するため，作用機序の異なる薬剤の併用は理にかなっている．しかしながら，報告されているエビデンスは非常に少ない．Terylらによって報告されたシステマティックレビューにおいて，選択された10のオピオイドガイドラインすべてに記載されていた事実として，ベンゾジアゼピンとオピオイドとの併用リスク（呼吸抑制など）は高く，特に高齢者においては注意を要する．以上より長期の併用，高齢者対策も十分に念頭に置くことが重要であろう．

文献
1) 日本整形外科学会，日本腰痛学会（監修）：腰痛診療ガイドライン2012. 南江堂，東京，p12, 2012

II. 各論：疾患編

A. 外傷性疾患

Ⅱ-A　外傷性疾患

1　脊椎損傷

Ⓐ 疾患概念

　脊椎外傷の手術に関しては，脊椎インストゥルメンテーションの進歩に従い，そのストラテジー，術式が目まぐるしく進歩している．スクリュー，フック，ロッドなどの金属材料のみならず，高分子ポリエチレンテープや人工骨など，様々な医療材料の選択の幅が広がっており，多様な病態に対応できるようになった．外傷は病態が幅広く，画一した治療が難しい．良好な成績を獲得するためには，確立された分類法に基づいた，裏づけある理論のうえに，個々の病態に即した柔軟な対応が必要である．
　脊椎損傷に対する治療を決定する大きな要因は，神経症状の有無である．特に脊髄レベルの障害は，早期の神経除圧および脊椎の安定化により，二次的な神経麻痺の進行を予防することが重要である．

Ⓑ 診断

　画像所見および神経症状により診断する．脊椎の障害，特に頚椎の障害で気をつけなければならないのは，意識障害のある場合である．筆者らの施設では，特に意識障害のある患者は頭部のみならず，必ず頚椎のCTも撮影するようにしている．単純X線のみでは頚椎の骨折は見逃されることもあり，のちのち治療に難渋する場合もある[1]．単純X線では，骨傷の有無のみならず，後咽頭腔の厚さを計測し，必要に応じて挿管を考慮する．受傷エネルギーの程度に応じて，開口位撮影を追加し，上位頚椎の骨傷を評価する．MRIでは，骨折か否かの判断が難しい際に，ほぼ確実に診断が下せること，椎間板や椎間関節，棘間靱帯などの軟部組織の損傷，血腫やヘルニアの状態が観察でき，不安定性の評価に重要である．また，神経症状がある場合，脊髄浮腫や空洞症の評価を行い，脊髄のダメージが上位にどの程度及んでいるかを，神経症状の推移とともに評価することが重要である．

Ⓒ 治療

1．環椎骨折

　主立ったものは，①後弓骨折，②破裂骨折（Jefferson骨折），③外側塊骨折に分類される（図1）[2]．まれな横突起や前弓の骨折を含め，環椎単独の骨折は一般的に手術適応はなく，カラーやブレース，ハローベストなどの外固定で良好な骨癒合が得られる．しかしながら，外側塊の転位が7 mm以上の場合（Spence's rule）には，横靱帯の断裂が疑われるため，MRIも参考にしたうえで，後頭骨を含めた固定が選択される[3]．

2．軸椎骨折

　①歯突起骨折，②軸椎関節突起間骨折（ハングマン骨折）に大別される．歯突起骨折はAnderson分類（図2）により治療法が決定される[4]．TypeⅡで5 mm以上の転位がある場合，骨接合術が選択されるが，その他のタイプはハローベストなどの外固定により，骨癒合が得られることが多い．TypeⅡでも骨折線が前上方から後下方へ向かう例はスクリューによる骨接合術のよい適応であるとされる．それに対して前下方から後上方に骨折線が向かう例では，剪断力に伴う転位をきたしやすく，環軸椎後方固定を選択したほうがよい場合もある（図3）[5]．ハングマン骨折にはLevine-Edwards分類が用いられる（図4）[6]．TypeⅡでC2/C3のすべりが大きい場合と，TypeⅢはC2/C3の整復固定術の適応となる．

3．中下位頚椎骨折

　中下位頚椎の骨折で重要なのは，脊髄損傷の合併の有無と，合併している際の脊髄損傷に対するマネジメントである．脊髄の麻痺が上位頚髄レベルに及ぶと呼吸筋麻痺を生じ，致死的になりうる．必要に応じて手術により，脊柱を再建し，安定化する必要がある．治療法として，保存療法で治療可能な骨折と，手術療法が望ましい骨折がある．インストゥルメンテーションが発達し，多くの術式を選択することが可能となった．前方アプローチでのプレート固定，後方アプローチでの椎弓根あるいは外側塊スクリュー固定，あるいはそれらを組み合せた前後合併手術など，様々な選択肢が

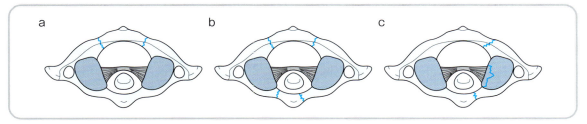

図 1　Levine 分類
a：後弓骨折
b：破裂骨折（Jefferson 骨折）
c：外側塊骨折
（文献 2 より引用）

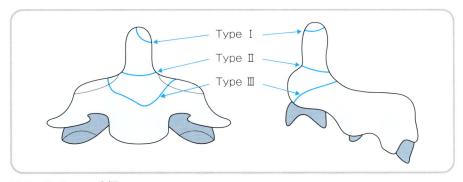

図 2　Anderson 分類
（文献 4 より引用）

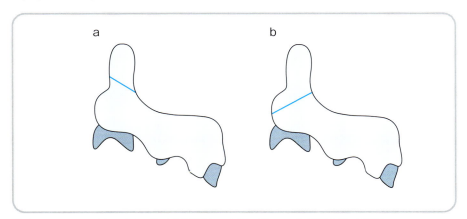

図 3　Anderson Type II における骨折線の走行の違いによる固定法の選択
　　前上方から後下方へ向かう例（a）ではスクリューの刺入方向と骨折線が直行するため，固定性がよいが，前下方から後上方に骨折線が向かう例（b）では，剪断力に伴う転位をきたしやすく，環軸椎後方固定を選択したほうがよい場合もある．
　　（文献 5 より引用改変）

あり，それぞれの利点・欠点を考慮して術式を選択することが重要である．骨折に対する治療は単純 X 線での Allen 分類をもとに考慮する（図 5）[7]．Allen 分類は受傷機転による分類法であり，軸圧，屈曲，伸展，回旋ならびにその組み合わせによって，応力の加わる部位が異なるため，結果として破綻・骨折する部位が異なる．圧迫屈曲，垂直圧迫，伸延屈曲，圧迫伸展，伸延伸展，側屈の 5 型に分類され，それぞれに Stage が

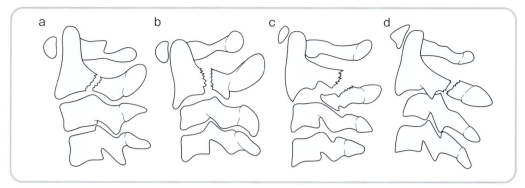

図4 Levine-Edwards 分類
a：TypeⅠ：骨折部の角度の変位がなく，距離の変位が 3mm 以下のもの
b：TypeⅡ：角度・距離ともに骨折部の変位が著しいもの
c：TypeⅡa：前縦靱帯を中心に著しい角度の変位をきたしたもの
d：TypeⅢ：両側の C2/C3 椎間関節の脱臼および椎弓の骨折を伴うもの
（文献 6 より引用）

定義されている．

a）圧迫屈曲損傷（compressive flexion）

椎体や椎間板などの前方要素に圧迫する力が加わることにより，それらの圧縮損傷と，後方要素の剪断損傷が起こる．

Stage 1：椎体の前縁のみが損傷し，辺縁が鈍化する．

Stage 2：椎体の前壁が損傷し，前方椎体高が減少する．

Stage 3：骨折線が椎体前縁から終板に至り，椎体前方が遊離骨片となる．

Stage 4：Stage 3 に 3mm 未満の椎体の後方すべりを伴う．

Stage 5：靱帯と骨からなる後方要素が完全に断裂・開大し，3mm 以上の後方すべりを伴う．

Stage 1～3 は外固定での保存療法が選択されるが，椎間板の損傷を少なからず伴っている可能性があり，のちに後弯変形を生じうるため，経時的な経過観察を必要とする．Stage 4 および 5 は後方要素の破綻により，不安定性を有するため，整復固定術の適応である．術式は前方支柱の再建が第一選択となる．前方プレートを使用することで術直後から強固な固定が得られる．骨折の形態によってはケージも選択されうる．しかしながら，呼吸に問題を生じている症例には前方アプローチは選択しづらいため，障害の程度を考慮し，ときに後方アプローチによる整復固定が選択される．

b）垂直圧迫損傷（vertival compression）

中間位の頚椎に垂直圧縮力が加わり，破裂骨折を生じる．

Stage 1：損傷椎体の上下の終板の，一方の中央部に骨折を生じる．

Stage 2：損傷椎体の上下の終板の双方に骨折を生じる．骨片の転位は認めない．

Stage 3：骨折椎体が前後に広がり，後方に転位した骨片により神経障害が生じる．

神経症状を伴う Stage 3 は手術の適応となる．本損傷でも，前方アプローチによる前方支柱の再建が第一選択である．しかし，やはり呼吸器合併症を生じている，あるいはそのリスクの高い症例には前方アプローチを避け，後方単独での整復固定を，症例によっては除圧を併用して行う．

c）伸延屈曲損傷（distractive flexion）

屈曲位の頚椎に，伸延方向の外力が加わることにより，後方要素が損傷を受ける．

Stage 1：後方が開大し，椎間関節が開大し，亜脱臼位となる．

Stage 2：片側の椎間関節の完全脱臼

Stage 3：両側の椎間関節の完全脱臼

Stage 4：非常に不安定な両側椎間関節の完全脱臼

本損傷に対しては，後方アプローチでの脱臼の整復ならびに固定術が適応となる．術前に MRI で椎間板ヘルニアの有無を評価する．ヘルニアを伴う例では脱臼の整復の際に神経麻痺を生じる例があり，必要に応じて後方より除圧を行う．症例によっては，前後合併手術で前方固定を併用したほうがよい場合もある．

d）圧迫伸展損傷（compressive extension）

伸展位の頚椎に，圧迫方向の外力が加わることにより，まず後方要素が損傷され，エネルギーの大きさに応じて前方要素まで損傷が及ぶ．

Stage 1：片側椎間関節あるいは椎弓根の骨折

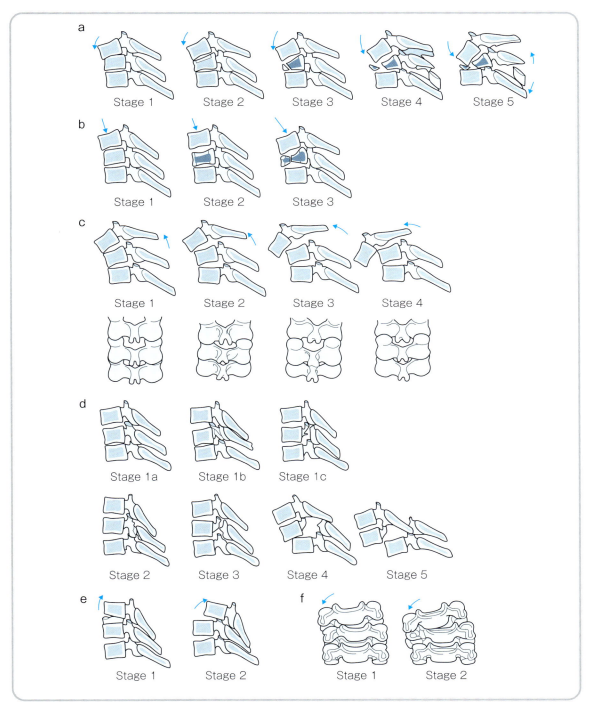

図5　Allen 分類
a：圧迫屈曲損傷
b：垂直圧迫損傷
c：伸延屈曲損傷
d：圧迫伸展損傷
e：伸延伸展損傷
（文献7より引用）

Stage 2：両側椎弓根骨折
　Stage 3：両側の後方要素の損傷で，椎弓根骨折以外のもの
　Stage 4：両側後方要素の損傷に椎間板損傷を合併し，不完全転位を起こす．
　Stage 5：上記に伴う完全転位
　Stage 3までの損傷で，神経症状を伴わないものは外固定により保存的に治療しうる．神経症状を生じている場合は状況に応じて除圧・固定を行う．Stage 4〜5の場合，前方・後方要素両方の損傷であるが，本損傷形態では通常，前方の骨傷を伴わないため，後方アプローチ単独での整復固定術のよい適応である．

　e）伸延伸展損傷（distractive extension）
　伸展位の頚椎に，伸延方向の外力が加わることにより，前方要素を中心に損傷が起こる．
　Stage 1：前縦靱帯・後縦靱帯の断裂による椎間の開大，あるいは椎体の横骨折を起こす．安定型の損傷である．
　Stage 2：上位椎が後方転位する不安定型の損傷である．
　不安定型の場合，前方固定のよい適応である．

　f）側屈損傷（lateral flexion）
　左右どちらかに圧迫力が加わることにより生じる損傷である．
　Stage 1：左右非対称性の椎体骨折に同側の後方要素の骨折を伴う．
　Stage 2：Stage 1に椎体の側方転位を伴うもの
　側方転位を伴うStage 2では，前方支柱の再建を考慮する．

症例提示
　62歳，男性．C6/C7脱臼骨折，伸延屈曲損傷（distractive flexion）Stage3
　受傷時，単純X線正面像においてC6/C7棘突起間の開大と，側面像において両側の椎間関節の脱臼および C7椎体終板の剥離骨折を認めた（図6a）．本症例では，後方アプローチで脱臼を整復後，椎弓根スクリューで固定した．後方は同種腓骨を移植し，棘突起ワイヤリングを行った．本症例は前方固定は行っていないが，術後6ヵ月で椎体間の骨連続性を認めている（図6b）．

4. 胸腰椎骨折
　胸腰椎骨折に対して，外傷の重症度を反映し，さらに治療法選択の指標になる新たな分類として，従来汎用されてきたMagerl分類[8]とThoracolumbar Injury Classification and Severity Score（TLICSスコア）[9]の，双方の有用な部分を併せ持つ新たなAO分類が提唱されている（図7）[10]．新AO分類は，形態学的・神経学的分類を組み合わせたものとなっている．形態学的には骨折をType A：圧迫損傷，Type B：前方あるいは後方要素の損傷を伴うが変位を伴わないもの，Type C：いずれかの方向で変位を伴うあるいは変位がなくとも軟部組織の支えが完全に破綻したもの，の3型に分類し，さらにそれぞれにGradeが設けられている．それぞれのTypeは単独で生じることもあるが，ほかのTypeと合併することもある．複数の椎体の外傷の場合，それぞれの椎体に対してType A分類をあてはめることが提唱されており，たとえばT11–T12 "Type B2" + T11 "Type A4"，あるいはT12–L1 "Type C" + T12 "Type A1"のように表記する．

a）形態学的分類
　①Type A：圧迫損傷
　前方要素（椎体あるいは椎間板）を中心に圧迫力が加わる．横突起や，棘突起に損傷が加わることもある．以下の5型に分類される．
　A0：前方要素の損傷を認めず，横突起や棘突起のみの骨折である．
　A1：損傷椎体の上下の終板の，一方のみに骨折を生じ後壁の損傷を伴わない．結果として椎体の楔状変形を起こす．
　A2：損傷椎体の上下の終板の双方の中央に骨折を生じる．後壁の損傷を伴わない．
　A3：損傷椎体の上下の終板の，一方のみの骨折と，後壁や椎弓など，後方要素に何らかの骨折を伴い，骨折線が脊柱管に至るもの．左右の椎弓根間が開大する場合もある．
　A4：A3に損傷椎体の上下両方の終板損傷を伴うもの．

　②Type B：骨・靱帯複合体（tension band）損傷
　前方で脊椎の安定化に寄与する前縦靱帯，後方で脊椎の安定化に寄与する棘突起–棘間・棘上靱帯複合体のどちらかの破綻に伴って生じる骨折である．
　B1：椎体単独の損傷で，椎体の損傷に加え，後方要素が椎弓で破綻する．従来のChance骨折に該当する．
　B2：Type Aの骨折に，靱帯あるいは骨での後方要素の破綻を伴ったもの．
　B3：前縦靱帯の断裂に加え，椎間板あるいは椎体の損傷を合併する伸展損傷．後方要素は傷害されない．

　③Type C：転位外傷
　前方および後方支持帯の破断により生じる．あらゆるバリエーションが想定されるため，サブタイプ分類はない．

b）神経学的分類
　N0：神経症状を伴わない
　N1：一時的な神経症状で，すでに消失しているもの
　N2：神経根症状あるいはその徴候を伴う
　N3：不完全脊髄損傷，あるいは馬尾損傷

医療スタッフ必携。南江堂の好評書籍

今日の治療薬 2016 解説と便覧

- 編集　浦部晶夫・島田和幸・川合眞一
- ●備考欄のマークを大きくして見やすく
- ●尿中未変化体排泄率70％以上の薬剤に「腎排」マークをつけて注意喚起
- ●大規模臨床試験の結果などを『薬物療法のエビデンス』として掲載

■B6判・1,376頁　2016.1.　定価（本体4,600円＋税）

今日の臨床検査 2015-2016

- ●監修　櫻林郁之介
- ●編集　矢冨 裕・廣畑俊成・山田俊幸・石黒厚至
- ●病型分類やフォローアップに必要な検査をまとめた「主要病態の検査」に、新たに「肝癌」「ヘリコバクター・ピロリ感染症」「AKI」「認知症」を追加．

■B6判・700頁　2015.1.　定価（本体4,800円＋税）

今日の処方 改訂第5版

- ●編集　浦部晶夫・大田 健・川合眞一・島田和幸・菅野健太郎
- ●各疾患ごとに、薬剤の投与量・投与法など具体的な処方例を、病型や病態、重症度に応じて段階的に解説．今版から禁忌・副作用などの「処方上の注意」や「専門医紹介のタイミング」が追加．

■B6判・1,220頁　2013.11.　定価（本体6,800円＋税）

当直医実戦マニュアル 改訂第5版 増補版

- ●監修　実戦マニュアル編集委員会
- ●編集　亀岡信悟・梅田悦生・滝口 進・瀬下明良
- ●今増補版では薬剤に関する情報・ガイドライン等を最新のものに更新．入院させるか、他院に搬送すべきか、翌日までどうしのぐか、といったノウハウを凝縮させた一冊．

■B6変型判・448頁　2014.4.　定価（本体4,900円＋税）

実戦 外科診療ハンドブック

- ●監修　亀岡信悟
- ●編集　瀬下明良・神尾孝子・板橋道朗・齋藤 登・世川 修
- ●編集協力　三宅邦智・成田 徹
- ●東京女子医科大学第二外科の「一般外科（general surgeon）」の特色を活かし外来・病棟から手術室まで一般外科領域における必須の基本知識・手技を網羅したハンドブック．

■B6変型判・312頁　2015.4.　定価（本体4,200円＋税）

臨床基本手技実戦マニュアル (DVD付) 改訂第2版

- ●監修　亀岡信悟
- ●編集　滝口 進・板橋道朗・瀬下明良・神尾孝子・世川 修・荒武寿樹
- ●臨床現場で必須の基本手技の実際を、臨場感あふれる写真をふんだんに用いて、ステップ・バイ・ステップで示した．手技の流れとポイントが動画で分かるDVD付．研修医必携の、実戦志向のマニュアル．

■B5判・174頁　2013.11.　定価（本体5,500円＋税）

アトラス応急処置マニュアル 原書第9版増補版

- ●監訳　山本保博・黒川 顕
- ●翻訳主幹　横田裕行・大友康裕
- ●日常現場で求められる応急処置の考え方と手順の要点を豊富なカラー写真で解説．病態生理や応急処置の基本的事項もより充実．増補版では、AHAガイドライン2010に準拠してCPRやケース別対応の記述を見直した．

■A5判・286頁　2012.9.　定価（本体2,800円＋税）

赤ちゃんと子どもの応急処置マニュアル 原書第5版

- ●監訳　横田裕行
- ●翻訳主幹　植田育也・荒木 尚
- ●突然の思いがけない事故に遭遇しやすい成長期の乳・幼・小児に絞って、親、保育者、教育者向けにビジュアルな紙面でその対処法を簡潔に解説した英国赤十字社の翻訳書．

■B5変型判・128頁　2014.11.　定価（本体2,700円＋税）

正しい方法がわかる 臨床基本手技 II from The NEW ENGLAND JOURNAL of MEDICINE

- ●訳　北村 聖
- ＊本DVDはDVD-ROM形式（PC専用）です．DVD-Video専用プレーヤーでは再生できません．
- ●NEJMの好評コンテンツ"Videos in Clinical Medicine"から基本の10手技を収録．テキストでポイントを要約．日本語版DVD-ROM付．

■A5判・116頁（DVD-ROM付）　2010.8.　定価（本体7,500円＋税）

抗菌薬コンサルトブック

- ●監修　大曲貴夫　●編集　滝 久司・坂野昌志・望月敬浩
- ●主な抗菌薬の構造式、作用機序、薬物動態、用法・用量、禁忌や相互作用など、日常診療に有用な抗菌薬の知識をコンパクトかつ明解に解説．

■B6変型判・368頁　2015.7.　定価（本体3,800円＋税）

研修医・指導医のための 呼吸器疾患診断Clinical Pearls

- ●編著　宮城征四郎・藤田次郎
- ●実臨床で活躍するエキスパートの知識と経験から、呼吸器疾患診断の基本をていねいかつ実践的に解説．

■A5判・254頁　2015.10.　定価（本体4,200円＋税）

外科学の原典への招待

- ●編集主幹　國土典宏　●編集　臨床雑誌『外科』編集委員会
- ●雑誌『外科』の連載を書籍化．著者の人物紹介や論文の意義、エピソードなども取り上げ、オリジナル論文（原典）を読みものとして紹介した．

■B5判・262頁　2015.4.　定価（本体5,000円＋税）

疾患・症状別 今日の治療と看護 改訂第3版

- ●総編集　永井良三・大田 健
- ●800項目の疾患・症状を網羅．病気の原因、症状と診断、治療の実際および看護のポイントを第一線の専門医がていねいに解説．臨床実践で、実習で、すぐに役立つ看護師・看護学生のための安心の一冊．

■A5判・1,494頁　2013.3.　定価（本体9,000円＋税）

エビデンスをもとに答える 妊産婦・授乳婦の疑問92

- ●総編集　堀内成子
- ●分担編集　飯田真理子・中村幸代・永森久美子・八重ゆかり
- ●助産師や看護師に寄せられた、食事・くすり・環境など、多岐にわたる妊産婦・授乳婦の疑問92個をQ&A形式での見開き頁で解説．

■B5判・276頁　2015.6.　定価（本体3,000円＋税）

違いがわかる! 同種・同効薬 改訂第2版

- ●編集　黒山政一・大谷道輝
- ●同種・同効薬の違いをわかりやすく実践的に解説．今改訂では、新薬情報を追加し、薬剤情報を更新し、読者から要望の多かった「オピオイド鎮痛薬」「抗不安薬」の章を新設した．

■B5判・266頁　2015.3.　定価（本体2,800円＋税）

ゴールデンハンドブックシリーズ

甲状腺・副甲状腺診療 ゴールデンハンドブック
●定価（本体3,500円＋税）　2012.11.

腎臓病診療 ゴールデンハンドブック
●定価（本体4,200円＋税）　2009.4.

小児・新生児診療 ゴールデンハンドブック
●定価（本体4,500円＋税）　2009.7.

皮膚科診療 ゴールデンハンドブック
●定価（本体4,500円＋税）　2007.5.

肝臓病診療 ゴールデンハンドブック (改訂第2版)
●定価（本体4,000円＋税）　2012.10.

呼吸器診療 ゴールデンハンドブック
●定価（本体4,200円＋税）　2008.10.

透析療法 ゴールデンハンドブック
●定価（本体3,200円＋税）　2007.11.

血液内科 ゴールデンハンドブック
●定価（本体4,500円＋税）　2011.11.

神経内科 ゴールデンハンドブック (改訂第2版)
●定価（本体4,000円＋税）　2014.4.

糖尿病治療・療養指導 ゴールデンハンドブック (改訂第2版)
●定価（本体3,000円＋税）　2013.2.

循環器内科 ゴールデンハンドブック (改訂第3版)
●定価（本体4,800円＋税）　2013.7.

緩和ケア ゴールデンハンドブック (改訂第2版)
●定価（本体3,200円＋税）　2015.6.

腫瘍内科 ゴールデンハンドブック
●定価（本体3,800円＋税）　2010.8.

感染症診療 ゴールデンハンドブック
●定価（本体3,800円＋税）　2007.7.

内分泌・代謝 ゴールデンハンドブック
●定価（本体3,800円＋税）　2015.12.

アレルギー診療 ゴールデンハンドブック
●定価（本体3,800円＋税）　2013.6.

エッセンシャルドラッグシリーズ

必須薬剤の臨床におけるポイントから薬効機序、適応疾患・病態、副作用、薬剤相互作用、禁忌・慎重投与までを記載．新書判．

循環器疾患エッセンシャルドラッグ 118 (改訂第2版)
●編集　増山 理・大柳光正　■348頁　定価（本体3,800円＋税）　2010.3.

呼吸器疾患エッセンシャルドラッグ 108 (改訂第2版)
●編集　千田金吾　■346頁　定価（本体3,800円＋税）　2009.6.

消化器疾患エッセンシャルドラッグ 123 プラス (改訂第2版)
●編集　木下芳一　■422頁　定価（本体3,800円＋税）　2012.4.

薬剤の"選び方と使い方のコツ"を具体的に解説

心房細動治療薬の選び方と使い方
●著　小川 聡　■定価（本体2,500円＋税）　2012.9.

脳卒中治療薬の選び方と使い方
●編著　棚橋紀夫　■定価（本体2,500円＋税）　2011.3.

皮膚外用薬の選び方と使い方 改訂第4版
●著　西岡 清　■定価（本体2,500円＋税）　2009.4.

最新の治療 ―年々進歩する専門領域の最新情報と治療方針を整理する．

＊2016年は"感染症"が新たにラインナップ．

- 感染症 最新の治療 2016-2018 【New 発売中】
- 糖尿病 最新の治療 2016-2018
- 呼吸器疾患 最新の治療 2016-2018
- 循環器疾患 最新の治療 2016-2017
- 眼科疾患 最新の治療 2016-2018
- 産科婦人科疾患 最新の治療 2016-2018

- 皮膚疾患 最新の治療 2015-2016
- 神経疾患 最新の治療 2015-2017
- 消化器疾患 最新の治療 2015-2016
- 腎疾患・透析 最新の治療 2014-2016
- 血液疾患 最新の治療 2014-2016

オンラインアクセス権付

■各B5判　定価（本体8,000円＋税）～（本体10,000円＋税）

＊刊行時期はホームページ等でご確認ください．

糖尿病

糖尿病療養指導の手びき（改訂第5版）
『糖尿病治療の手びき』を活用して患者指導を行う医師・医療スタッフのための"公式"ガイド。
●編・著　日本糖尿病学会

■B5判・232頁　2015.5.　定価（本体2,800円＋税）

小児・思春期糖尿病コンセンサス・ガイドライン
小児・思春期糖尿病領域において蓄積されつつあるエビデンスを吟味し、診断・治療、患児・家族への支援について明確な指針を示す。
●編・著　日本糖尿病学会・日本小児内分泌学会
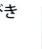
■B5判・328頁　2015.6.　定価（本体3,800円＋税）

必ずうまくいく！入院インスリン治療マスターブック
あらゆるシチュエーションへの対応力をこの一冊で！
導入から、糖毒性解除後、退院時指導に至るまでの"基本的知識"に加え、合併症や周術期等の"応用的知識"も網羅。
●編集　弘世貴久

■新書判・214頁　2016.2.　定価（本体2,500円＋税）

循環器

むかしの頭で診ていませんか？ 循環器診療をスッキリまとめました
①冒頭に結論を掲載　②遭遇する可能性が高い病態に絞った　③「具体的にどうするのか」など要点を凝縮。
●編集　村川裕二

■A5判・248頁　2015.8.　定価（本体3,800円＋税）

聞きたかった！心房細動の抗凝固療法 ズバリ知りたいNOAC使用のホンネ
心房細動の抗凝固療法、とくにNOACの選び方・使い方をQ&Aで解説。
●著　池田隆徳
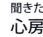
■A5判・188頁　2015.4.　定価（本体3,000円＋税）

画像医学・超音波医学

画像診断＋IVR ヒヤリ・ハット
貴重なヒヤリ・ハット症例が満載。ヒヤリ・ハットへ繋がった問題点・注意点を、会話形式でやさしく解説。
●編集　放射線診療安全向上研究会
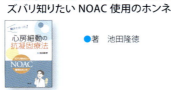
■B5判・296頁　2015.2.　定価（本体6,000円＋税）

臨床医のためのPET/CTによる悪性腫瘍の画像診断
PET/CT検査対象のすべての悪性腫瘍を取り上げ、他の画像検査所見や病理組織診断と対比しながら、分かりやすく解説。
●編集　髙見元敞・畑澤順

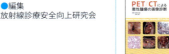
■B5判・178頁　2014.11.　定価（本体8,000円＋税）

Dr.辻本の 腹部超音波塾 未熟では済まされない！
超音波検査・診断の達人が実際の画像を提示しながら、検査者と達人の思考を比べて解説。
●著　辻本文雄

■B5判・286頁　2015.5.　定価（本体6,800円＋税）

薬物療法

現場で使える！医療スタッフのための画像診断と薬物治療
カンファランスや病棟でよく目にする疾患の画像を精選。特徴的な所見と薬物治療の流れを見開きでまとめた。
●編集　汲田伸一郎・片山志郎
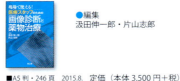
■A5判・246頁　2015.8.　定価（本体3,500円＋税）

医学一般

総合診療力を磨く「40」の症候・症例カンファレンス 臨床推論の達人を目指せ！
自治医科大学附属さいたま医療センターで実施されている"総合回診（カンファレンス）"で取り上げた症候・症例を精選。
●監修　百村伸一
●編集　加計正文・神田善伸・小山信一郎
■A5判・280頁　2014.4.　定価（本体3,800円＋税）

指して伝える！外国語診療ブック 問診から生活指導まで症状別に対応
外国人患者がやってきた！突然の来院にも慌てずに、適切な医療を提供することを目指して伝える会話ブック。
●監修　守山敏樹
●外国語監修　林田雅至
■A4判・432頁　2014.4.　定価（本体4,000円＋税）

脳神経科学・神経内科学

あなたの頭痛診療、間違っていませんか？ 失敗しないためのワザと秘訣
種類・原因が多岐にわたる頭痛の、診断や治療・予防薬の使い方などを非専門医向けにやさしく解説。
●著　平田幸一

■A5判・130頁　2015.5.　定価（本体2,600円＋税）

麻酔・ペインクリニック

メカニズムから読み解く 痛みの臨床テキスト
大局的観点より「痛み」の発生・慢性化のメカニズムを捉え、多領域にわたる痛み研究の成果を実臨床に結びつけた。
●編集　小川節郎

■A5判・262頁　2015.3.　定価（本体6,000円＋税）

痛みの考えかた しくみ・何を・どう効かす
親しみやすい解説と豊富なイラストで「痛み」を楽しくマスター。
●著　丸山一男

■A5判・366頁　2014.5.　定価（本体3,200円＋税）

医学一般

恋する医療統計学 研修医 凡太郎、統計の勉強をゼロから始めて学会発表までいきま〜す！
「考え方がよくわかる」「難しい題材なのに気軽に読める」など、数々の反響があった雑誌『内科』の連載を書籍化。
●著　中川義久
■A5判・190頁　2015.4.　定価（本体2,700円＋税）

医学一般

初心者でもすぐにできる フリー統計ソフトEZR（Easy R）で誰でも簡単統計解析
多彩な統計解析機能を組み込み、より使いやすくなった統計ソフト「EZR」の開発者が自ら平易に解説。
●著　神田善伸

■B5判・214頁　2014.11.　定価（本体3,800円＋税）

医学一般

あなたのプレゼン 誰も聞いてませんよ！ シンプルに伝える魔法のテクニック
実践的な研究発表のプレゼン・テクニックをビジュアルに解説。
●著　渡部欣忍

■A5判・226頁　2014.4.　定価（本体3,000円＋税）

医学一般

百戦錬磨のインターベンション医が教える 国際学会発表・英語論文作成 成功の秘訣
自身の経験に基づいた「成功のポイント」「失敗談」もふくめた解説が具体的。
●編集　村松俊哉

■A5判・236頁　2015.7.　定価（本体2,900円＋税）

特集

臨床雑誌『内科』2015年12月増大号（Vol.116 No.6）いま知っておきたい！内科 最新トピックス
■B5判・390頁　定価（本体4,500円＋税）

日々目覚ましい進歩を遂げる医学・医療の世界では、様々なトピックスが生まれている。本特集では、そうした内科各領域の旬のトピックスを取り上げ、その分野におけるエキスパートに解説いただいた。近年関心が高まっている話題や、今後注目が見込まれるテーマを選び抜いた、内科領域全体の"いま"と今後の動向を掴むホットな一冊。

臨床雑誌『外科』2015年11月増刊号（Vol.77 No.12）

特集 外科修練医必修 新外科専門医到達のための特別講義
■B5判・170頁　定価（本体6,400円＋税）

日本専門医制評価・認定機構から「専門医制度整備指針（第4版）」が公表され、新しい外科専門医制度による修練開始の方向で作業がすすめられている。本誌では、外科専門医研修プログラム整備基準の「2.② 到達目標 i 専門知識」を網羅。外科専門医をめざす研修医を対象に「特別講義」形式で執筆をお願いした。（「編集にあたって」より抜粋）

雑誌『がん看護』2016年1-2月増刊号（Vol.21 No.2）
特集 老いを理解し、実践に活かす 高齢がん患者のトータルケア ―2025年問題を見据えて
●編集　飯野京子・綿貫成明
■A4変型判・232頁　定価（本体3,300円＋税）

「2025年問題」まであと10年を切った。今日からの実践に活かせる内容、先駆的な取り組み、高齢がん患者の「今」がみえる最新情報を特集。高齢がん患者の特徴と個別性をふまえたアセスメントとケアの参考として、日々の実践に役立てていただければ幸いである。（「序文」より抜粋）

ご購入・ご注文はお近くの書店まで

南江堂営業部　www.nankodo.co.jp

〒113-8410　東京都文京区本郷三丁目42-6
（営業）TEL 03-3811-7239　FAX 03-3811-7230

定価は消費税率の変更によって変動いたします。消費税は別途加算されます。

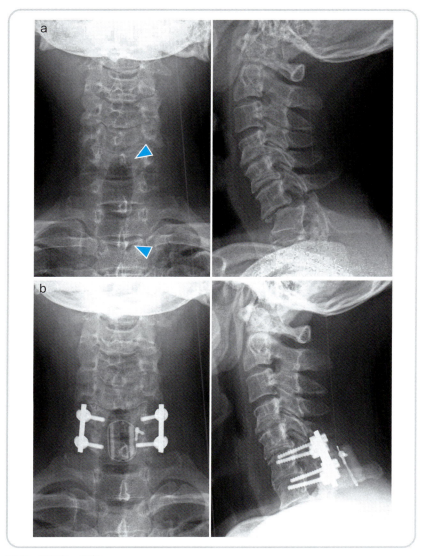

図6 62歳，男性

N4：完全脊髄損傷（ASIA grade A）
NX：頭部外傷などがあり，判定不能

　胸腰椎の外傷に対しては，選択の幅が広いが，基本的な考え方は必要な脊柱管の除圧および早期に運動が開始できる生体力学的支持性を，なるべく多くの椎間可撓性を残しつつ獲得することである．Type A の単独椎体骨折に対しては保存療法が基本である．しかしながら，神経障害を伴う場合，あるいは椎体の圧潰が高度な場合，受傷早期であれば，長軸方向への牽引を用いた ligamentotaxis により，良好な整復が得られるため，将来的に高度な変形に及ぶ前に手術療法を行う選択もありうる．Type B1 あるいは B2 では，後方要素の破断により，屈曲力に対する安定性は失われる．後方に伸延力を加えると局所に後弯が形成されるため，後方に圧迫力を加える必要がある．外固定により圧迫力が十分にかけられないと判断される場合には手術により，通常は椎弓根スクリューにより圧迫力を加える．前方支柱が加える圧迫力により圧潰する危険がある場合には前方再建を考慮する必要がある．Type B3 は損傷の主体が椎間板であり，また前縦靱帯も破綻しており，これらは骨組織と比較し修復能が劣ることから固定術を含んだ手術的加療を要する．Type C も同様に，著しい不安定性を呈することから手術の適応となる．McCormack が提唱した Load sharing 分類（図8）は，

Ⅱ．各論：疾患編──A．外傷性疾患

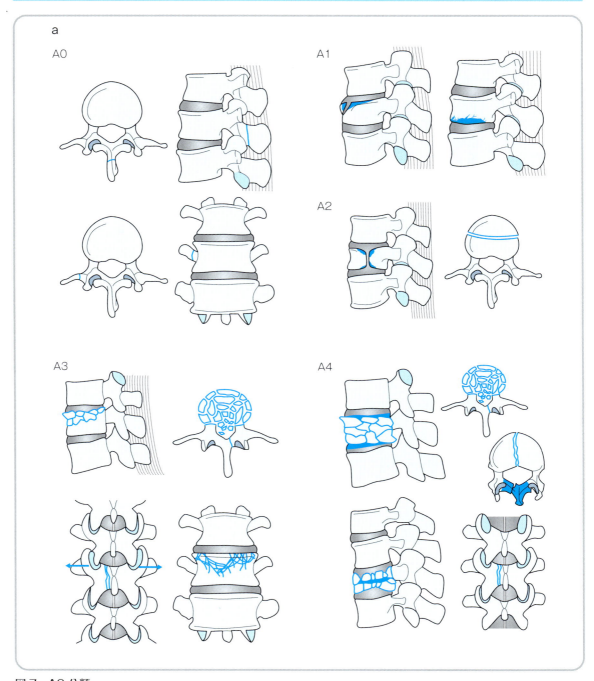

図7　AO分類
a：Type A
（文献10より引用）

1. 脊椎損傷

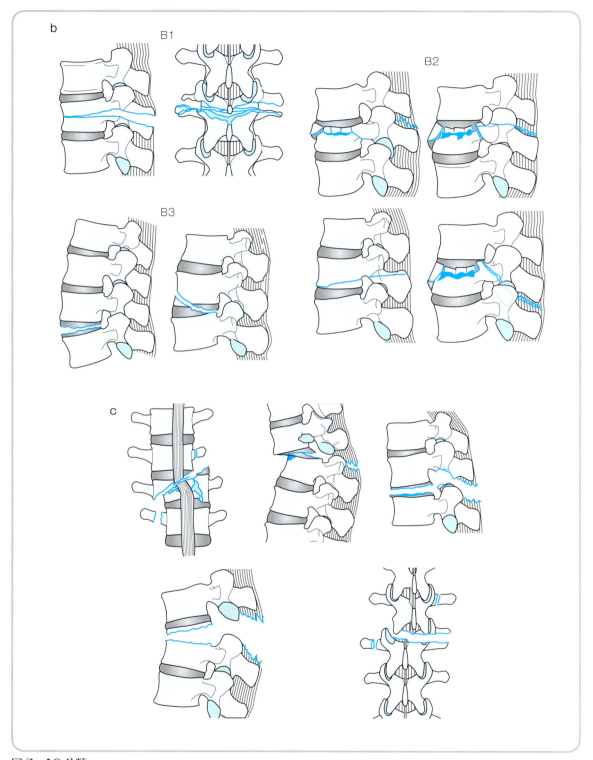

図7　AO分類
b：Type B
c：Type C
（文献10より引用）

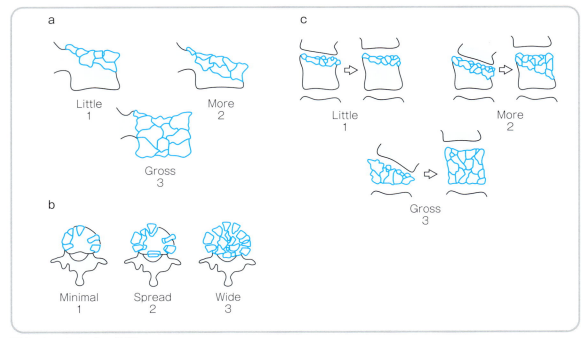

図8 Load sharing 分類
（文献11より引用）

前方支柱の再建を行うか否かの判断の一助となる[11]．単純X線およびCTで骨圧潰の程度を点数化し，7点以上となる場合には前方支柱の再建が推奨される．

症例提示

29歳，男性．L2椎体破裂骨折．15mの転落外傷で受傷．骨盤，前腕，両踵骨に骨折を合併していた．AO分類で，L2-L3 B2＋L2 A4＋L3 A1と分類した．L2椎体は前後・左右にsplitし，脊柱管に骨片が突出していた一方，L3の損傷は軽微であった（図9a, b）．術前のMcCormack classificationは7点であり，前方支柱をメッシュケージで再建，L1-L3をスクリューおよびロッドで固定した（図9c）．

文献

1) Imura T et al: Surgical treatment of an atlantoaxial fracture after a delayed diagnosis in a comatose patient. Eur Spine J **24** (Suppl 4): S623-S627, 2015
2) Levine AM, Edwards CC: Fractures of the atlas. J Bone Joint Surg Am **73**: 680-691, 1991
3) Spence KF Jr et al: Bursting atlantal fracture associated with rupture of the transverse ligament. J Bone Joint Surg Am **52**: 543-549, 1970
4) Anderson LD, D'Alonzo RT: Fractures of the odontoid process of the axis. J Bone Joint Surg Am **56**: 1663-1674, 1974
5) Grauer JN et al: Proposal of a modified, treatment-oriented classification of odontoid fractures. Spine J **5**: 123-129, 2005
6) Levine AM, Edwards CC: The management of traumatic spondylolisthesis of the axis. J Bone Joint Surg Am **67**: 217-226, 1985
7) Allen BL Jr et al: A mechanistic classification of closed, indirect fractures and dislocations of the lower cervical spine. Spine (Phila Pa 1976) **7**: 1-27, 1982
8) Magerl F et al: A comprehensive classification of thoracic and lumbar injuries. Eur Spine J **3**: 184-201, 1994
9) Vaccaro AR et al: A new classification of thoracolumbar injuries: the importance of injury morphology, the integrity of the posterior ligamentous complex, and neurologic status. Spine (Phila Pa 1976) **30**: 2325-2333, 2005
10) Vaccaro AR et al; AOSpine Spinal Cord Injury & Trauma Knowledge Forum: AOSpine thoracolumbar spine injury classification system: fracture description, neurological status, and key modifiers. Spine (Phila Pa 1976) **38**: 2028-2037, 2013
11) McCormack T et al: The load sharing classification of spine fractures. Spine (Phila Pa 1976) **19**: 1741-1744, 1994

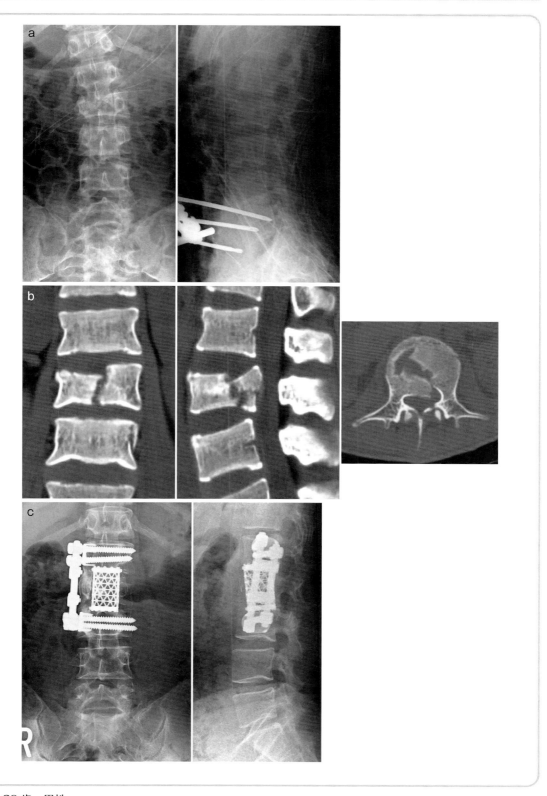

図9 29歳，男性

II-A 外傷性疾患

2 脊髄損傷

A 疾患概念

　日本における脊髄損傷の新規発症数は4,000～5,000例/年とされ，慢性期脊髄損傷患者は全国で10万～20万人いるといわれている[1]．最近の調査では年齢分布は70歳代にピークを持つ1峰性となっており，1990年代の調査でみられた20歳代と60歳代にピークを持つ2峰性の分布から変化した．すなわち高齢者脊髄損傷が年々増加している．高齢者では変性疾患による脊柱管狭窄がベースとなり，転倒など比較的軽微な外傷により頸髄損傷をきたす例が多い．高齢者脊髄損傷は合併症が多いことや自宅介護が困難な例も少なくないなど種々の問題がある．

　救急搬送体制の整備・全身管理の進歩・手術療法の進歩による早期離床促進・合併症の治療法向上などにより，脊髄損傷の生命予後はこの40年間で著明に改善された．しかし，麻痺そのものの予後は40年前と比較して改善されていない．

　外力による脊髄の物理的損傷，組織の破綻を一次損傷と呼ぶ．一次損傷がトリガーとなって引き起こされる生体反応により組織障害が拡大する過程を総称して二次損傷と呼ぶ．虚血，神経伝達物質漏出，フリーラジカル発生，浮腫，炎症，脊髄血管関門の破綻，神経細胞・グリア細胞の細胞死などの多彩な病態が関与する．筆者らが臨床現場で目にする麻痺は一次損傷と二次損傷の総和をみているものと考えてよい．一次損傷は介入の余地がないため，二次損傷が主たる治療のターゲットとなる．すなわち二次損傷を抑制することにより組織障害の拡大を最小限に食い止め麻痺の予後改善が期待される．

B 診断

1．問診・診察上のポイント
　受傷機転・受傷肢位・受傷エネルギーは脊椎および脊髄の損傷様式を考えるうえで重要な情報となりうる．頸部・背部の圧痛があれば脊椎損傷の合併を疑う．

2．画像検査
　外傷救急の場合には全身CTをスクリーニングで撮影することが多いので，脊椎損傷の有無を詳細に診断する．ただし，あくまでもCTは臥位での静止画像であることに留意する．脱臼・亜脱臼が自然整復され，一見正常にみえるいわゆる"recoil injury"に注意する．単純X線機能撮影・坐位での撮影により亜脱臼が明らかになる．CT画像を過信するとこれらを見逃してしまう危険がある．

　MRI T2強調像では脊髄内の信号強度変化に加え，椎体前面の高信号領域にも注意する．骨傷のない頸髄損傷においては椎体前面のT2強調像高信号領域の大きさが重症度と相関することが報告されている．また，必ず脂肪抑制T2またはSTIRなどのシークエンスを追加する．CTやX線で診断困難な骨傷を骨内の信号変化として，また後方靱帯損傷を棘突起間の高信号変化として捉えることが可能である．

　特殊な例として強直性骨増殖症例の場合がある．転倒など軽微な外力でもあたかも長管骨骨折のように椎体～後方要素まで含む3-colmunすべての骨折をきたし不安定な損傷になりやすい．初診時麻痺がなくても遅発性に麻痺をきたすことも少なくない．単純X線で診断困難な場合も多いので，CTによる詳細な骨傷のチェックやMRIでの信号変化に注意して見逃さないよう注意する（図1）．

　頸椎脱臼例では椎骨動脈損傷にも注意が必要である．MRI T2強調横断像にて横突孔内の椎骨動脈が通常はflow-voidにて低信号となっているが，損傷され血流が低下しているとこの低信号が消失する．椎骨動脈損傷を疑ったら3D-CT angiographyを行って診断を確定し詳細な評価を行う．放射線科または脳外科にコンサルテーションを受ける．必要に応じて損傷椎骨動脈のコイル塞栓術を行うなど適切な処置が必要となる（図2）．

3．臨床評価法
　脊髄損傷の臨床評価法として標準的なのはAmerican Spinal Injury Association（ASIA）によるInternational Standards for Neurological Classification of Spinal Cord Injury（ISNCSCI，図3）である[2]．ASIA運動スコアは上肢・下肢それぞれ5つのkey muscles

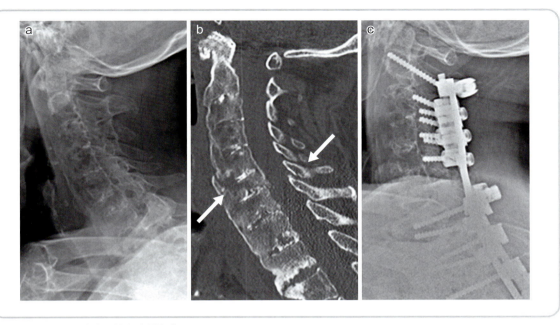

図1　強直性骨増殖症に伴う脊椎損傷
　転倒後頸部痛の訴えあり当科紹介受診．初診時の単純X線では骨傷は明らかではなかった(a)．数日後四肢不全麻痺となり当科再診．CTにてC6椎体～後方要素に至る骨折が判明した(b, 矢印)．後方固定術を行い，麻痺の改善が得られた(c)．

を左右ともに徒手筋力テストにて0（収縮なし）～5（正常）にて評価するので総得点は0～100点となる．感覚スコアは痛覚および触覚をそれぞれ皮膚節に沿って頸髄～仙髄レベルまで左右とも0（麻痺）・1（障害されている）・2（正常）の3段階で評価，合計点数は0～112点となる．麻痺の詳細な評価が可能なので，脊髄損傷のアウトカム評価法の基本となる．

　ASIA impairment scale（AIS）は脊髄損傷の麻痺をA（完全麻痺）～E（正常）の5段階に分ける．その内訳は，A［完全麻痺：仙髄領域（S4～S5）にも知覚または運動機能が残存していない］，B［不全麻痺（運動完全）：仙髄領域（S4～S5）を含む神経学的損傷レベルより下位に知覚は残存しているが，運動機能は残存していない］，C［不全麻痺：神経学的損傷レベルより下位に運動機能は残存しているが，key muscleの半数以上がMMT3未満である］，D［不全麻痺：神経学的損傷レベルより下位に運動機能は残存し，key muscleの半数以上がMMT3以上である］，E［正常：知覚・運動機能は正常である］となっている．簡便なため頻用されるが，AISの改善が必ずしも日常生活動作と相関しにくいことや，AISが改善しているにもかかわらずASIA運動スコアが悪化することがありうるというシミュレーションの報告もあるなど，脊髄損傷のアウトカム評価法としては問題がある[2]．

　脊髄損傷に特化した日常生活動作評価法にSpinal Cord Independence Measure（SCIM）がある．セルフケア（食事・入浴・更衣・整容），呼吸と排泄管理（呼吸・排尿管理・排便管理・トイレの使用），移動（室内とトイレ：ベッド上での姿勢変換と褥瘡予防動作・ベッド-車いす移乗・車いす-トイレおよび浴槽移乗），移動（屋内と屋外，平らなところで：屋内の移動・まとまった距離の移動・屋外の移動・階段昇降・車いす-車移乗・床-車いす移乗）の項目それぞれの介助を要する程度を点数化する．

　麻痺の改善が最終的には日常生活動作の改善に結びつく事が重要であるため，脊髄損傷治療の真のエンドポイントとしてSCIMの改善を用いることが望ましい．脊髄損傷のサロゲートエンドポイントとなりうるような客観的評価法はいまのところ開発されていない．

C 治療

1．手術療法

　骨傷を伴う場合は可能な限り早期の手術を検討する．脊椎損傷の病態に応じて可能な限り初期より十分な固定性が得られるような術式を検討する．外固定を簡略化することで早期離床が可能になる・リハビリテーションを早期より積極的に行える・体位変換その他のケアが安全・容易になることで肺炎・褥瘡など合併症

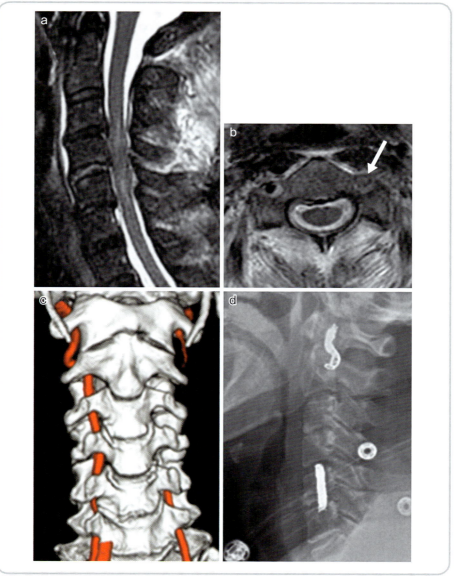

図2 頸椎脱臼骨折に伴う椎骨動脈損傷. 転落受傷の C4 脱臼骨折

MRI では椎体前面・C4/C5 椎間板・後方要素に信号変化を認める（a）. MRI 横断像で, 左椎間孔内の flow-void が消失しており（b, 矢印）, 椎骨動脈損傷を疑った. 3D-CT 血管造影にて左椎骨動脈の血流途絶が認められた（c）. 脳外科に依頼し, 椎骨動脈損傷部を頭尾側より挟み込むようにコイル塞栓を行った（d）. 幸いなことに椎骨動脈血流不全に起因する症状はまったくなかった.

発症予防に寄与しうるなど大きなメリットがある. 脊柱管狭窄を伴う骨傷のない頸髄損傷に対する除圧術の効果についてはいまだにコンセンサスはない.

2. 薬物療法

脊髄損傷に対する薬物療法として日本において唯一保険適用のあるものはコハク酸メチルプレドニゾロンナトリウムエステル（ソル・メドロール®）大量療法のみである. 細胞膜安定化・カルシウムイオン流入により活性化される各種酵素の阻害などの機序にて二次損傷を抑制するとされる. 効果が期待されたほどないこと, 感染症の増加その他の合併症などの点から臨床現場では使われなくなりつつある. また, 米国で行われた治験（National Spinal Cord Injury Study：NASCIS2）

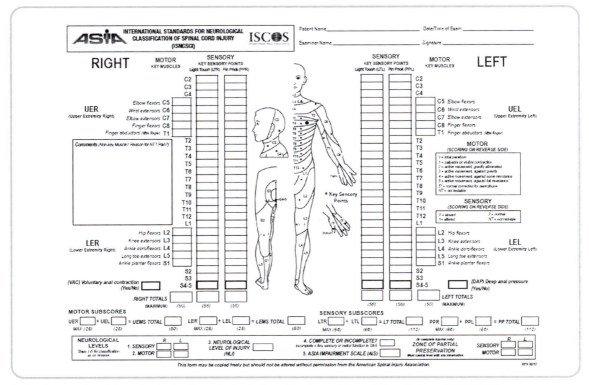

図3 International Standards for Neurological Classification of Spinal Cord Injury（ISNCSCI）

のデータ解析などに問題が多いことが近年になって指摘された．2013年刊行された米国神経外科学会ガイドラインでも脊髄損傷に対するステロイドは"not recommend"と明記され，現状では脊髄損傷に対して推奨できる薬剤がない状態である[3]．

3．合併症予防・治療

合併症の予防は非常に重要である．特に頸髄損傷完全麻痺例では高頻度に肺炎を生じ，難治性となることも少なくない．早期の内固定による体位ドレナージの励行はもちろんだが，症例により気管切開も検討する（図4）．体位変換・エアーマットの使用，早期離床などにより褥瘡を予防する．尿路感染予防のため，長期間のバルーンカテーテル留置は避け可能な限り早期に導尿に切り替える．

深部静脈血栓症発症のリスクは脊髄損傷では非常に高い．完全麻痺例では約40〜60％以上に発症するとされている（図5）．予防のため入院時より弾性ストッキング・フットポンプに加え，止血確認後ヘパリンを投与し，離床が進んだ段階でワルファリンへの切り替えを行う．脊髄損傷急性期に低ナトリウム血症がみられることが少なくない．中枢性塩類喪失症候群（cerebral salt wasting sndrome：CSWS）と呼ばれ，尿中へのナトリウム排泄が異常に亢進することで低ナトリウム血症になる．descending renal sympathetic pathwaysが損傷されて起こる．低血圧，BUN/Cr上昇など循環血漿量低下所見があること，尿中ナトリウム濃度低下がないことなどで診断できる．高齢であることや麻痺が重症であることなどがCSWS発症のリスクファクターである．ナトリウム血中濃度がおよそ125 mEq/L以下の場合，生理食塩水補液により補正する．

D 特筆すべきポイント

1．脊髄損傷の重症度判定・予後予測のためのバイオマーカー開発

脊髄損傷は損傷高位・重症度が非常に多彩であり，完全麻痺例以外ではある程度の自然回復が起こる．受傷後早期には脊髄ショックの影響も相まって，重症度および予後を早期に・正確に判定することは不可能である．このことは急性期治療介入の有効性評価に多大な影響を与える．すなわち急性期における治療介入を行って麻痺の回復が得られた場合に，自然回復による

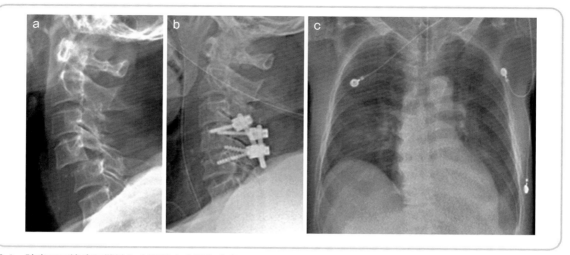

図4　肺炎にて治療に難渋した頸髄完全損傷患者

C4脱臼（a）によるC4完全麻痺（AIS：A）．受傷当日に徒手整復，数日後に後方固定術施行（b）するも肺炎が悪化（c）．気管切開・人工呼吸器管理・気管支鏡による吸痰・抗生剤投与など行うも肺炎所見は改善せず，治療に難渋した．

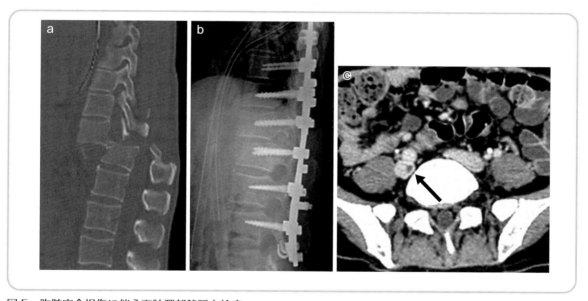

図5　胸髄完全損傷に伴う下肢深部静脈血栓症

T10脱臼骨折（a）による完全麻痺（AIS：A）症例．当科転院当日に整復固定術施行（b）．その後下肢深部静脈血栓症（c，矢印）をきたしヘパリン投与．幸いなことに肺梗塞は発症せず，血栓は器質化．追加手術・リハビリテーションも大きな問題なく施行可能であった．

ものなのか治療効果によるものなのかの判別は介入時点での重症度判定・予後予測ができていないと困難になる．問題解決のために脊髄損傷の重症度判定・予後予測のための血中バイオマーカーが開発されている．Hayakawaらは軸索の構成分子であるリン酸化ニューロフィラメント重鎖の血漿中濃度上昇が脊髄損傷の重症度と相関することを報告した[4]．当科においても脊髄損傷モデルラットより採取したサンプルをプロテオミクスアプローチにて解析し，脊髄損傷で発現増加のみられる蛋白のスクリーニングを行っている．現在までのところ数十の候補物質がピックアップされ，さらなる解析中である．

2．脊髄損傷の重症度判定のためのMRI撮像法開発

通常のMRIでは脊髄損傷部はT2強調像で高信号領

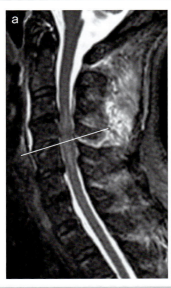
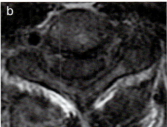
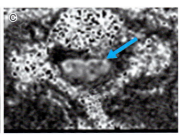

図6　拡散強調テンソル画像による脊髄損傷部の描出
　C4脱臼骨折に伴う不全麻痺(AIS：C)．通常のMRI T2強調像(a, b)では脊髄内に高信号変化がみられるが，横断像での病変の局在は明らかでない．拡散強調テンソル画像では水分子の拡散方向の異常を捉えることができる．特に脊髄白質の障害が明らかとなる(c，矢印)．

域として描出される．損傷の程度とMRIの異常所見はある程度の相関があるという報告があるが，正確な重症度判定・予後予測ができるまでには至っていない．近年MRI拡散強調像が脊髄にも応用されている．拡散強調像は水分子の拡散方向を反映するMRI撮像法であるが，脊髄白質は軸索・髄鞘といった頭尾側に走行する緻密な構造を持つため水分子の拡散も頭尾側方向に制限される．このため拡散強調像は主に脊髄白質の構造の乱れにより低下することとなり，脊髄損傷を反映しうる．解像度が低いことが大きな問題点であり，脊髄のサイズが小さいこともあり臨床に使用できるほどの画像はなかなか取得できなかった．FujiyoshiらはMRI拡散強調像の一種であるdiffusion tensor tractographyを用いて脊髄長索路の描出に成功し，脊髄損傷モデルの重症度を反映しうることを報告した[5]．当科においても現在diffusion tensor imageを用いて脊髄損傷患者の重症度を判定する試みを行っている．MRI機器・ソフトウエアなどの進歩により，従来と比較して解像度が向上し，十分解析可能なクオリティの画像が取得できている(図6)．

3．脊髄損傷の再生治療

　脊髄は一度損傷されると再生不能と長い間信じられてきた．脊髄損傷に対する新たな治療法開発は脊椎外科医の悲願のひとつと言っても過言ではないだろう．近年になり脊髄損傷に対する再生治療の実験的な報告が多数なされており，臨床試験も各国で開始されている．日本でも骨髄間葉系幹細胞の経静脈的移植(札幌医科大学)，肝細胞増殖因子髄腔内投与(慶應義塾大学)，顆粒球コロニー刺激因子点滴静注(千葉大学)などの治験が開始または開始直前となっている．また，人工多能性幹細胞(iPS細胞)を用いた細胞治療も実験的には良好な成績が報告されており，近い将来の脊髄への臨床応用が期待されている．

4．新規リハビリテーション

　脊髄損傷に対する免荷式トレッドミルトレーニングの有効性が期待されている．Dobkinらの報告によれば通常のリハビリテーションと有意差が認められなかったが，さらに機器・手法が工夫されているので新たな研究が望まれるところである．免荷式トレッドミルトレーニングの最大の弱点は大がかりな吊り下げ式免荷装置を要することであったが，最近では歩行器に吊り下げ器具を装着した製品も開発され(図7)，比較的安価で場所も取らず操作が容易であるため一般に広く普及しうる．ロボットスーツを用いたリハビリテーションにも期待が持たれている．日本で開発されたHybrid Assisted Limb(HAL)は脊髄不全損傷亜急性期患者の麻痺回復を促進したとの報告がなされた[6]．引き続き高いエビデンスレベルの研究が待たれる．

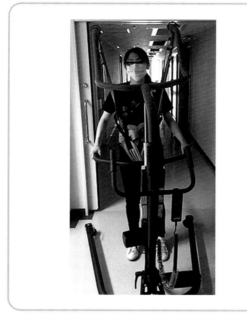

図7 吊り下げ式免荷装置付き歩行器
All-in-One®（デンマーク，Ropox社製）は，電動リフトが歩行器に装着された製品で，ハーネスを組み合わせて使用することにより吊り下げ式免荷歩行訓練が手軽にできる．

文献

1) 坂井宏旭：脊髄損傷リハビリテーション―現状・課題・展望：疫学調査．総合リハ **36**: 969-972, 2008
2) Alexander MS et al: Outcome measures in spinal cord injury: recent assessments and recommendations for future directions. Spinal Cord **47**: 582-591, 2009
3) Hulbert RJ et al: Phjarmacological therapy for acute spinal cord injury. Neurosurgery **72**: 93-105, 2013
4) Hayakawa K et al: Phosphorylated neurofilament subunit NF-H as a biomarker for evaluating the severity of spinal cord injury patients, a pilot study. Spinal Cord **50**: 493-496, 2012
5) Fujiyoshi K et al: Diffusion tensor imaging and tractography of the spinal cord: from experimental studies to clinical application. Exp Neurol **242**: 74-82, 2013
6) Aach M et al: Voluntary driven exoskeleton as a new tool for rehabilitation in chronic spinal cord injury: a pilot study. Spine J **14**: 2847-2853, 2014

II. 各論：疾患編

B. 脊椎変性疾患
①先天異常・変形

Ⅱ-B　脊椎変性疾患：①先天異常・変形

1　脊椎・脊髄に関連のある先天性奇形

　脊椎・脊髄にかかわる先天性疾患は多数存在する．本項では，特に脊椎先天性奇形により脊髄や馬尾に影響が生じるような神経の通路や脊柱管の問題が起こる疾患のうち，比較的よく遭遇し，疾患特有の特徴を呈する，脊髄空洞症，骨形成不全症，軟骨無形成症の3疾患を取り上げる．

Ⓐ 脊髄空洞症

1．疾患概念
　脊髄空洞症は，主に頸髄，ときに胸髄など，脊髄のなかに液体が貯留した空洞ができ，脊髄の機能が障害されうるものである．空洞のできる詳しいメカニズムはいまだ不明である．ときに脊柱変形を伴うことも，大きな整形外科的問題である．

a) 分類

　脊髄空洞症は，大きく分類すると，Chiari奇形に伴うもの，癒着性くも膜炎に伴うもの，脊髄腫瘍に伴うもの，脊髄出血後に生じるもの，外傷後に生じるもの，などがある．このうち，真の意味での脊髄空洞症は，Chiari奇形，癒着性くも膜炎によるものである．

①Chiari奇形に伴う脊髄空洞症

　Chiari奇形は，小脳やときに同時に脳幹が頸椎に垂れ下がっている状態である．この奇形があると，いかなるメカニズムで脊髄に空洞ができるのかは，多くの仮説が出されているものの，意見の一致はみず，いまだ不明であるが，基本的には髄液の流れの障害が空洞の発生に関係していると考えられる．

②癒着性くも膜炎に伴う脊髄空洞症

　癒着性くも膜炎は，脊髄腔に何らかの炎症が起こり，脊髄と硬膜の間のくも膜に癒着が生じ，髄液の流れが妨げられることにより，空洞が出現するタイプの脊髄空洞症と考えられる．何らかの炎症や外傷に関係があるともされ，骨盤位分娩にも多いともいわれている．

b) 症状

　無症状もしくは自覚症状に乏しい場合も多い．腕や手の痛み，しびれを訴える場合もある．症状は，ときに進行する場合もあり，進行しない場合もある．進行する場合には，上肢の麻痺，歩行障害，さらには排尿や排便の障害に至る場合もある．

　症状がある場合には上肢に強く出る傾向がある．自覚症状がない場合でも腱反射の異常，異常反射の出現，腹皮反射の異常，感覚神経の異常，自律神経の異常など，脊髄の異常により生じうる様々な神経起因の症状が他覚的に認められることがある．また，骨格の異常として脊柱変形が認められることも多い．

2．診断
　診断は，頸髄（ときに胸髄）のMRIの検査が極めて有効である．ときに，脊髄液の流れを画像として捉えるシネMRIの検査も診断に有用である．

3．治療
　Chiari奇形に伴う脊髄空洞症は，外科的手術が有効な場合もある．大後頭孔減圧術は，大後頭孔の骨周囲を削り，広げることにより，主に脊髄と硬膜の空間のスペースを拡大し，髄液の流れを回復するものである．手術は後頭部の皮膚を切開し，後頭骨を削り，第1頸椎の椎弓切除を行う．次に，硬膜を切開し，髄液が流れるスペースを形成する．多くの場合，この大後頭孔減圧術は空洞を縮小，ときに消退させることが可能であり，神経症状の改善も得られることがある．脳神経外科との協力が重要である．

　小児の場合などには，空洞の縮小や症状が自然に改善することもまれではなく，手術には十分な検討と経過観察が必要である．

　脊柱変形を認めた場合，特発性の場合と同様の治療計画が必要である．ときに高度脊柱変形に至るため，脊柱の矯正固定手術が必要であることも多い．

　整形外科的問題として，本疾患には脊柱変形を伴うことが多い．変形は通常高度となり，神経原性脊柱変形と分類される．側弯のパターンは特発性のようなパターンをとることもあるが，ときに左凸のような逆カーブを認めるなど，カーブパターンの異常により症状に乏しい脊髄空洞症が発見されることもある．

　脊柱変形を認めた場合，スクリーニングとして，感覚神経の異常はないか，腹皮反射に左右差がないか，腱反射の異常はないかなど，脊髄空洞症の存在を意識した診察とチェックが重要である．

実際の症例を提示する．

思春期より脊髄空洞症と診断され，空洞縮小のためにシャント手術を繰り返し受けてきた．以前から脊柱変形は指摘されてきたが，40歳にて体幹バランスの改善と背部痛の軽減目的に手術を希望した．術前MRI（図1）と術前後のX線写真（図2）を提示する．

B 骨形成不全症

1．疾患概要

骨形成不全症（osteogenesis imperfecta）は，先天性の疾患であり，全身の骨脆弱性による骨折の繰り返し，進行性の骨変形に加え，様々な結合組織由来の症状を認める疾患である．発生頻度は約2〜3万人に1人とされ，日本には約6,000人の患者が存在すると考えられる．

骨系統疾患国際分類（2010）においては，Sillenceによる1型（非変形型），2型（周産期致死型），3型（変形進行型），4型（中等症型）に加えて，骨間膜石灰化・過形成仮骨を伴う型（5型），その他の型，に分類されている．

遺伝形式は，常染色体優性遺伝，そのほか常染色体劣性遺伝のものがある．

90％以上の骨形成不全症は，結合組織の主要成分であるⅠ型コラーゲン生成にかかわる遺伝子変異（COL1A1，COL1A2）により，骨の質的，量的異常が生じるために発症するとされる．しかし，約10％程度の患者にはⅠ型コラーゲン関連の遺伝子に異常を認めない．近年，それらの原因となる遺伝子変異も報告されている．

2．診断

症状と経過は様々である．生後，すぐに死亡する周産期致死型から生涯にわたり症状が明らかになることなく，偶然発見されるケースもあり，臨床症状は多岐にわたる．中等症から重症患者では，運動制限は一生涯必要となる．

整形外科的問題として，全身の骨の易骨折性，骨変形，脊椎骨や長管骨の骨脆弱性，繰り返しの脊椎骨折に伴う脊柱変形などが認められる．加えて，関節過伸展，成長障害なども認める．骨脆弱性のために運動発達が遅延することがある．また，骨脆弱性は一生涯継続し，妊娠・出産，さらに加齢に伴う増悪が認められる．

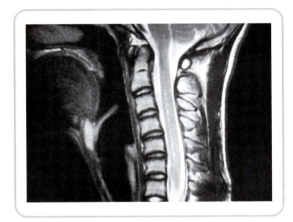

図1 Chiari Ⅰ型に伴う脊髄空洞症

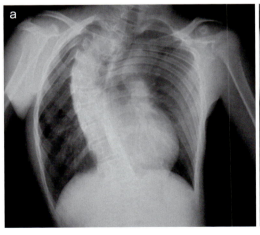
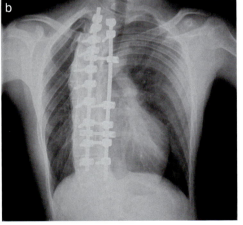

図2 脊髄空洞症に起因する脊柱変形
　a：術前
　b：術後

整形外科的問題以外にも，青色強膜，歯牙形成不全，難聴，皮膚の過伸展，心臓弁膜症など，様々な症状を認めることがある．

整形外科的問題のなかでも，繰り返す骨折に伴う骨や骨格の変形は著しい疼痛をきたす．また，様々なパターンを呈する脊柱変形は胸郭変形をもたらし，呼吸機能障害の原因となる．これは生命にかかわるものであり，極めて重篤な問題となる．この他，心臓弁膜症（大動脈弁，僧帽弁）を認めることもあり，大きな問題となる．

このため，患者の生涯にわたる全身の管理と治療が必要である．

3．治療

根本的な治療方法はないが，様々な症状に対し，内科的治療と外科的治療が行われる．内科的治療は骨質と骨密度の改善，その結果としての骨折頻度の減少を目的として骨粗鬆症治療薬の投与が行われる．骨粗鬆症治療薬投与により，脊椎の椎体骨折の改善が期待でき，その他の骨の骨折頻度が減少する有効な治療方法である．年長児や成人では，経口のビスホスホネート製剤が有効であるとされてきた．近年，テリパラチド（副甲状腺ホルモン製剤）など様々な骨粗鬆症治療薬の有効性も示され，効果が期待されている．小児ではビスホスホネート製剤としてパミドロネートの周期的静脈内投与が行われる．

整形外科的問題としては，骨折に対する観血的骨整復固定術，四肢変形に対する骨切り術，長管骨の骨折予防のための髄内釘挿入，脊柱側弯などの様々な脊柱変形に対するインストゥルメンテーションを用いた矯正固定術が行われるが，インプラントの設置困難や，術中・術後の骨折，骨癒合不全など問題は多い．

この他，歯牙（象牙質）形成不全，およびこれに伴う咬合異常に対する歯科的治療，難聴に対する治療，心臓弁膜症による心機能低下に対する内科的・外科的治療などが必要である．このように，治療と管理は，患者の全身を意識して行われなければならない．

4．特筆すべきポイント

多くの治療方法が提唱され，実践されてきたが，なおも経過と予後は症例によって様々である．
①出生前・出生時に多発骨折があり，四肢に変形・短縮があるとほぼ全例死亡する．
②出生前・出生時の骨折があり，四肢に短縮・変形がないと約6割が車いす生活である．
③出生時までに骨折がなく歩行開始前に初回骨折があると，3分の1が車いす生活である．
④歩行開始後における初回骨折では全例歩行可能である．

と，Shapiroは報告している．しかし，予後は，骨に関する症状ばかりでなく全身的な症状や合併症にも大きくかかわるため，予後予測は極めて困難である．

C 軟骨無形成症

1．疾患概念

軟骨無形成症はかつて軟骨異栄養症あるいは軟骨形成不全症とも呼称されてきた．しかし，1疾患1病名を原則とする骨系統疾患国際分類が用いられるようになり，現在，本疾患名は軟骨無形成症と名称が統一されている．軟骨低形成症は呼称が類似するが，程度の軽い独立した疾患とされている．

a）疫学

およそ2万5千出生に1人の割合で発生するとされる．日本には約6,000人の患者が存在すると推定される．

b）病態と原因

軟骨無形成症は内軟骨性骨化の異常により長管骨の成長障害をきたす．このため，長管骨の長径成長が障害されるため，四肢短縮型の低身長を認める．しかし，膜性骨化は正常であるので，頭蓋骨は相対的に大きくなる．このため，患者の頭，額が大きくなるのが特徴である．

本疾患は遺伝子異常が原因であることが判明している．原因遺伝子はFGFR3（線維芽細胞増殖因子受容体3）であり，患者の98％程度にFGFR3のG380R点変異（380番目のグリシンがアルギニンに置換される変異）を認める．また，同じFGFR3のN540K点変異は軟骨低形成症となる．

2．診断

成人身長は女性で120 cm，男性で130 cmと低身長を認める．特に手足が短くなるものの，体幹の長さは保たれていることが多く，座高は高くなる．軟骨無形成症は内軟骨性骨化の異常により長管骨の成長障害をきたすのが原因であるため，長管骨の長径成長が障害される四肢短縮型の低身長を認める．患者が身長150 cmに達することはほとんどない．

骨格は大きな頭蓋，鞍鼻，三尖手，O脚，肘関節の伸展制限などを特徴とし，運動発達の遅延を認める．知能の発達は正常である．また，その他の特徴として，短い長管骨，骨幹端の杯状変形，骨盤低形成，臼蓋の水平化，坐骨切痕の低形成，椎弓根間距離の狭小化，骨年齢の遅延などを認める．これらは，整形外科的問題となりうる．

その他の合併症として，水頭症，アデノイド，滲出性中耳炎，頻脈，多汗などを認めることがある．脊柱

管の発達に問題が生じ，脊柱管狭窄症に伴う神経症状や下肢症状などを伴うことがある．

3. 治療

軟骨無形成症に対する根治的な治療方法はない．それぞれの問題に対した対症療法的治療が中心となる．低身長に対しては，成長ホルモン皮下注射，もしくは創外固定を用いた四肢の延長術などが行われてきた．また，脊柱管狭窄症に対しては，通常の保存療法に加え，ときに症状改善のために神経除圧術や固定術を行うことがある．ほかの合併症などの問題に対しても対症療法を中心に治療を進める．

II-B 脊椎変性疾患：①先天異常・変形

2 脊柱変形（主に思春期周辺とその他の脊柱変形）

脊柱変形はその原因，年齢やその他多くの視点から様々なものが含まれる．なかでも思春期に多い特発性側弯症の治療法は，その程度や時期によって経過観察，装具療法，そして手術となる．特発性側弯症の手術療法はインプラントの進化と相まって，飛躍的な進歩を遂げている．脊椎外科手術領域でも，脊柱側弯症手術においてはペディクルスクリュー（pedicle screw：PS）の出現は画期的なものであった．歴史的には P. Harrington 博士が Harrington instrumentation を 1963 年に開発し，実践し，脊椎外科におけるインストゥルメンテーションの本格的な夜明けを告げた．以後，後方法のみならず Dwire 法や Zielke 法，Kaneda device といった画期的な前方法のためのインストゥルメントが開発，実践され良好な成績が報告されてきた．いずれも優れたものであったが，現在では後方法が特発性側弯症の手術療法の主流になっている．

A 側弯症の分類・発症経過

脊柱側弯症は原因によりいくつかに分類されている（表 1）．なかでも最も多いのは原因が不明であるとされる特発性である．現在の研究の成果ではほぼ遺伝的因子と環境因子が変形の発症と進行の主なる原因であると考えられているが，遺伝的因子が大きな原因であるとされる．特発性は脊柱側弯症の約 80％を占めているが，この特発性側弯症は多くの場合 10〜14 歳の思春期の時期に発症し，進行する場合がある．しかし，すべてが進行するわけではなく，総じて発見された特発性側弯症の約 20〜30％が進行性であるに過ぎない．多くのものは進行せずに終生そのままであることも多い．そういった意味では過剰な不安は無用である．しかし，以前において特発性側弯症は思春期が終わるともう進行はしないとされる傾向があったが，ある一定の角度に達したものは成人後に進行を認めるものもあることが判明してきた．なかでも胸椎であれば側弯度 45〜50°，腰椎であれば側弯度 35〜40°を超えた場合は成人後さらに進行することも多い事実が判明しつつある．

表 1　思春期における脊柱側弯症の分類
- 特発性側弯症……最も多い（80％）
- 先天性側弯症
- 神経・筋原性側弯症
- 神経線維腫症性側弯症
- 間葉性側弯症（Marfan 症候群など）
- その他

B 身体への影響

脊柱側弯症はカーブが小さければ，なんら問題はない．通常，思春期などの若年期には自覚症状もほとんどない．脊柱の変形が大きくなければ外観上問題となってくる（図 1）．ときに思春期においても腰痛背部痛を訴えることもあるが，成人に達し，さらに中高年期に達すると，背部の痛みや下肢痛などの症状が現れることも多く，いわゆる成人脊柱変形といわれる疾患となり，問題が生じる場合がある．また，思春期における脊柱側弯症患者は同年代の健常人と比較して，自らの自己評価が低い．つまり，自らの脊柱変形をネガティブに捉え，ストレスを感じることが多い．また，変形が強いほど，さらにその程度は増し，脊柱側弯症の美容の問題は大きな問題である[2]．思春期における体幹変形の精神的影響は重要な課題である．呼吸機能に関しては，過去の研究では，Cobb 角が 80°を超えると，肺の機能障害につながるとされ，息切れが多いとされている．実際には，100°を超えると％VC の低下を認めるとの報告がある．1 秒率の低下はさらに早い時期から認められる．しかし，一般に，50°から 60°程度の側弯症では呼吸障害は生じない[3]．

しかし，胸椎にせよ腰椎にせよ，Cobb 角 50°を超えたカーブは成人後，年齢とともに 1 年に 0.7°から 1°程度悪化する．したがって，たとえ思春期に 50°のカーブであり，若い時期には問題がなくとも，適切な治療を受けなければ，特に胸椎カーブは将来呼吸機能の悪化を認める可能性が示唆されている．脊柱側弯症手術における後方法は，前方法とは異なり，呼吸能に悪影響を与えない手術法である．このため，特に胸椎カーブには理想的な手術法である．前述のように，近年は

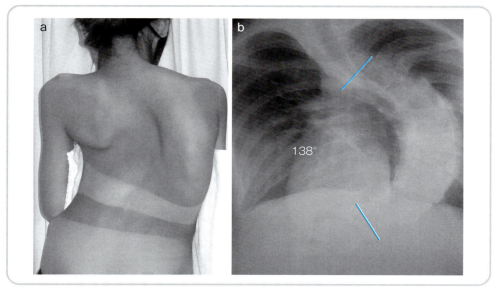

図1　脊柱側弯症患者の外観

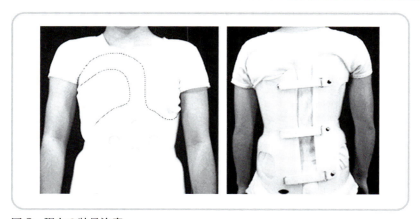

図2　現在の装具治療

胸・腰椎および腰椎カーブは35°を超えると，骨成熟後も進行性であるとされているため，手術適応は拡大されている．従来，この部位は，前方法が好んで行われてきた．しかし，近年のPSの出現により，この部位に対しての後方法の有用性も確認されつつある[4]．

C 特発性側弯症の治療

脊柱変形の評価は様々な方法が提唱されてきたが，主にCobb角により経過観察，装具療法，手術療法が決定される．Cobb角25°未満であれば，軽度のものと判断され，経過観察のみでよい．特に10°前後のカーブはほとんど進行することもない．しかし，25°を超え，身長の増加とカーブの進行が考えられる場合は，装具療法を勧める(図2)．装具には様々なタイプがあるが，現在は主に脇の下までの矯正効果を目指したunder arm braceが中心である．装具療法を行う以前，そして装具療法開始後を含めた経過観察方法の目安を表2に示した．

思春期においては，Cobb角45°以上になると手術が勧められてきた．しかし，胸・腰椎および腰椎カーブには将来の変性側弯への変化を考慮して，近年では35°程度でも手術が勧められる傾向にある．カーブパターンにより，後方法，前方法，前後合併法などが，後方法としては，フックやサブラミナワイヤー，最近では高分子ポリエチレンテープを用いた後方手術が一般的であったが，PSの出現より，矯正効果は格段に向

表2　経過観察の目安

側弯度	観察期間
10°未満	正常
10〜14°	1年
15〜19°	6カ月
20〜24°	4カ月
25°以上	要治療（Risser Ⅲ以下）

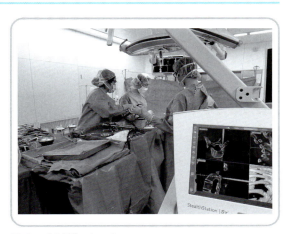

図3　ナビゲーション

上し，固定範囲の縮小，固定力の増大，手術適応の拡大，矯正損失の軽減が実現された．また，PSを用いた，ハイブリッド法，さらにオールスクリュー法へと進化を遂げ，現在はオールスクリュー法が全盛を極めるに至っている[5]．すべての椎体にスクリューを設置するオールスクリュー法は，良好な矯正率が報告されてきた[5]．このため，以前は前方法のよい適応であった胸腰椎・腰椎カーブにもPSを用いた方法が推奨されつつある[6]．しかし，多くの合併症の可能性も示唆されてきた．神経損傷，大動脈や血管損傷，胸膜損傷，などの可能性が示唆されてきた．これらの合併症はときに致命的であり，細やかな配慮が重要である．また，PSのみでなくHarringtonの時代から存在するフックは現代においても極めて有用なアンカーである．PSにこだわらない手術が安全で合併症の少ない手術につながる場合もある．スクリューの設置法はフリーハンド法，そして，スパイナルナビゲーションシステムを用いた方法がある．近年，安全なスクリュー設置のためにナビゲーションシステムを用いた手術が盛んに行われている（図3）．

側弯症手術の目的はより安全で，より容易に，そして，可能な限りの矯正を行い，矯正損失も最小限となるような安定した脊柱の永年的獲得である．

現在，脊椎外科医が，十分慣れた後方アプローチにより，PSを用いて行う手術方法は側弯症手術の理想に近いものともいえる．より安全に容易に手術を行い，良好な矯正を得るために，脊椎後方よりすべて椎体にスクリューを設置する方法は優れた成績が得られているが，ポイントとなる重要な椎体のみに有効にスクリューを設置するskip pedicle screw法，ときにスクリューのみならず，フックも適切に利用する方法もいまだ十分に推奨できる．

1. 思春期以前の手術療法

Cobb角60°以上となった乳幼児期，学童期側弯症の場合，骨移植を行わず成長に応じて約6カ月おきにインプラントを延長し，後方法手術を繰り返すinstrumentation without fusion法が勧められる[7]．現在この方法は確立していないが，成績は安定している（図4）．

2. 思春期周辺の脊柱側弯症の手術適応

脊柱側弯症の後方固定術の適応は，主に特発性側弯症のうち，胸椎カーブでCobb角45〜50°，腰椎カーブで35°以上に適応がある．その他，カーブの割にはハンプが大きい場合，美容上大きな問題が存在する場合などにも手術の適応はある．

3. 通常側弯症手術における手技

側弯症手術の矯正方法は，様々なものが提唱されている．以前のフックのみを用いた方法から，PSの出現により，主に胸椎にはフックを，腰椎にはPSを設置するハイブリッド法が盛んに行われた．現在では，胸椎にもPSを用いる方法が主流となっている．筆者らは，主に後方法を選択し，なかでも，主にPSを用いた方法を選択してきた．矯正方法としては，いわゆる'Rod Rotation Maneuver'（RRM）に頂椎部（apical vertebra）のderotationを試みる方法を行ってきた．ハイブリッド法でもPSのみを用いる方法でも，矯正の理論は基本的に同じである．ただし，PSのほうが，固定性に優れ，フックに比べ，あらゆる方向に矯正力を伝えることが可能であるため，RRM法においても，PSの有用性は高い．

a）後方展開

固定を予定する脊柱後方を展開する．外側は横突起まで展開する．特にナビゲーションを行うときは展開を十分にする必要がある．しかし，固定範囲より上・下位の棘間靱帯は，後弯変形が進まないようにするために，十分気をつけて温存させる．固定に関係のない下位の椎間関節も温存する（図5）．

固定範囲内の，椎間関節に付着する軟部や棘間靱帯は十分切除する．

硬いカーブの場合は，Ponte osteotomyをその部位

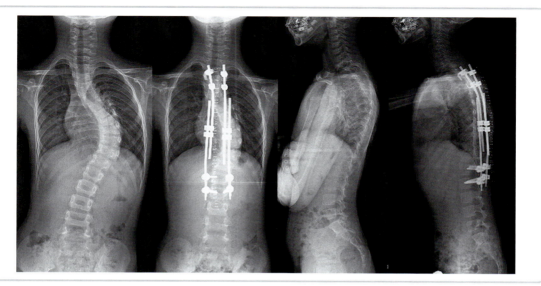

図4 growing-rod の実際
instrumentation without fusion（8歳，男性）

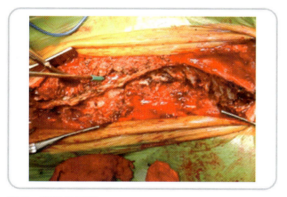

図5 脊椎の展開

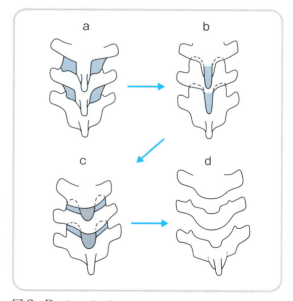

図6 Ponte osteotomy

に行う（図6）．Ponte osteotomy は側弯変形の矯正には効果の高い方法である．

b）スクリューとフックの設置

脊柱後方を十分展開したあと，フックもしくはスクリューを設置する．最近スクリューには mono axial（単軸）と poly axial（多軸）に加え，uni planar（頭尾側のみに自由度があるもの）といわれるものがある（図7）．必要に応じてこれらのスクリューを選択し，設置することになる．

通常，われわれは，ナビゲーション下，もしくはフリーハンドにより，スクリューを用いたアンカー設置を行っている．

胸椎は術前に十分 CT 画像を精査して適切な位置にスクリューを設置できるようにアンカー設置のシミュレーションをしておくことが大切である．腰椎へのスクリュー設置はあまり困難を生じることはないが，L1，L2 は，T11，T12 に比べて，椎弓根が狭いこともよく経験するため，特にフリーハンドでスクリューを設置するときには注意が必要である．胸椎のスクリュー設置は腰椎に比べ，困難であるとの認識もあるが，脊髄が存在し，また椎体の前方には心臓・血管，肺などの重要臓器が存在するという解剖学的な観点からの意見

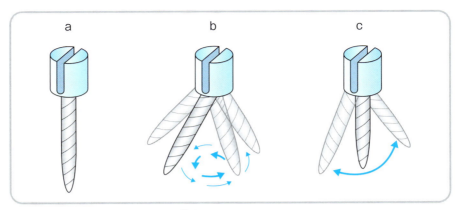

図7 様々なスクリューヘッドの動き
　a：単軸
　b：多軸
　c：頭尾側にのみ自由度があるもの

である．脊髄の存在を十分意識したスクリューの設置が重要であるが，椎弓根内側骨皮質から2mm以内，もしくは外側はin-out-inであっても問題はない（図8）．また，椎弓根径がスクリュー径に満たない場合でも，椎弓狭部を貫いていれば，椎弓根を拡張し，内側は2mm以内の逸脱にとどまっているものと考えられる．術前のCTを参考にして，適切なスクリューの方向と，長さの設置を予定する．重要臓器を意識した予定が大事である．また，固定範囲上位端や頂椎部など，スクリューの設置が困難である場合にはスクリューの設置を断念し，迷わずフックを選択するのも重要である．このとき，固定上位端は通常横突起と椎間関節を挟むようにフックを設置するclaw-fixation techniqueを用いる．また，頂椎部にはサブラミナワイヤーもしくは高分子ポリエチレンテープ（テープ）を用い，脊髄に影響がないように図るのも安全かつ効果的な方法である（図9）．

c）移植骨の確保

　棘突起や横突起などは，アンカーにとって不利にならないように切除し，これをのちの移植骨とする．移植骨は通常不足するが，近年ではβ-TCP含有ハイドロキシアパタイトを加えることにより移植骨のボリュームを確保する（図10，図11）．腸骨からの採骨は必要ない．

　アンカーであるPSやフック設置後，椎間関節固定のために，ノミもしくはエアドリルを用いて，アンカーの設置力が低下しないように十分注意しながら，椎間関節の下関節・上関節突起の骨皮質を破壊し骨癒合に有利になるように工夫する．

d）ロッドの設置と変形の矯正

　以前Harringtonの時代は脊柱変形の矯正はディス

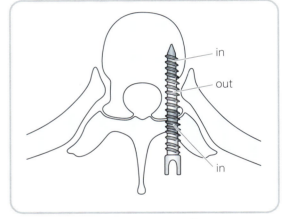

図8 スクリューの許容される設置位置

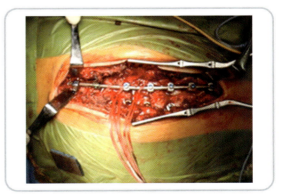

図9 高分子ポリエチレンテープのサブラミナワイヤーへの設置

2. 脊柱変形（主に思春期周辺とその他の脊柱変形）

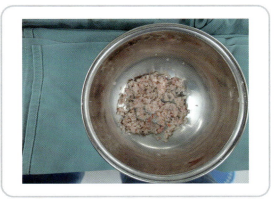

図10 自家骨

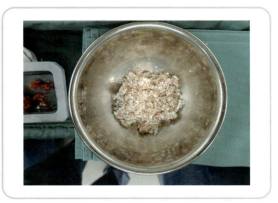

図11 自家骨とβ-TCP

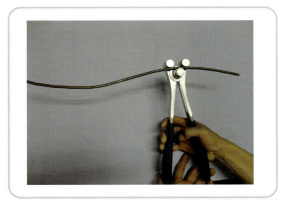

図12 ロッドのベンディング

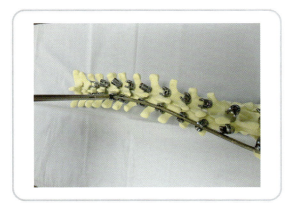

図13 カンチレバーによるロッドの設置

トラクションのみであった．現在，脊柱変形の矯正はあらゆる矯正力を駆使して行う．

① カンチレバー（cantilever）
② ディストラクション（distraction）
③ トランスレーション（translation）
④ ローテーション（rotation）
⑤ ベンディング（bending）

筆者らは通常は，上に示した5つの矯正力をすべて適宜利用し，適切で十分かつ安全な矯正を試み，ときに三次元矯正固定法（vertebral column manipulation：VCM）を用いることもある．この際，脊髄モニタリングを行いながら，矯正操作を行うことが極めて重要である．つぎに，ロッドを適切にカーブに合わせて曲げる（図12）．

曲げたロッドをカーブに合わせて，スクリューもしくはフックに這わせ，連結していく．このとき，ロッドをアンカーに無理に設置していくことになり，力も加えるため，矯正が行われる（カンチレバー）（図13）．ロッドがアンカーに設置されたあと，あらかじめ設置したサブラミナワイヤーもしくはテープをロッドに締

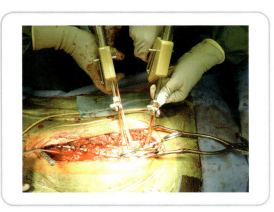

図14 トランスレーションによる矯正

結すると，さらに変形は矯正されることとなる（図14，トランスレーション）．

この状態で，ロッドはアンカーすべてに締結，設置されたことになる．次に，ローテーションによる矯正を行うのが通常である．カーブが大きい場合には，こ

Ⅱ．各論：疾患編 —— B．脊椎変性疾患：①先天異常・変形

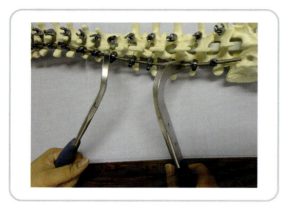

図15　L-bender による弯曲の軽減

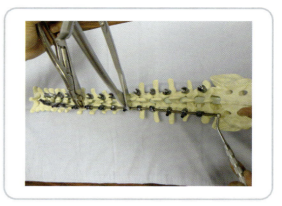

図16　ロッドのローテーションによる矯正

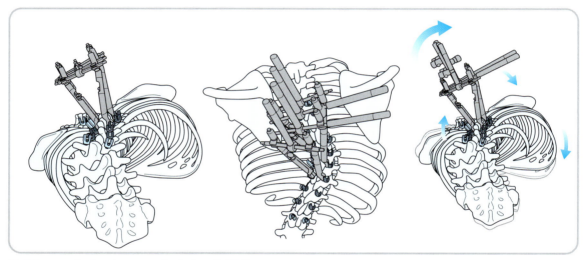

図17　vertebral column manipulation（VCM）

の操作には無理が生じるためにロッドが回らない．このためには，カーブに沿ったロッドの曲がりを小さくし，ロッドが回るように工夫を加えなければならない．通常 80° を超えたカーブはそのままではローテーションが行えない．このためベンディングを L-bender を用いて行い，カーブを小さくする矯正を加える（図15）．もちろんカーブがさほど大きくない場合は，この操作は不要である．

　この状態でローテーションによる矯正を行う．ローテーション操作は実はハンプを悪くする方向に回旋させるものであるので注意が必要である．ローテーションはロッドとアンカーの締結を緩め，椎体の回旋が強くならないように注意すべきである．椎体の回旋が減じるように凸側を押し込む力を十分に加えながら，ローテーション矯正操作を行う（図16）．回旋変形の矯正に更なるこだわりを持つならば前述の VCM を追加する．この方法によれば，ときに現在主流となって

いるローテーションを行うことなく十分な矯正を得ることも可能であり，なおかつ椎体の回旋変形も矯正可能であるとする向きもある（図17）．この矯正操作が終了した次点で，フックおよびスクリューなどのアンカーとロッドをある程度強固に締結しておく．

　ローテーション操作のあと，矯正の追加としてアンカーに変形の矯正に有利な方向にディストラクションもしくはコンプレッションを加える（図18）．このときも，アンカーとロッドの締結は緩め，矯正後にさらに締結する．

　フックを使用した場合には，この操作はアンカーとしての安定化のためにも有利となる．最後に，すべてのアンカーとロッドの強固な締結を行う．

　次に，反対の凸側にロッドを設置する．アンカーとロッドを緩く締結した状態で，適切にコンプレッションを加える．このあと，強固にアンカーとロッドを締結する．

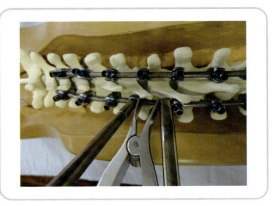

図18　ディストラクションによる矯正の追加

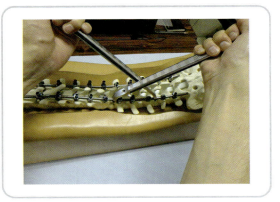

図19　*in situ* bender による矢状断面の矯正

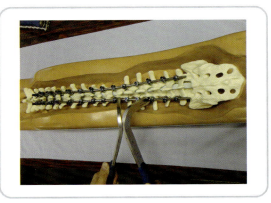

図20　L-bender による冠状断面の矯正の追加

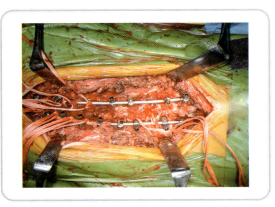

図21　矯正の終了

　最後に，X線を撮影し，三次元的矯正の最終仕上がりを確認する．冠状面，矢状面アライメントを注意深く確認してから，必要に応じて，L-bender や *in situ* bender を用いて，さらにベンディングにより適切なアライメントに修正する（図19，図20）．クロスリンクは感染予防，デッドスペースの軽減の観点から，ロープロファイルのものを選択する．これで，すべてのインプラントの設置は終了である（図21）．

e）デコルチケーションと骨移植

　脊柱変形の矯正位の永年の維持には骨癒合が欠かせない．このため近年インプラントが飛躍的に進化したとはいえ，しっかりとした骨母床の作製と骨移植が重要である．脊柱後方の海面骨から出血が確認できるまで，デコルチケーションを行い，骨移植を十分に行う．先立ってとっておいた棘突起や横突起などの骨を十分に砕き細分化する．このとき，電動ボーンミルが有用である．これに通常 β-TCP 含有ハイドロキシアパタイト2gを混ぜ，移植骨の量を増量し，脊柱後方に移植する（図22）．

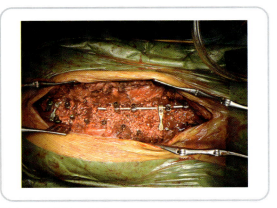

図22　骨移植の完了

f）ドレーンの留置と閉創

　海外ではドレーンを留置しない術者も多く存在するが，筆者らは通常ドレーンを2本留置する．筋膜を縫合再建し，皮膚を縫合して手術は終了となる．

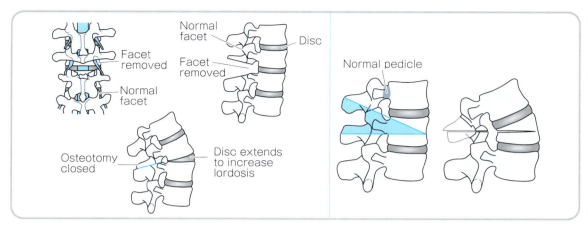

図23　pedicle subtraction osteotomy, Smith Peterson osteotomy

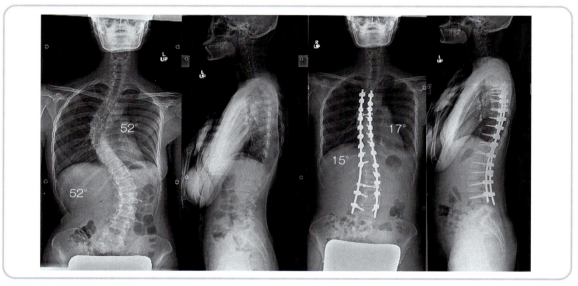

図24　特発性側弯症症例

時に，後弯変形などの大きなサジタルアライメント不良（特に局所後弯変形）を伴うときは，骨切りを追加し，矢状面アライメントを調整することがある（図23）．

g）手術後療法

現在ではインプラントの進歩により，術後コルセットは不要との意見も多い．しかし，筆者はあくまでも転倒，転落，他人との衝突，交通事故などのアクシデント予防のため，3ヵ月間のみコルセットを装着している．1年後にはまったく制限はないが，その間のスポーツは極めて軽いもののみ許している．

脊柱変形のその後—成人脊柱変形

以前は思春期が過ぎ，成人すると特発性側弯症などの脊柱変形はもう進行しないとも考えられてきた．しかし，現在は一部のものは進行し，かなりの変形に至る可能性があることが示唆されている．特に，胸椎は45〜50°，胸腰椎や腰椎は35〜40°を超えたカーブはなおも進行性である可能性があるとされている．これらは非 de novo，遺残性などとも呼ばれており，これに対し，若いころには脊柱変形はなかったにもかかわらず，高齢者になってから様々な原因で脊柱変形をきたしたものは de novo と呼ばれ，成人脊柱変形の中心的な疾患となっている．これらの原因は様々で，いまだ分類

2. 脊柱変形（主に思春期周辺とその他の脊柱変形）

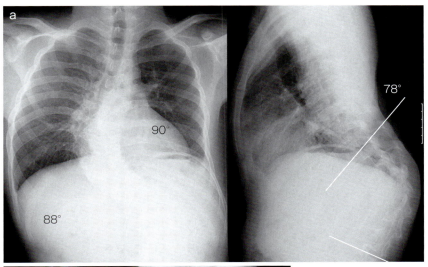

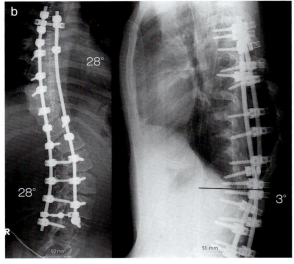

図25　腰椎に高度後弯を伴った高度脊柱側弯症症例
　a：術前
　b：術後

は明確にはされていない．いずれにせよ，多くの患者は腰や背部の痛み，下肢症状，変形，前方注視困難，消化器症状など様々な訴えを持って受診する．現在の脊椎外科領域ではまさに最も大きな問題となっている領域である．

E 症例提示

症例1
　15歳，女性．特発性側弯症（図24）．スクリューを中心としたアンカーを用い矯正した．骨切りは加えず

も，矯正は良好である．

症例2
　腰椎に高度局所後弯を伴う側弯症（図25）．後弯部にSPOを3箇所加えて矯正することにより，側弯症とともに後弯症の改善も行い良好な結果を得た．このように脊柱変形治療にはいまやosteotomy（骨切り）は重要な治療手段である．

症例3
　53歳，女性．非 de novo 脊柱変形（図26）．主訴は強い背部痛であった．通常こういった症例は硬い脊柱

131

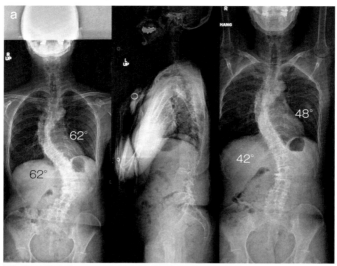
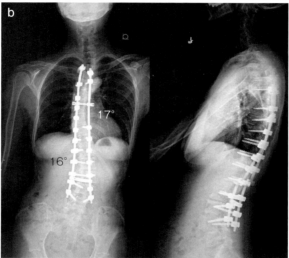

図26 成人脊柱変形症例
a：術前
b：術後

ゆえ矯正は困難とされるが必ずしもそうではなく，良好な矯正とともに，術後背部痛は劇的に改善した．心理的負担も改善した．脊柱変形手術は変形矯正そのもののみならず付随する様々な問題を解決する可能性がある．

文献

1) Weinstein SL et al: Idiopathic scoliosis. J Bone Joint Surg **63-A**: 702-712, 1981
2) 長谷川和宏：側彎症診察のポイント．関節外科 **27**: 558-565, 2008
3) Weinstein SL et al: Idiopathic scoliosis: long-term follow up and prognosis in untreated patients. J Bone Joint Surg Am **63**: 702-712, 1981
4) Barr SJ et al: Lumbar pedicle screw versus hooks. Spine **22**: 1369-1379, 1997
5) Kim YJ et al: Comparative analysis of pedicle screw versus hybrid instrumentation in posterior spinal fusion of adolescent idiopathic scoliosis. Spine (Phila Pa 1976) **31**: 291-298, 2006
6) Halm H et al: Segmental pedicle screw instrumentation in idiopathic thoracolumbar and lumbar scoliosis. Eur Spine J **9**: 191-197, 2000
7) 南　昌平：脊柱側彎症の疫学的事項と社会的背景．関節外科 **27**: 550-557, 2008

Ⅱ. 各論：疾患編

B. 脊椎変性疾患
②変性疾患

Ⅱ-B 脊椎変性疾患：②変性疾患

1 変形性頚椎症

A 疾患概念

変形性頚椎症では，Luschka関節，椎間関節，椎間板，黄色靱帯などの退行性変化によって，骨棘の形成，椎間板膨隆，靱帯の肥厚などが生じる．変形性頚椎症は頚椎症，頚部（変形性）脊椎症と同義である．頚椎は可動範囲が大きく，また運動する頻度も多いため変性をきたしやすい．これら退行性変化に伴い，脊柱の可動域制限，疼痛，こり感などの局所症状が生じ，ときに神経根症や脊髄症も呈することがある．

脊椎症性変化によって神経根症をきたした状態を頚椎症性神経根症といい，脊髄症をきたした状態を頚椎症性脊髄症という．つまり，変形性頚椎症は広く頚椎症性神経根症や頚椎症性脊髄症を包括する病態である．

本項では変形性頚椎症の局所症状に加え，症候としての脊髄症や神経根症について言及する．病態としての頚椎症性脊髄症や頚椎症性神経根症は別項が設定されているので，併せて参照していただきたい．

B 診断

1. 症状

頚椎症の症状は大きく3つに分けられる．

a）局所症状

骨，関節，椎間板由来の局所症状として頚部痛，肩甲骨周囲の痛み，肩こりなどの症状が生じる．これらは運動時に増強する．

b）神経根症

神経根の刺激（圧迫）により，神経根症が生じる．神経根の刺激（圧迫）の原因としてはLuschka関節（鉤椎関節）・椎間関節の骨棘，椎間高の減少による椎間孔の狭小化，椎体のすべりなどがあげられる（図1a）．神経根症の特徴は上肢への放散痛である．発症初期は一側上肢，その神経根の支配する当該皮膚髄節に一致する疼痛，放散痛，しびれ感など刺激症状が主である．次いで同部位の感覚鈍麻，当該筋節に一致する易疲労感，脱力，筋萎縮，腱反射減弱などの脱落症状に発展する．しかし，体幹，下肢の感覚・運動障害，腱反射亢進，排尿障害などは伴わず，症状は1根あるいは2根の領域にとどまる[1]．なお，頚部神経根症の70％で上肢症状に先行する頚部・肩甲部痛が存在するとされ[2]，神経根症の診断に有用な情報となる．

しかしながら，画像上物理的な圧迫を認めても症状が無症候または軽微であることをしばしば経験する．また，画像上の圧迫の程度と痛みの程度が相関しないことも多い．神経根性疼痛の正確な病態は不明であるが，疼痛が発現するには神経への物理的圧迫に加え，炎症反応の関与が考えられている．圧迫された神経根内では血管透過性が亢進し，二次的に神経根内に浮腫が発生する．神経根内の浮腫が痛みに対する神経根の反応性閾値を変え，疼痛に対する感受性が高まっている可能性がある．また，神経細胞から放出される痛みに関連したサイトカインは，この炎症反応を惹起し維持させる[3]．

c）脊髄症

頚椎症性変化が進行し脊髄の圧排が進む（図1b）と，脊髄症を呈するようになる．障害高位における感覚鈍麻，筋力低下，腱反射減弱などの髄節症状および障害高位以下の体幹・下肢に及ぶ感覚鈍麻，痙性歩行などの索路症状や膀胱直腸障害が出現する．患者は食事動作，書字動作，衣服のボタン着脱などが困難となったり（手指巧緻運動障害），下肢のしびれ，痙性および位置覚障害を背景とした歩行障害を訴える．頚髄における手の錐体路障害を総称してmyelopathy handという．下肢のしびれ・感覚障害・違和感として「砂利の上を歩いているような」，「何か一枚かぶっているような」，「分厚くなっているような」などの訴えが聴取される．

d）その他

頚椎症性変化に伴う椎骨動脈圧迫症状としてめまい，暗黒感，意識障害などがあり，比較的まれな病態ではあるが，鑑別として念頭に置く必要がある．

2. 問診のポイント

病歴聴取にあたっては，主訴をあげてもらい，その後外傷歴，罹病期間，症状の推移，前駆症状の有無，運動による症状増減の有無，疼痛・しびれについては具体的な範囲，日常生活におけるADL障害を把握するため手指巧緻運動障害，歩行障害の有無について聴

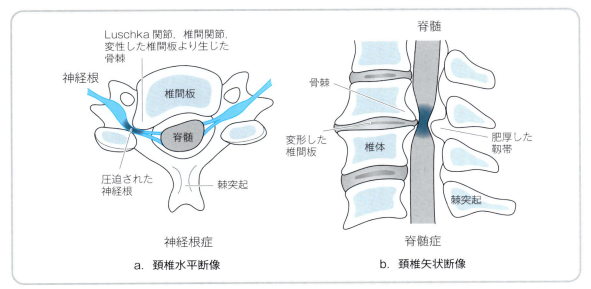

図1 変形性頚椎症（神経根症および脊髄症）のシェーマ
　a：神経根症のシェーマ．Luschka関節（鉤椎関節）・椎間関節の骨棘，椎間高の減少などにより椎間孔の狭小化が生じ神経根が圧迫される．
　b：脊髄症のシェーマ．骨棘変性した椎間板，肥厚した黄色靱帯などにより脊髄が圧迫される．

取する．また，膀胱直腸障害については患者に具体的に質問し回答を得る．以上より神経根症，脊髄症の有無や，およその障害高位が判別される．

3．神経学的検査

a）神経根症

神経根の通過する椎間孔は屈曲位にて広く，伸展位にて狭くなる特徴がある．患者に頚部を背屈させ，検者は両手で頭部を軽く下方へ押さえる．これにより患側の上肢に放散痛が起こる場合，頚部の根性疼痛を疑う（head compression test, Jackson テスト）．患者を座らせて，頚椎を患側へ側屈・背屈位をとらせ，検者は頭頂部に両手で下方圧迫を加える．上肢の疼痛が誘発・増悪されれば，椎間孔での神経根症を疑う（neck compression test, Spurling テスト）．神経学的には皮膚髄節，筋節，深部腱反射を参考にして高位診断を行う．

b）脊髄症

脊椎脊髄疾患を念頭に置いた神経学的診察の中心は，徒手筋力テスト，痛覚検査および腱反射である．筋力テストはときに疼痛やしびれのため評価がばらつく可能性がある．痛覚検査は検査法への理解と，集中力の持続性の問題から再現性に乏しいことがある．最も信頼性がある検査は深部腱反射や病的反射である．罹患高位より末梢の深部腱反射が亢進していれば脊髄症と判断する．ただし，胸椎・腰椎部疾患や神経内科疾患を合併する場合があり，腱反射も含め神経症状は典型的な頚髄由来の脊髄症を呈さないことも多々あることに留意する．

脊髄症の診断には myelopathy hand の有無を確認することも有用な方法である．錐体路障害が進行すると，手指の巧緻性が低下し，手指屈筋のトーヌスの亢進がみられ，Wartenberg の指屈反射，Hoffmann 反射が高率に陽性となる．myelopathy hand は両側性に尺側優位に起こる．尺側から始まる指離れ徴候を観察する finger escape sign や，手指の開閉をみる 10 秒テスト（grip and release test）が有用な検査法である．ただし，リウマチ手の場合など，これら検査が困難な場合がある．

また，下肢運動について片脚立位や hopping にて評価する．後索障害を反映する Romberg 徴候も有用である．患者を起立させ，両足の踵と足先を揃えて閉眼させると，患者の体が次第に横方向または前後方向にゆっくり動揺する．これらは，深部腱反射同様，歩行障害や下肢しびれなどの自覚症状がまだはっきりしない初期脊髄症にもみられることがあり，脊髄症のスクリーニングとして大切な検査法である．

神経学的所見を髄節症状と索路症状に分別し，脊髄症の横位ならびに高位診断を行う．

4. 画像検査など補助検査

a) X線検査

X線像は正側2方向を基本とし，予想される疾患により斜位，前後屈，開口位正面像を適時追加する．頸椎症ではX線検査にて頸椎柱全体の配列は正常な前弯を失い，直線状あるいは後弯を示すことが多い（図2）．局所所見として椎間間隙の狭小化，椎体前縁・後縁における骨硬化を伴った骨棘形成，椎間関節部の骨硬化と関節症性変化が確認される．神経根症症例の骨棘による神経根圧迫タイプは，当該神経根レベルにおけるLuschka関節部および椎間関節からの骨棘による椎間孔狭窄の有無を斜位像より確認する．脊髄症例では固有脊柱管前後径および後屈位における上位椎体後下縁から下位椎弓上前縁までの前後径（有効脊柱管前後径）を計測する．後屈位では上位椎の後方すべりとともに前後径は減少し，これを dynamic canal stenosis（pincer mechanism）という．有効脊柱管前後径が12〜14 mm 以下では狭窄状態であり，慢性圧迫性脊髄障害を生じうる．

b) MRI

脊髄や神経根圧迫の有無を評価する．硬膜管の圧排，くも膜下腔の狭小化，椎間板変性，骨棘形成，靱帯肥厚などが描出される．また，化膿性病変や不顕性骨折などの診断も可能である．腫瘍性病変や化膿性病変，脊髄の炎症性疾患を疑わない場合，造影MRIは基本的に不要である．T2強調像の髄内高信号変化は主に浮腫，虚血，炎症，グリオーシスなどの可逆的な変化を示すといわれており，一方T1強調像の髄内低信号変化は壊死や軟化などの不可逆的な変化を示すとされる．脊髄圧迫高位におけるT2強調像の髄内高信号は脊髄症の存在を示唆する所見とされているが，これには反対意見もある．一方T1強調像の髄内低信号の存在は，重症度が高く予後不良であることを示唆する所見と考えられている[4]．現在，脊髄障害の定量化の試みとして DTI（diffusion tensor imaging）や MRS（MR spectrography）などの研究が盛んに行われており，今後さらにMRIによる脊髄内の神経伝導や生化学的変化の検討が進んでいくと思われる．

c) CT, CTM

靱帯骨化症の骨化形態の詳細な把握，神経根症の骨棘の詳細な評価，骨破壊性病変などの精査にはCTが有用である．手術を前提とした詳細な病態把握，およびMRIが禁忌とされる患者には脊髄腔造影，CTM（CT myelography）が行われる．CTはMRIと比較し撮影時間が短いという利点を持つ．このため前述の pincer mechanism を確認する意味で後屈位でのCTMが有用な情報となりうることがある（図3）．ただし過度の後屈には十分注意する．また，患者の被曝に留意し，なるべく必要最低限の検査にとどめる．

d) CTA, MRA

椎弓根スクリューなどを用いたインストゥルメンテーション手術を計画する際に，椎骨動脈走行の把握のため CTA（CT angiography）（図4）あるいは MRA（MR angiography）を施行する．CTAは骨および血管

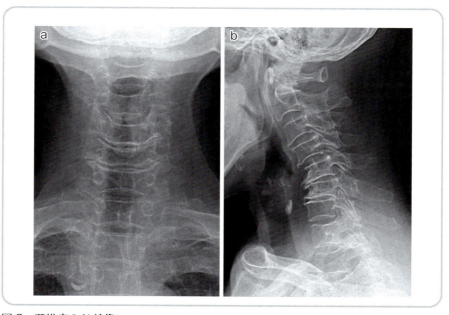

図2　頸椎症のX線像
後弯変形，椎間間隙の狭小化，椎体辺縁の骨硬化を伴った骨棘形成，椎間関節部の骨硬化が認められる．

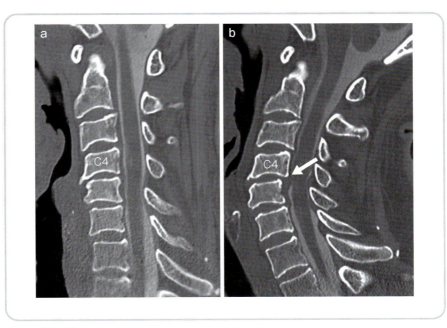

図3　頚椎 CTM
後屈位（b）では第4頚椎の後方すべりに伴い，中間位（a）に比し硬膜管の圧排が増強している．

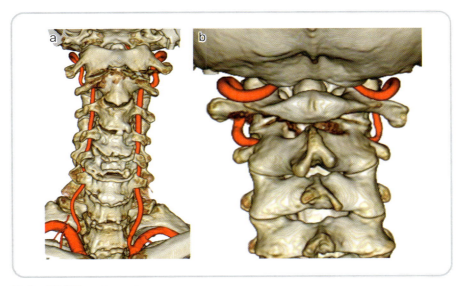

図4　3D-CT angiography
椎弓根スクリューなどを用いたインストゥルメンテーション手術を計画する際に，椎骨動脈走行の把握のため施行する．

走行を鮮明に描出可能であるが，たとえば重度の腎機能障害患者の場合，造影剤のリスクが懸念される．その際は MRA を施行する．MRA の弱点として骨との関係が MRA 単独では評価困難なことがある．このため最近では MRA と CT の fusion 画像にて評価する試みを行っている[5]．

e）その他の補助検査

　針筋電図や神経伝導速度など電気生理学的検査が障害範囲，重症度診断，神経内科領域疾患・末梢神経疾患との鑑別に有用である．

C 治療

1. 保存療法

重度脊髄症を呈していない限り，まず保存療法を施行することが一般的である．症状増悪因子である頚椎の背屈を禁じ，過度なスポーツ活動を休止させ，なるべく安静を保つ．後頭部痛，後頚部痛，肩甲骨周囲の痛み，上肢痛が強ければ，カラー着用などに加えて局所の温熱，頚椎牽引などの理学療法を行うが，牽引は症状がかえって悪化することがあり注意が必要である．疼痛・しびれなどに対し，NSAIDs，プレガバリンなどの疼痛治療薬のほか，メコバラミン，筋弛緩薬，ワクシニアウイルス接種家兎炎症皮膚抽出液を投与する．重度の疼痛に対しては，オピオイドやステロイドが使用されることもあるが，副作用に注意する．

局所症状のみの頚椎症が手術適応となることはなく，基本的に各種保存療法の組み合わせで対処する．ただし画像検査上，有効脊柱管前後径が11〜12mm程度と著しく狭い場合は，脊髄損傷のリスクを十分に説明し，状況を十分認知させる．転倒リスクを減らすべく，プレガバリンなどの処方の際は，その副作用発現に注意を払う．このような患者や，占拠率の高い靱帯骨化を持つ患者に対する予防的手術の是非が問題となることがあるが，われわれは手術リスク・ベネフィットを考慮し軽症例・無症候例に対する予防的手術は行っていない．

2. 手術療法

保存療法抵抗性の神経根症は外科療法の適応となることがある．明らかな脊髄症を生じているものは外科療法の適応である．手術の目的は進行予防と症状改善である．ただし症状の改善の程度については予見不能な部分もあり，われわれはこれまでの頚髄症JOAスコアの改善率から，改善の度合いは症状の6〜7割と説明している．進行予防という点においても，いったん手術で改善を認め，その後も除圧が保持されているにもかかわらず長期経過で悪化する例があり，長期にわたりADLを維持するような手術タイミング，術式に関する知見が待たれる．手術療法の詳細については頚椎症性脊髄症や頚椎症性神経根症の項を参照されたい．

D 特筆すべきポイント

「頚椎症性脊髄症急性増悪患者に対する顆粒球コロニー刺激因子(G-CSF)を用いた神経保護療法の試み」

一般的に変形性頚椎症は緩徐進行性に悪化し，やがて脊髄症を呈するようになるが，ときに急速な症状の増悪をみることがある．脊髄内部での神経細胞およびグリア細胞の細胞死が関与していると考えられており，急性脊髄損傷と類似した病態が想定される．当科では脊髄損傷動物モデルに対する有効性をもとに，顆粒球コロニー刺激因子(granulocyte colony-stimulating factor：G-CSF)の圧迫性脊髄症急性増悪患者に対する臨床試験を行っている．これまでの探索的試験においてその安全性を確認し，有効性が示唆されたため[6]，引き続き治療効果の検証を行っている．症状の進行した脊髄症治療における薬物療法の位置づけとしては，内科合併症などで手術リスクが高く手術療法が適応とならない場合や，手術待機期間中の麻痺進行予防，手術療法との併用による相加相乗効果を想定している．

文献
1) 伊藤達雄：変形性頚椎症．医と薬学 **34**: 964-976, 1995
2) Tanaka Y et al: Cervical roots as origin of pain in the neck or scapular regions. Spine **31**: E568-E573, 2006
3) 遠藤健司，三原久範：頚椎診療のてびき．丸善，東京，2012
4) 内田研造ほか：頚椎症性脊髄症，頚椎症性筋萎縮症．MB Orthopaedics **24** (11): 30-36, 2011
5) Kadota R et al: Image fusion for preoperative evaluation of vertebral artery in a patient with atlantoaxial vertical subluxation and chronic renal failure. Eur Spine J **2** (Suppl): S96-S99, 2010
6) Sakuma T et al: Neuroprotective therapy using granulocyte colony-stimulating factor for patients with worsening symptoms of thoracic myelopathy: a multicenter prospective controlled trial. Spine **37**: 1475-1478, 2012

Ⅱ-B 脊椎変性疾患：②変性疾患

2 頚椎症性脊髄症

A 疾患概念

　（変形性）頚椎症に伴い，脊髄が圧迫され脊髄症症候の発現した状態を頚椎症性脊髄症（以下，頚髄症）という．症状の発現には静的な物理的圧迫（静的因子）に加え，動的因子，脊椎アライメントおよび循環障害因子が関与しているとされている．本症は50歳代で発症することが多く，男性に多い傾向がある．罹患高位は全体ではC5/C6が最も多いとされる．一方，高齢者ではC3/C4，C4/C5における動的因子を伴った脊髄障害であることが多い．理由としてC5/C6，C6/C7の脊椎症性変化が先行して進行し，やがて椎間可動性を失い安定化すると，代償的にその上位であるC3/C4，C4/C5の動的負荷が増大するため罹患高位となると考えられている．

B 診断

1．病態

　静的因子として頚椎症性変化による圧迫および発育性脊柱管狭窄（developmental spinal canal stenosis）の2つがあげられる．前者は加齢変化による脊椎の変性であり，骨棘，膨隆した椎間板，肥厚した黄色靱帯などにより脊髄が圧迫される．後者はもともと椎弓根が短く，脊柱管容積や椎間孔も小さいことを意味しており，脊髄や神経根の圧迫が生じやすい状態である．発育性脊柱管狭窄の定義は有効脊柱管前後径10～14mmと報告者によりいくつかの数値が提唱されている．
　動的因子として，椎体のすべりを伴うと動的な狭窄の程度がより高度となる．特に高齢者では頚髄症発症の病態として重要な要因となる．
　脊髄症の発症にアライメント異常も関与することがある．頚椎は通常生理的前弯位であるが，過前弯，後弯，S字状変形などのアライメント異常が脊髄症発症の要因のひとつとなる．
　ほか，突出した椎間板による前脊髄動脈とその分枝の圧迫による循環障害が頚髄症の原因のひとつとしていわれている．

2．症状

　頚部運動制限，後頚部痛，肩こりなどの局所症状の時期を経て，髄節症状，索路症状，膀胱直腸障害が出現する．症状は緩徐進行を示すことが多い．患者は食事動作，書字動作，衣服のボタン着脱などが困難となったり（手指巧緻運動障害），下肢のしびれ，痙性および位置覚障害を背景とした歩行障害を訴える．
　脊髄症の重症度を表す評価法として，日整会頚髄症JOAスコアは広く用いられている．また，患者立脚型のJOACMEQは患者の障害の程度をよく反映するとされる[1]．

C 治療

1．保存療法

　軽症例にはまず保存療法を試みてもよい．頚椎持続牽引療法，装具療法は軽症例に対し短期的には有効である．

2．手術療法

　一般に手指巧緻運動障害や歩行障害が出現し症状が進行性であれば手術適応である．日整会頚髄症JOAスコアで13点以下は手術適応とされることが多い．また，透析脊椎症の場合は，透析に通院する必要性から，一般的な脊髄症よりも症状の軽い段階で手術を勧める．
　手術の方法は前方法（前方除圧固定術）と後方法［椎弓形成術（脊柱管拡大術）］に大別される．どちらの術式も成績は比較的安定している．椎弓形成術の場合，たとえば局所椎間可動性が大きな場合や，すべりが強い場合，固定術を併用することがある．局所後弯変形が強く，脊柱アライメントの矯正が必要な場合にはインストゥルメンテーションを使用した後方除圧矯正固定術や前方法を併用した前後合併手術を選択することがある．

a）前方法（前方除圧固定術）

　脊髄前方圧迫因子を除去し，椎体間を固定するものである．前方法の利点は圧迫要素が脊髄の腹側にある場合，直接的に除圧可能である点である．脊柱管前後径が広く脊髄圧迫部位が1～2椎間である場合には前

Ⅱ．各論：疾患編 —— B．脊椎変性疾患：②変性疾患

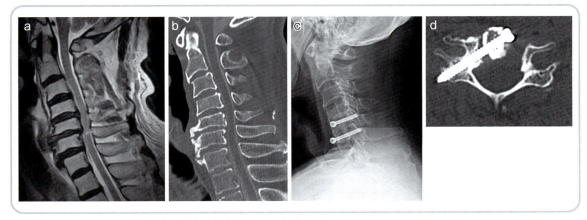

図1　C4/C5，C5/C6 頚髄症に対する前方除圧固定術施行例
　後弯変形を伴う C4/C5，C5/C6 の頚髄症（a, b）に対し自家腓骨を用いた C4-C7 頚椎前方除圧固定術を施行した（c）．移植骨の固定には前方からの椎弓根スクリューを使用した（d）．

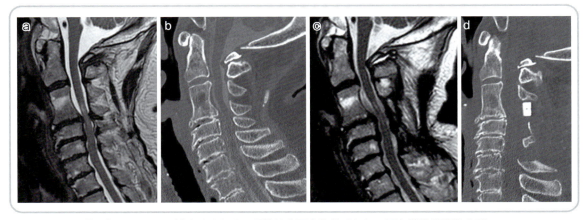

図2　C3/C4 椎間板ヘルニアに対する C3-C4 頚椎前方固定術後 20 年の固定隣接椎間障害例
　固定下位隣接椎間（C4/C5）で脊柱管狭窄を認めた（a, b）．C3-C6 椎弓形成術，C7 部分椎弓切除術を施行した（c, d）．

方法を選択することが多いが，多椎間病変にも適応可能である[2]．前方から椎間板切除，骨棘，椎体切除にて脊髄・神経根の圧迫を取り除いたのち，除圧部に骨移植を行い固定する．移植骨には従来自家腸骨ブロックや自家腓骨が利用されていたが，近年，採骨の負担を軽減あるいは省略する視点で，人工骨インプラント（ハイドロキシアパタイト），コラーゲン使用人工骨（低結晶性リン酸カルシウムとコラーゲン）や他家骨の併用による固定が増加している．

外固定簡略化および移植骨脱転予防目的に 2 椎間固定まではプレート固定の併用を行っている．3 椎間固定以上は，以前はハローベストを使用していたが，長期のハローベストの使用は患者にとって大きな負担であった．また，長範囲時のプレート固定は脱転などの問題があった．現在，3 椎間固定以上は基本的には前方椎弓根スクリュー[3]（図1），または後方からのインストゥルメンテーション固定を併用する術式を採用している．外固定として頚椎軟性カラーかフィラデルフィアカラーを 1～3 ヵ月間装着する．前方法において留意すべき主な合併症として，移植骨の脱転，偽関節，採骨部痛，軸性疼痛，術後 C5 麻痺，反回神経麻痺（嗄声），食道瘻，椎骨動脈損傷，長期的には隣接椎間障害などの合併症が生じる可能性[4]（図2）があげられる．

b）後方法（椎弓形成術）

　脊髄の背側から除圧を行うものである．通常 3 椎間以上の多椎間病変，脊柱管前後径が 12 mm 以下の場合および黄色靱帯石灰化症など後方に圧迫因子を有する場合に選択することが多い．当教室では伊藤式椎弓形成術[5]を行っている．後方法は比較的術者を選ばず安全性の高い手術である．反面，後方法は，脊髄腹側の

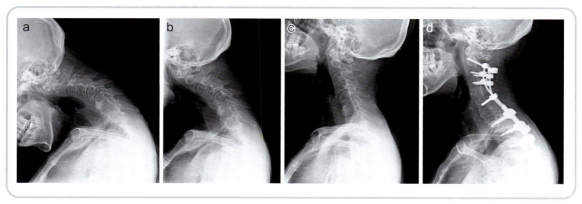

図3 重度頚椎後弯症，首下がり症候群
　重度頚椎後弯症，首下がり症候群（a：前屈位，b：中間位，c：後屈位）に対し，C4/C5，C5/C6前方固定術およびC2-T4頚椎後方矯正固定術を施行した（d）．本症例は脊髄症を呈していたためC4-C7の後方除圧術を追加した．また，矯正操作による椎間孔狭窄予防のためC4/C5，C5/C6の椎間孔拡大術を併用した．

前方圧迫因子には手をつけず脊髄の後方移動を期待する術式のため，除圧が不十分となる可能性がある．術後画像検査にて脊髄の3mm以上の後方移動例は良好な成績であった[6]．除圧不足を減らす目的で術中超音波にて除圧確認を行う[7]．また，後方手術において留意すべき合併症として軸性疼痛と術後C5麻痺があげられる．最近では筋肉温存選択的椎弓形成術や内視鏡による低侵襲化が試みられており軸性疼痛発症の低減が期待されている．われわれもC2，C7付着筋の温存に努めている．現在，椎弓形成術後において外固定は使用していない．C5麻痺についてはいまだ不明な点も多く，予防的椎間孔拡大術もまだその意義は明らかでない．

D 特筆すべきポイント

「首下がり症候群（drop head syndrome）について」
　近年，脊柱の矢状面バランスが注目されるようになり，胸腰椎骨盤と同様に頚椎の矢状面アライメントについても報告が増加している．首下がりの多くは神経内科疾患，内分泌疾患，精神疾患を背景に持つが，頚椎症性脊髄症によるもの，胸椎のアライメント異常に起因するものもあり，その原因は多様である．多くの患者の主訴は前方注視障害や頚部伸展障害であるが，脊髄症を併発している例がある．首下がりに対しては，原疾患の明らかなものはその治療が優先され，頚椎カラー，理学療法などによる保存療法を併用する．原疾患が不明な例や，脊髄症を併発している例，脊柱アライメントに起因する例に対しても，まず保存療法が行われるが，保存療法抵抗例や中等度以上の脊髄症を併発している場合，手術療法が考慮される（図3）．当科ではインストゥルメンテーションを用いた長範囲前後合併矯正固定術を施行している．脊髄症を併発している場合，除圧術を併用する．また，矯正操作に伴う椎間孔狭窄による麻痺発生予防のため椎間孔拡大術を併用する．首下がり症候群に対する手術療法はその適応や治療法は確立されておらず，さらなる症例の蓄積や長期フォローが必要である．

文献

1) 日本整形外科学会，日本脊椎脊髄病学会（監修）：頚椎症性脊髄症診療ガイドライン2015，第2版，南江堂，東京，2015
2) 望月真人ほか：頚椎症性脊髄症に対する前方除圧固定術の長期成績．脊椎脊髄ジャーナル 10: 803-807, 1997
3) Aramomi M et al: Anterior pedicle screw fixation for multilevel cervical corpectomy and spinal fusion. Acta Neurochir (Wien) 150: 575-582, 2008
4) Goto S et al: Anterior surgery in four consecutive technical phases for cervical spondylotic myelopathy. Spine 18: 1968-1973, 1993
5) Itoh T et al: Technical improvements and results of laminoplasty for compressive myelopathy in the cervical spine. Spine 10: 729-736, 1985
6) Sodeyama T et al: Effect of decompression enlargement laminoplasty for posterior shifting of the spinal cord. Spine 24: 1527-1531, 1999
7) 橋本光宏ほか：頚部脊柱管拡大術における術中超音波所見．脊椎脊髄ジャーナル 15: 489-492, 2002

II-B 脊椎変性疾患：②変性疾患

3 頚椎症性筋萎縮症

A 疾患概念

頚椎症性筋萎縮症は，上肢の筋萎縮と運動麻痺を主徴とし感覚障害は軽度である特殊な病態を示す症候群である．独立した疾患概念ではなく，頚椎症の一型として捉えられている．本症は40〜60歳代の男性に多い．病態生理に関しては，神経根障害（前根障害），髄節障害（前角障害），両者の混合があるとされる（図1）．

麻痺発生のメカニズムは，前方のLuschka関節突起に生じた退行性変化により頚椎椎間孔で神経根が前根優位に障害を受けることによると考えられている．圧迫が脊柱管内側にある場合，前角の障害が出現すると考えられる．

病型として近位型（C5, C6髄節または神経根障害），遠位型（C7, C8髄節または神経根障害）に分けることが多い．一般に筋萎縮の主体が三角筋，上腕二頭筋あるいは腕橈骨筋である症例を近位型，上腕三頭筋以下が主体の場合は遠位型として分類する．

B 診断

1．神経学的検査

両側，片側，近位，遠位を問わず上肢の脱力を伴った筋萎縮を認める．当該高位の明確な感覚障害，体幹・下肢の索路障害を伴わないことが本症の一般的特徴である．筋萎縮と筋力低下が主訴となり，感覚障害がないか軽微であることから運動ニューロン疾患との鑑別が問題となる．たとえば，筋萎縮性側索硬化症（ALS）では頚部屈筋の筋力低下が起きやすいこと，筋萎縮が髄節の範囲を越えてびまん性に認められること，針筋電図にて脱神経所見が髄節領域を越えて広範囲に出現していることなどが鑑別のポイントとなる．神経内科との併診が望ましい．

2．画像検査

通常の頚椎症と比較し，脊髄圧迫は比較的軽度である．頚椎後弯変形や異常椎間可動性を呈する症例が多い．責任部位，責任高位の特定は手術計画（除圧部位）に直結するため，大変重要である（同一責任高位の前根と前角は解剖学的高位には約1椎間のずれがあるため）．しかしながら，実際は多根性を考えるような障害を呈

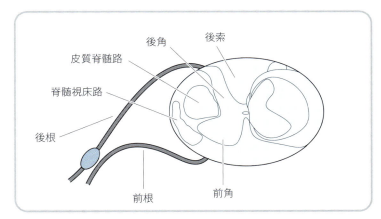

図1　横断面上の障害部位
頚椎症性筋萎縮症には前根障害，前角障害，両者の混合があるとされる．
（安藤哲朗：頚椎症性筋萎縮症の症候．脊椎脊髄ジャーナル 22: 1104-1109, 2009より一部改変）

したり，画像所見でも多椎間の変性所見が認められることも多く，責任部位の特定は困難で，総合的な判断が必要となる．

治療

1．保存療法および手術適応について

頚椎症性筋萎縮症には，一般的な頚椎症性神経根症と同様，筋力低下があっても症状が軽度の場合，保存療法がある程度有効とされる．保存療法抵抗性の場合は手術を考慮する．罹病期間3ヵ月以上で麻痺の改善のない症例は手術適応と考え，手術準備を始め，発症より6ヵ月前後までには手術を行うようにしている．手術成績を左右する因子として罹病期間，麻痺高位があげられている．漫然と保存療法を続けるのは好ましくない．近位型は神経根性が多いのに対し，遠位型は髄節性が多いために術後成績不良であるとされる．

2．手術療法

本症の病態は前根障害または前角障害と考えられているので，脊髄前方圧迫要素を除去するという目的から原則として前方アプローチを選択すべきと考える．また，動的因子の関与が疑われる症例では，固定術の併用が望ましく，この点においても前方除圧固定術はよい適応である．

一方，椎間孔拡大術を併用した後方法でも一定の手術成績が得られることが知られている．多椎間障害例，高齢者，および脊髄症を合併していて多椎間の脊柱管狭窄を認める例などでは後方法を選択している．

すでに重度の筋萎縮をきたしている長期罹患例に対する脊椎手術が有効であるか否かについては意見の分かれるところである．われわれは筋収縮が少しでも残っていれば脊椎手術を第一選択とし，二期的に筋腱移行などの機能再建術を検討している．筋収縮がないかほとんどない場合，機能再建術を第一選択としている．長期罹患の患者は障害に慣れてしまっていることも多い．脊髄症を合併していない場合，手術適応は本人のADL障害の程度，本人の希望の有無によるところが大きい．

Ⅱ-B 脊椎変性疾患：②変性疾患

4 頚椎部屈曲性脊髄症

A 疾患概念

　頚椎部屈曲性脊髄症（cervical flexion myelopathy）は頚椎を屈曲することにより発症するとされる一側上肢の筋萎縮・筋力低下を主徴とする頚髄症の一型である．10～20歳代前半の若年者に発症するとされるが，中高年発症例も存在する．前角細胞の障害が主であるが，感覚障害や，下肢深部腱反射亢進などの白質の症候を伴っている場合もある．若年例では，脊椎と脊髄の成長不均衡や脊髄の弾力性の低下に伴う頚椎屈曲時における脊髄の牽引（overstretch mechanism），頚椎屈曲時の硬膜後壁の前方移動による頚髄圧迫（tight dural canal in flexion）が原因として考えられている[1]．中高年例では，頚椎後弯変形，頚椎症性変化や頚椎椎間板ヘルニアなどの前方圧迫因子（contact pressure mechanism）が原因として考えられている．症例ごとにそれぞれの因子の寄与する程度は異なり，病態は均一ではない．

　本症は症状，病態の類似性から平山病（若年性一側上肢筋萎縮症）との異同が注目されている．平山病は，主に若年男性に発症し，一側の前腕以遠に限局する筋力低下・筋萎縮を呈し，当初は進行性であるが数年後には進行が停止する疾患とされている．平山病の病因は主として下位頚髄前角細胞の障害とされている．平山病は頚椎部屈曲性脊髄症の一病型であると考えることができる（図1）．

B 診断

1．神経学的検査

　脱力の自覚後，一側限局または優位の手内筋（小指球筋，第1背側骨間筋），前腕筋（尺側手根屈筋）の萎縮が出現する．しかし，腕橈骨筋，橈側手根屈筋は比較的保たれるために，回外位で前腕に斜めに線があるようにみえる特有のパターン（oblique atrophy）を示す（図2）．経過の把握や治療成績の判定には握力測定などが有用である．ほかの臨床上の特徴として，寒冷時

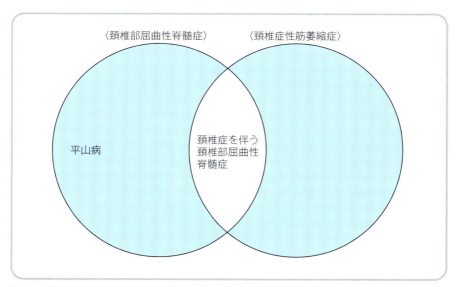

図1　頚椎部屈曲性脊髄症と頚椎症性筋萎縮症の位置づけ
　　（亀山　隆：頚椎 flexion myelopathy と頚椎症性筋萎縮症に対する捉え方．脊椎脊髄ジャーナル 22：1147-1155，2009より一部改変）

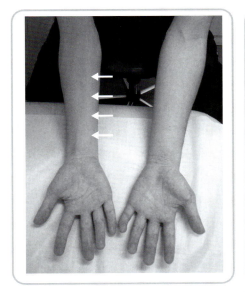

図2 oblique atrophy
左前腕に oblique atrophy が認められる．

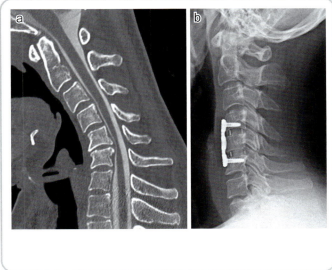

図4 頚椎部屈曲性脊髄症に対する前方固定術
a：術前屈曲位 MRI
b：C4-C6 前方固定術後

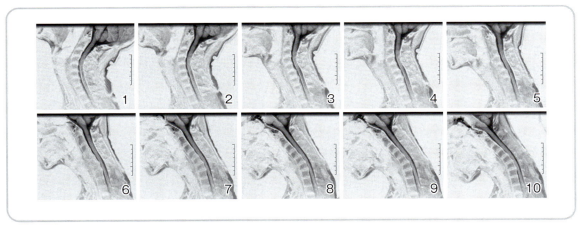

図3 頚椎部屈曲性脊髄症に対するシネ MRI
屈曲にて脊髄が前方へ変位し，C5/C6 で脊髄が椎体後面によって圧排されている．

手指脱力を呈する寒冷麻痺や指伸展時に振戦を認めることがある．

2．画像検査

脊髄造影検査や dynamic MRI（図3）にて脊髄が前方へ変位し，椎体後面に押しつけられ扁平化する像が観察される．

C 治療

発症および進行に頚部前屈姿勢の関与が明らかであるので，治療の目的は頚椎の前屈制限が基本となる．

1．保存療法

手術を選択しない場合，保存療法が選択される．治療の中心は生活指導と頚椎カラー装着である．長時間の頚部屈曲姿勢を避けること，首を過度に動かしたり

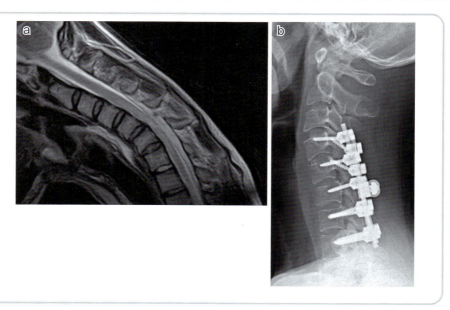

図5　頚椎部屈曲性脊髄症に対する後方固定術
　　a：術前屈曲位 MRI
　　b：C4-T1 後方固定術後

使ったりする仕事やスポーツを避けること，頚椎中間位保持のため低めの枕を使用することなどを指導する．

2. 手術療法

　障害髄節レベルの脊椎可動性の除去と，脊髄の絞扼因子である硬膜の減圧を目的として前方固定術（図4），後方固定術（図5），椎弓形成術と硬膜形成術の併用（図6）などの術式が選択される．手および前腕屈筋群の萎縮が高度で ADL 障害を伴う場合，機能再建術が考慮される．

文献
1）望月真人ほか：屈曲性脊髄症（flexion myelopathy）の頚椎前屈に伴う脊髄，硬膜の動的変化および硬膜の病理組織所見について．整形外科 **47**: 162-166, 1996

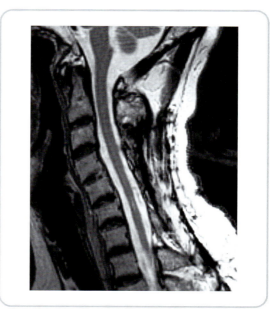

図6　頚椎部屈曲性脊髄症に対する椎弓形成術と硬膜
　　　形成術後

Ⅱ-B 脊椎変性疾患：②変性疾患

5 脳性麻痺に合併した頚髄症

A 疾患概念

脳性麻痺は，受胎から新生児期（生後4週間未満）の間に生じた脳の非進行性病変に基づく運動および姿勢異常の総称である．脳性麻痺の原因は多岐にわたり，脳への傷害の部位と程度によりタイプや重症度も多様である．発症頻度は出生1,000人に対し約2人である．

脊椎脊髄分野で問題となるのはアテトーゼ型（不随意型）脳性麻痺である．アテトーゼ型脳性麻痺は両側基底核視床障害などで引き起こされる．アテトーゼ型脳性麻痺患者では体幹・四肢（特に上肢）を中心にアテトーゼ運動と呼ばれる，精神的緊張や運動により増強される大きな捻れるような不随意運動がみられる．頚椎にも体幹・四肢同様，過度の不随意運動がみられる．永続的な不随意運動は頚椎への動的な因子として影響し，脊髄障害を引き起こす．通常の頚椎症性脊髄症に比し，アテトーゼ型脳性麻痺に伴う頚髄症は若年で発症し，かつ症状の進行は速い．また，不随意運動は頚椎症性変化をきたし，上位椎間を含めた多椎間にわたる高度な椎間板変性・脊柱管狭窄・頚椎アライメント異常を引き起こす．本症の病態は一般の頚椎症性脊髄症と異なり，静的因子よりも動的因子のほうが強く関与している．ゆえに基本的に手術療法の際は除圧術のみならず固定術が必要となる．

B 診断

1. 問診のポイント

アテトーゼ型脳性麻痺患者は，基本的に知的発達は正常に保たれるが，多くの場合，発語・発声に関与する筋緊張に伴う構音障害・言語障害を認める．このため家族や施設職員へ病状がなかなか伝わらなかったり，もともとの脳性麻痺による障害があることもあり，周囲も病状の進行に気づきにくいことがある．このため，初診時すでに重度の頚髄症をきたしていることもしばしば経験する．

外来受診時においても，アテトーゼ型脳性麻痺患者は緊張に伴う不随意運動の増強，構音障害・言語障害などにより十分な問診・病歴聴取ができず，病状把握に難渋することがある．「これまでできていたことができなくなった」という訴えは，症状の悪化を示唆する有用な指標となる．

2. 診断における注意点

脳性麻痺自体は非進行性の障害であるため，患者のADL低下は頚椎症および頚髄症を強く疑う所見である．重度の不随意運動を有する患者の場合，正確な神経所見の評価が困難なことを経験する．腱反射異常や筋力低下なども，脳性麻痺によるものか，頚髄症により生じたものか判断が困難なことがある．アテトーゼ型脳性麻痺に伴う頚髄症患者は脊髄症に加え上肢痛や上肢筋力低下を合併する頻度が高い．これは重度の頚椎症性変化に伴う椎間孔狭窄などに起因する神経根症の合併と考えられる．

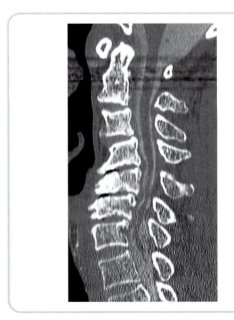

図1 アテトーゼ型脳性麻痺に伴う頚髄症患者のCTM像

重度の頚椎症性変化と頚椎矢状断アライメント不良，および中下位頚椎での脊髄の萎縮を認める．

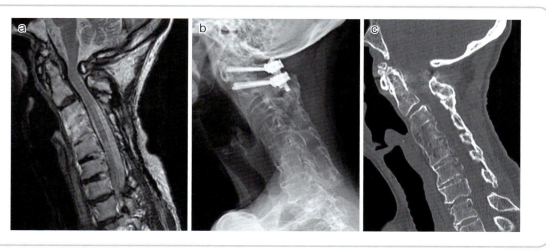

図2 アテトーゼ型脳性麻痺に伴う頸髄症，上位頸椎病変例
中下位頸椎病変に対しては15年前に椎弓形成術を施行されている．C1/C2を責任高位とする脊髄症が出現（a），環椎後弓切除，C1-C2後方固定術を施行した（b, c）．

3．画像検査など補助検査

アテトーゼ型脳性麻痺患者は20歳前後ですでに高率に椎間板の変性をきたしている．頸椎矢状面アライメントについては多くの患者で後弯もしくはS字状を呈している．脊髄の評価にはMRIが有用であるが，不随意運動のため安静を保てず，検査では鎮静が必要なことがある．比較的短時間で撮影可能なCTM（CT myelography）のほうがかえって侵襲が少なく，得られる情報量も多い場合がある．病態としては動的因子が主のため，通常のMRIやCTMで画像上脊柱管狭窄が認められなくても，実際は重度の脊髄障害が存在している可能性がある．多椎間病変に加え，脊髄の萎縮は本症に特徴的な所見のひとつである（図1）．

アテトーゼ型脳性麻痺患者は約10％に環軸椎亜脱臼を合併している．環椎の低形成と周囲支持組織の脆弱性，および下位頸椎の後弯変形が環椎の前方移動を増強させるメカニズムが考えられている．よって，日常診療においては上位頸椎病変の有無についても注意を払う（図2）．

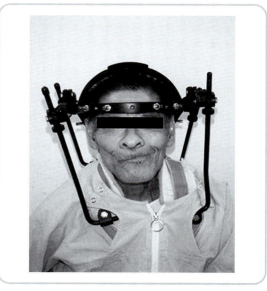

図3 アテトーゼ型脳性麻痺に伴う頸髄症患者に対するハローベスト固定

C 治療

1．保存療法

脊髄症が軽微の場合は外来定期観察とする．変形性頸椎症の局所症状および神経根症に対する保存療法を施行する．

前述の理由から，すでに重度脊髄症となって病院を初診することも多い．また，脊髄症は急速に進行することがある．症状が重篤の場合，入院安静とし，きたる手術への準備を進める．手術待機期間は，持続牽引やハローベスト固定（図3）を行う．術前ハローベストの使用は，手術時の脊椎アライメントのシミュレーションおよび術後合併症の予見の意味でも有用である（D. 特筆すべきポイントを参照）．

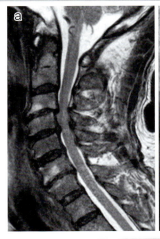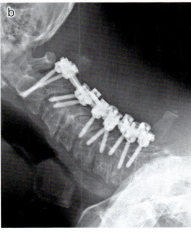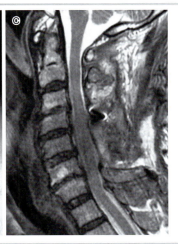

図4 アテトーゼ型脳性麻痺に伴う頚髄症患者に対する頚椎後方除圧固定術
　a：術前MRI
　b：術後X線
　c：術後MRI

2. 手術療法

脊髄症を呈し，ADL障害を有する場合，手術適応となる．疾患概念で述べたように著しい椎間可動性と，永続的な不随意運動が病態の根本にあることから，脊椎固定術が基本となる．治療法選択に際し，責任病変部位や脊椎アライメント，頚椎症性変化の程度の把握はもちろんであるが，そのほかにアテトーゼ運動強度，呼吸・嚥下・発語を含めた患者の障害の程度を念頭に置き手術計画を立案することが重要である．アテトーゼ型脳性麻痺に伴う頚髄症の手術は個々の患者ごとのオーダーメード治療が必要となる．

術式について確立したアルゴリズムはない．現在行われている術式は後方除圧術（椎弓形成術・椎弓切除術），前方除圧固定術，後方除圧固定術，前後合併手術に大別される．これら術式に筋解離術やボツリヌス注射，ハローベスト固定を周術期に併用し治療することが多い．後方除圧術単独治療の限界についてはおおむね合意が得られている．筋緊張や不随意運動が少なく頚椎アライメントも比較的良好な症例では後方除圧のみを施行することもあるが，基本的には固定術が選択される．

当院では現在，頚椎椎弓根スクリューを併用した後方除圧固定術を基本術式としている[1]（図4）．後弯変形に対するアライメント補正が必要な症例や，重度のアテトーゼ運動で後方単独での初期固定性に不安がある場合は前方固定術を随時併用している（図5）．

さらにアテトーゼ運動に対する方策として周術期ボツリヌス注射を行っている[2]．ボツリヌス毒素は神経筋接合部で運動神経終末に作用し，アセチルコリンの放出を抑制する．ボツリヌス注射にて神経筋伝達を阻害し，筋緊張を減じる．日本においてはA型ボツリヌス毒素製剤が眼瞼痙攣，片側顔面痙攣，痙性斜頚，上肢痙縮，下肢痙縮，2歳以上の小児脳性麻痺患者における下肢痙縮に伴う尖足，重度の原発性腋窩多汗症に適応となっているが，アテトーゼ型脳性麻痺の頚部周囲筋の筋緊張に対しては現在のところ保険適用となっておらず，承認が待たれる．注射後約1週間で効果が出現し，適量の注射により数ヵ月間効果が持続し筋緊張を抑制することができる．

これら様々な工夫にもかかわらず短期成績でさえも不良な症例も存在する．本症の手術療法にあたっては医療者側も相当の覚悟を持って取り組む必要がある．

D 特筆すべきポイント

1. 周術期合併症

手術合併症として特徴的なものに嚥下障害，呼吸障害，C5麻痺，インプラント折損・脱転があげられる．嚥下障害は頭蓋頚椎の不良アライメントでの固定が一因として考えられる．また，アテトーゼ脳性麻痺患者は嚥下や発語時に不随意運動を利用したり，協調したりすることがある．固定術により，この運動ができなくなり，嚥下のタイミングをとりづらくなる[3]ことが嚥下障害発症の原因である可能性が考えられている．このため誤嚥による肺炎や呼吸器疾患の合併にも注意

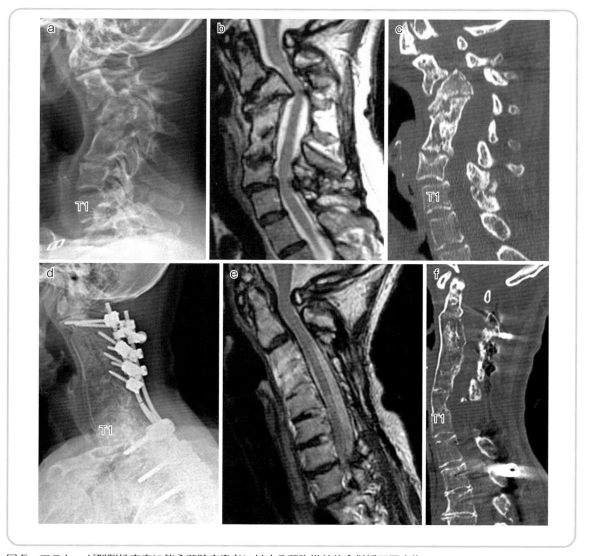

図5 アテトーゼ型脳性麻痺に伴う頸髄症患者に対する頸胸椎前後合併矯正固定術

14年前にC3-C7前方固定術を施行されていた．その後頸椎症性変化が進行し脊髄症の悪化を認めたためC2-C5前方除圧固定，C7/T1前方固定，C2-T4後方固定術を施行した．
a：C3-C7前方固定術後．X線側面像
b：C3-C7前方固定術後．MRI T2矢状断像
c：C3-C7前方固定術後．CT矢状断再構築像．C6/C7は偽関節となっていた．
d：再手術後．X線側面像．片側のロッド折損を認める．
e：再手術後．MRI T2矢状断像
f：再手術後．CT矢状断再構築像．片側ロッド折損の合併症を認めたが，脊髄除圧，局所後弯の改善およびC2～T1の骨癒合が得られた．

を払う．C5麻痺の原因については（矯正）固定による椎間孔狭窄の助長が考えられる．

2．ハローベスト固定の合併症

アテトーゼ型脳性麻痺に伴う頸髄症に対するハローベスト固定は，外傷や小児脊柱変形治療に対する使用と比べ比較的高率に合併症が発症するため慎重な管理を要する．不随意運動のためハローベストのピンは緩みやすく，ピン刺入部痛，ピン刺入部感染を引き起こす．また，ハローベスト固定をすることで固定手術同様，嚥下障害や肺炎の合併，さらにC5麻痺が起きるため注意が必要である[4]．これらはベスト固定による

胸郭の圧迫や手術合併症同様の理由が考えられる．

文献

1) Furuya T et al: Cervical myelopathy in patients with athetoid cerebral palsy. Spine **38**: E151-E157, 2013
2) 佐久間 毅ほか：アテトーゼ型脳性麻痺に伴う頚髄症に対するボツリヌス毒素併用頚椎後方除圧固定術の検討．J Spine Res **3**: 1356-1359, 2012
3) 三澤治夫ほか：アテトーゼ型脳性麻痺に伴う頚髄症に対する治療戦略および手術成績不良例の検討．脊椎脊髄ジャーナル **22**: 745-753, 2009
4) 古矢丈雄ほか：アテトーゼ型脳性麻痺に伴う頚髄症に対する周術期ハローベスト固定に関連した合併症．日脊髄障害医会誌 **28**: 108-109, 2015

6 頸椎症性神経根症

A 疾患概念

　頸椎症性神経根症は頸椎症により神経根症状の発現した状態で，椎間孔狭窄による圧迫性神経根障害と定義される．圧迫因子として Luschka 関節・椎間関節に生じた骨棘，膨隆した椎間板，靱帯の肥厚，神経根鞘周囲の線維組織などが指摘されている．椎間孔の形状は入口部が最も細い漏斗状であり，神経根は硬膜分岐部が最も太い円錐形のため，神経根圧迫部位は椎間孔入口部に集中する[1]．

　神経根症状を呈する疾患として頸椎椎間板ヘルニアも頻度の高い疾患である．脱出した椎間板による神経根の機械的圧迫，変性椎間板から産生される物質による神経根の化学的刺激および炎症，循環障害によって症状が惹起される．椎間板ヘルニア単独による神経根症の場合，頸椎症による神経根症と区別する意味で椎間板ヘルニアの診断名を用いるほうが病態に即していると考える．

B 診断

1．症状

　発症時に頸部痛，肩甲部痛を有するものが 90% 以上を占める．頸部の可動域制限が強く，咳嗽などで疼痛が誘発されることがある．慢性化すると疼痛は持続的鈍痛であることが多い．ときに放散痛，電撃痛が生じることがある．その後，しびれが遅れて生じる．症状の範囲は頸部から上肢にかけてであり，片側の症状を特徴とする．筋力低下を呈する症例も比較的多い．筋力低下を三角筋から手内在筋までのいずれかに認める割合は 69% で，これらのうち fair 以下のものは 14% であった[2]．

2．神経学的検査

　Jackson テストや Spurling テストは罹患神経根の支配領域への放散痛誘発試験として有用である．神経根症の診察は「変形性頸椎症」の項を併せて参照していただきたい．

3．画像検査などの補助検査

a）X 線

　動的因子および静的因子の同定には頸椎 X 線正側面，前後屈，両斜位像の 6 方向撮影が望ましい．前後屈像で頸椎の椎間可動性やすべりの程度，両斜位像にて骨棘による椎間孔狭窄の有無を確認する．

b）CT，MRI

　CT および MRI により圧迫因子が椎間板，靱帯骨化または骨棘なのかを確認し，併せて圧迫の部位や程度を確認する．

c）脊髄造影，CTM

　脊髄造影，CTM は骨棘と神経根の圧迫を同時に確認できる．神経根の圧迫を造影剤の欠損像として明瞭に確認できる（図 1）．

C 治療

1．保存療法

　頸椎症性神経根症に対しては，保存療法が第一選択であり，その治療効果も良好である．頸椎症性神経根症 137 例の平均 5 年 3 ヵ月の自然経過は軽快 81 例（59%），不変は 38 例（28%），悪化は 18 例（13%）と，自覚症状の軽快をみる例が多く，悪化例は少ないとされる[3]．このため日本では主に保存加療が選択される．保存療法として薬物療法，カラー固定，牽引療法，各種ブロック療法が広く施行されている．これらいくつかの治療を組み合わせることも多い．

　薬物療法は保存療法のなかでも頻用される治療法である．詳細は「変形性頸椎症」の項を参照されたい．

　カラー固定は比較的症状が強い患者に適応され，局所安静による症状の改善を期待する．装着期間としては報告により 2 週間〜3 ヵ月と幅がある．

　牽引療法は外来でも施行可能な間欠牽引と，入院での持続牽引に大別される．間欠牽引での効果発現は約 3〜4 週後であり，有効率は 56〜82% とされる．多くは最初の 4〜5 日に明らかな症状の緩和を認める．持続牽引の有効率は，60〜81% とされ，牽引療法はおおむね良好な成績である．

　様々な神経ブロック療法も行われる．硬膜外ブロッ

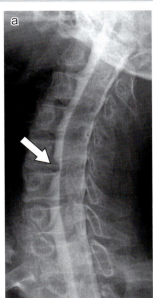
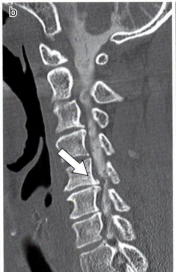
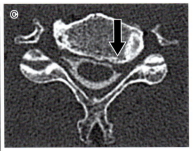

図1　左C5/C6の骨棘に伴う左C6神経根症
脊髄造影（a）およびCTM（b, c）で骨棘が描出され，左C6神経根の根嚢欠損が認められる．

ク，神経根ブロック，星状神経節ブロック，後頭神経ブロック，肩甲上神経ブロックなどが行われる．当院では安全性および投与の確実性を向上させるため超音波ガイド下にてブロック注射を施行している．しかし，超音波を用いても局所麻酔薬の静脈内投与によると考えられる一過性の意識消失を経験しており，ブロック注射は慎重に行う必要がある．また，椎骨動脈や前神経根動脈への誤注入によると思われる脳幹梗塞や脊髄梗塞の報告や，硬膜外ブロックがくも膜下ブロックとなり呼吸停止を引き起こすといった報告があり，比較的リスクを伴う手技である．

2．手術療法選択のタイミング

保存療法抵抗性の場合，手術が検討される．手術を検討するタイミングについては，1週間から3年とかなり幅が広く，患者それぞれの症状や社会的要因により決定している．日本では約3～6ヵ月の保存療法に抵抗性の場合，手術療法を検討するという考え方が一般的であり，欧米に比し保存療法の期間が長く，手術療法となる患者の割合は少数である[4]．頚椎症性神経根症に対する North American Spine Society（NASS）のガイドライン[5]では，保存療法と手術療法を比較した際，手術療法のほうが保存療法よりも早期の症状改善が期待できるとされている．

3．手術療法

手術療法としては大きく分けて前方法と後方法がある．前述のNASSのガイドラインでも前方法と後方法どちらの術式でも比較的良好な成績が得られるとされている．神経根症の原因の違いによる手術成績の差異が論じられている．神経根の圧迫因子が椎間板ヘルニアでも骨棘であっても術後の成績に差がないとする意見と，椎間板ヘルニアのほうが成績良好とする意見があり，現在のところ一定の見解は得られていない．

a）前方法

前方よりアプローチして，神経根を圧迫している後方骨棘を摘出する．除圧後に固定術を併用している（図2）．以前は，たとえば1椎間の病変でも当該椎間の上下椎体それぞれ1/3を掘削する椎体亜全摘法や隣接1椎体を摘出する椎体全摘法（corpectomy）が主体であった（図3a）．最近ではその低侵襲性から1椎間であれば，当該椎間の椎間板および上下軟骨終板のみ掘削し，椎体骨性終板を残すようなかたちで除圧を行う椎間板摘出法（discectomy）によるアプローチで行うことが多い（図3b）．手術は椎間板切除の途中から顕微鏡を用いて良好な視野のもと，安全に確実に骨棘切除を行う．軟部の開創器はトリムライン®が有用である．また，上下の椎体中央にディストラクションスクリューを設置し椎間を開大するディストラクターは有用である．前方法として，ほかに椎間板経由または椎体経由で骨棘のみを切除し，固定術を併用しない方法もある．また，

II. 各論：疾患編 ── B. 脊椎変性疾患：②変性疾患

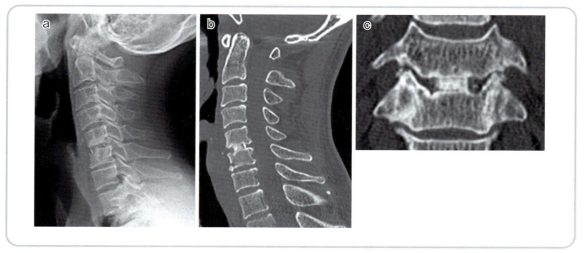

図2 頚椎症性神経根症に対する前方除圧固定術（椎間板摘出法）
図1の症例に対し，椎間板摘出法によるC5/C6前方除圧固定術を施行した（a〜c）．

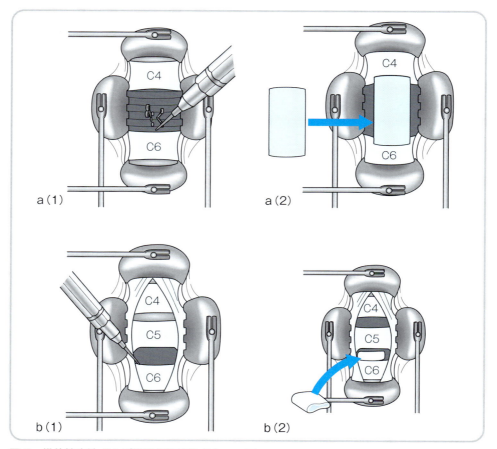

図3 椎体摘出法および椎間板摘出法のシェーマ
a1, a2：椎体摘出法
b1, b2：椎間板摘出法
椎体摘出法では，骨移植のあと，固定性によりプレート固定を併用する．椎間板摘出法のほうが，侵襲が少なく移植骨も少なくて済むが，1椎間の場合，視野が狭いことが欠点となる．

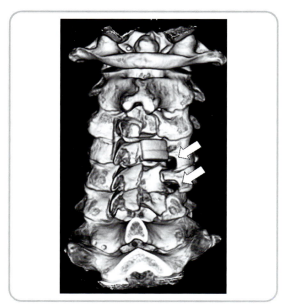

図4 椎弓形成術と椎間孔拡大術の併用例
C3-C6右片開き式椎弓形成術に右C4/C5，C5/C6の椎間孔拡大術を併用した．

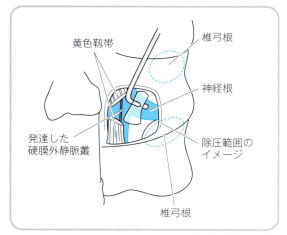

図5 椎間孔拡大術の除圧範囲のシェーマ
除圧範囲と神経根，椎弓根の位置関係に注目する．頭側方向は当該椎弓の尾側より2/3～3/4，外側へは椎間関節約1/2とする．

日本では未承認だが，海外では現在人工椎間板が広く行われている．

b）後方法

後方法は椎間孔拡大術（foraminotomy）単独，または椎弓形成術と椎間孔拡大術の併用（図4）が行われる．後方よりアプローチして，病変部位の椎間関節切除を行い，後方から神経根を除圧する．除圧範囲は，頭側方向は当該椎弓の尾側より2/3～3/4（頭側1/3～1/4は残す），外側へは椎間関節約1/2（外側1/2は残す）とする（図5）．手術は途中から顕微鏡を用いて良好な視野のもと，施行する．当該椎弓を掘削後，残存する下位頚椎の上関節突起内側部と，必要時下位頚椎の椎弓根頭内側部を掘削する．神経根腹側の骨棘の摘出は行わない．神経根が硬膜管から分岐する部分に硬膜外静脈叢が発達しており，出血するとコントロールに難渋するため注意が必要である．

文献

1) 田中信弘ほか：頚椎椎間板ヘルニア，頚椎症性神経根症．MB Orthopaedics **24**: 25-29, 2011
2) 田中靖久ほか：頚部神経根症と頚部脊髄症の症候による診断．NEW MOOK整形外科 No.6 頚椎症．越智隆広・菊地臣一（編），金原出版，東京，1999
3) 小田裕胤：頚椎症（疫学・自然経過）．NEW MOOK整形外科 No.6 頚椎症．越智隆広・菊地臣一（編），金原出版，東京，1999
4) 宮下智大ほか：頚椎症性神経根症に対する治療．千葉医誌 **84**: 61-67, 2008
5) North American Spine Society Evidence-Based Guideline Development Committee: Diagnosis and treatment of cervical radiculopathy from degenerative disorders. http://www.spine.org/Documents/Cervical_Radiculopathy．2010

7 椎間板ヘルニア（頚椎，胸椎，腰椎）

Ⅱ-B 脊椎変性疾患：②変性疾患

A 疾患概念

　椎間板ヘルニアは，椎間板の髄核が後方線維輪を部分的あるいは完全に穿破し椎間板組織が脊柱管内に突出もしくは脱出し，周囲の神経組織を刺激することで疼痛や神経症状（しびれ，感覚鈍麻，筋力低下など）を呈する．脊柱において椎間板は頚椎から腰仙椎に至るまで存在するため，椎間板ヘルニアは頚椎，胸椎，腰椎いずれの部位でも発症する可能性があり，神経症状の内容はヘルニアの発生高位にも依存する．

　椎間板変性そのものが痛みに直結するか否かについては議論が分かれるところである．Jensen らは腰痛のない 98 例の被験者に対して腰椎 MRI 撮像を行ったところ 64% に椎間板変性・ヘルニアを認めたと報告した[1]．一方で 3,099 例の腰椎 MRI を解析した結果，椎間板変性が多いほど腰痛の有訴率・重症度が高いという報告もある[2]．変性椎間板を対象とした研究では，1970 年に篠原らが腰痛患者から採取した変性椎間板には神経線維が線維輪に深く進入し慢性腰痛の機序となると報告し[3]，諸家によっても確認され[4]，椎間板性腰痛の機序として認識されている．1,009 名の住民検診受診者を対象とした観察研究では，C5/C6，T7/T8，L4/L5 に変性椎間板が最も多く観察され，頚椎における椎間板変性の有無と頚部痛の間には有意な関連を認めなかった．腰椎における椎間板変性と腰痛の間には有意な関連がみられた[5]．また，椎間板変性と有意に関連する危険因子は肥満であった．このことからも，椎間板変性と疼痛の関連は部位によっても異なることがわかる．さらには変性椎間板では tumor necrosis factor-α（TNF-α），インターロイキン-6（IL-6）などの炎症性サイトカインが産生されることで化学的な炎症も疼痛に関与すると報告されている[6,7]．椎間板性腰痛に対しては，これに対する手術療法，椎間板ブロックによる保存加療など様々な研究がなされているが，本項では椎間板変性のみの病態は割愛し，あくまで脊柱管内への椎間板突出が病態の主因をなす椎間板ヘルニアについて概観する[8]．

B 頚椎椎間板ヘルニア

1．病態

　髄核は通常，後縦靱帯深層と浅層，もしくは硬膜外腔に突出あるいは脱出する．腰椎椎間板ヘルニアに比し椎間板の変性が進んだ状態でヘルニアが発生することが多く，軟骨終板を伴った硬度の高いヘルニアとなることが多い．したがって，発症は 30～50 歳代の男性に多く，好発部位は中下位頚椎である．ヘルニア腫瘤が神経根のみならず脊髄も圧迫することで脊髄症を呈することもある（図 1）．

2．臨床症状

　神経根症および脊髄症の有無を診断することが重要である．初発症状は神経根症であることが多く頚部，肩甲間部や上肢の疼痛あるいは片側の手のしびれ，ときに筋萎縮や筋の線維性攣縮を伴い，その後両側性になることもある．通常は頚椎の動きに応じて疼痛は増悪，安静で軽快することが多い．身体所見にて椎間孔を狭め神経根症状を誘発する Spurling テスト（頚部の後側方への圧迫），Jackson テスト（頚部後屈）が陽性となることも多い（診断総論を参照）．臨床上遭遇することが多いのは C5, C6, C7 神経根症である．

　C5 神経根症：肩から上腕中央部の領域に疼痛を認める．C5 は三角筋を支配し，C5 障害によって三角筋の筋力低下が起こり上腕の外転が困難となる．上腕二頭筋は C5, C6 の支配であり，低下ないし消失する．三角筋の所見と組み合わせることで C5 障害の有無を判定する．また，肩腱板損傷などの肩関節障害でも類似の症状が出る可能性があるが，腱板を構成する筋肉が十分な筋力を持ち，痛み・圧痛なく肩関節の可動域が保たれているのであれば肩関節障害は除外できる．

　C6 神経根症：頚部～上腕二頭筋の橈側，前腕橈側，母指-示指間の背側皮膚やこれらの指尖に放散する疼痛やしびれ，感覚異常を認める．運動障害では手関節の背屈障害が最もよく起こるが，肘の屈曲や前腕の外旋障害も起こる．腕橈骨筋の反射と上腕二頭筋反射は減弱ないし消失する．感覚障害は手根管症候群と類似し，典型的には母指，示指，中指と環指の橈側が障害され，母指球筋の筋力低下が起こる．

7. 椎間板ヘルニア（頚椎，胸椎，腰椎）

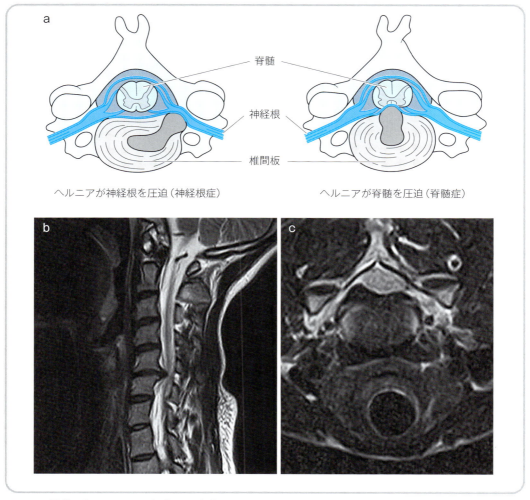

図1　頚椎椎間板ヘルニアの概念図と実際
　a：頚椎椎間板ヘルニアの概念図（文献17より引用）
　b, c：33歳，女性．左上肢の強い疼痛にて受診し，頚椎椎間板ヘルニアの診断となる．ヘルニアによる脊髄圧迫の影響により脊髄症も呈していた．

　C7神経根症：C6/C7椎間板ヘルニアで起こる．疼痛は肩の後面に沿って放散する痛みで，しばしば肩甲部や上腕三頭筋から前腕背側を通り中指背側に放散する痛みがみられる．患者は前腕を回内すると手背や中指に放散する痛みが再現でき，手根管症候群やC6神経根症からの症状と鑑別するためには有用な所見である．上腕三頭筋，手関節屈曲，指伸展の筋力低下がみられる．上腕三頭筋反射は低下ないし消失する．C7/T1のヘルニアでは上肢症状がないか極めて少ないため，上肢症状がないからといって頚椎病変を除外することはできない．障害神経根はC8である．

　神経根症に加えて脊髄症に至ると手指の巧緻運動（書字，箸の使用，ボタンの着脱）障害が現れ，痙性歩行（足のこわばり・つっぱり，ひきつけ，もつれ）も出現するようになる．しびれは下肢にも出現するが，体幹部はしびれよりも締めつけ感となることが多い．症状がさらに進むと排尿障害もみられるようになる．脊髄症の病態や診断の詳細については頚椎症性脊髄症の項を参照されたい．

3．検査

　神経症状を踏まえながら各種画像検査を行い診断を確定する．

a）単純X線

　骨棘や椎間板腔の狭小化とともに，骨性破壊の有無，後咽頭腔などの軟部組織陰影の有無などを確認する．

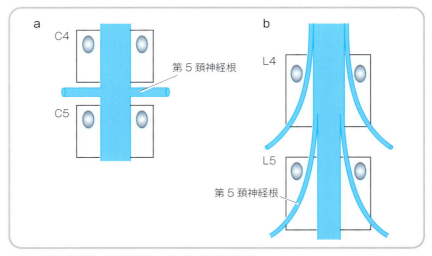

図2 頸椎と腰椎での椎間孔と神経根の相互関係
頸椎(a)の神経根は，硬膜から分岐した高位(同名椎体の頭側)で椎間孔を通過する．一方，腰椎(b)の神経根は1椎間尾側(同名椎体の尾側)の椎間孔を通過して脊柱の外へ出る．

これらの項目は椎間板ヘルニアの直接診断に寄与することは少ないが，他疾患の除外診断，すなわち加齢的変化や破壊性病変，感染などを否定するには有用である．

b) MRI

脱出した椎間板組織，椎間板変性を確認する．前述のように無症候性のヘルニアも存在するため，神経症状から推測される責任高位とヘルニアが一致するかを確認する．脊髄症のある症例では脊髄への圧迫所見の有無を確認する．

特に，ヘルニア高位とそれによる神経根圧迫レベルは，頸椎では図2のように下位椎体の同名神経根が障害される．腰椎とは高位決定の特徴が異なるため注意が必要である．

c) CT

ヘルニアを直接観察するための検査手段としての有用性は高くないが，骨棘の形成・突出を評価するのに有用であり，MRI上はヘルニアとおぼしき陰影がCT上では骨棘と判明することも多い．

d) 脊髄造影

椎間板高位での神経根影の欠損，造影剤柱の部分欠損・途絶などがみられる．造影時の機能撮影にて，伸展時の黄色靱帯による後方からの圧迫なども併せて確認する．

e) 電気生理学的所見

筋電図(EMG)検査にて脱神経電位の部位により高位診断が可能であり，神経障害の程度も評価できる．また，筋原性変化と神経原性変化の鑑別が可能である．

4．鑑別疾患

a) 胸郭出口症候群

上肢のしびれをきたす．一般的には若年発症であり，頸椎X線検査所見には乏しいことが多い．なで肩体型の患者が多く，上肢の脈管テスト(Wrightテスト)陽性である．また，上肢の肢位による症状の増減がある．

b) 肩関節周囲炎，五十肩

通常，腱板部の疼痛・圧痛や，前方挙上や結帯動作などの可動域制限を伴うことが多い．肩関節局所の診察を併せて行うことで鑑別する．

c) 肘部管症候群

手の尺側しびれ，手指巧緻運動障害，肘内側の疼痛を主訴に受診することが多い．変形性肘関節症，外傷などに伴い起こる．肘部管のTinel徴候や環指尺側と小指感覚障害がみられる．尺骨神経支配筋の筋力低下を認め，それに伴って鷲手変形，Froment徴候，中指外転テスト陽性となる．尺骨神経の神経伝導速度検査により肘部管での伝導障害を検査する．

d) 手根管症候群

手にしびれをきたす疾患として頻度が高い．手関節の掌屈矯正による症状の再現性(Phalenテスト)があり，正中神経支配筋(短母指外転筋など)の筋力低下を認める．正中神経の神経伝導速度検査により手根管での伝導障害を確認する．

e) 糖尿病性神経障害

手足にしびれをきたすが，一般には手袋・靴下型の感覚障害を呈する．深部腱反射の低下，上下肢の遠位筋の筋力低下で鑑別する．末梢神経伝導速度での遅延

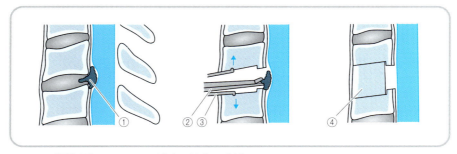

図3 頚椎椎間板ヘルニアに対する前方固定法
①椎間板ヘルニア（脱出髄核），②脱出髄核摘出，③椎間開大器，④移植骨
前方より椎間板・軟骨板を切除し，さらに椎体を一部削ったあとに脱出した髄核を摘出して前方除圧を行う．次いで椎体間に移植骨を挿入する．多椎間の固定を行うこともある．移植骨の代わりにケージを用いることもある．

があれば本症の可能性が高い．

f）後縦靱帯骨化症

頚椎単純X線検査，断層撮影，CTなどで骨化の有無を確認する．

g）脊髄腫瘍，脊椎腫瘍

脊髄症症状を含め精査する．単神経根由来症状よりは脊髄症を含む広範かつ持続的な症状となることも多いため，神経症状が持続する場合や増悪傾向を示す場合などはMRI，CTによる画像検査も重要である．

5．治療

第一選択は保存療法であり，神経根症状であれば数週〜数ヵ月の保存的加療でほとんどは対応可能である．しかしながら，疼痛が強く麻痺などの合併がある場合や保存加療に抵抗性である場合は手術を行う．特に神経根症のなかでも，三角筋筋力低下で肩の挙上困難であるC5神経根症や手の内在筋の筋力低下による巧緻運動障害を伴うC8神経根症は保存的に対応できない場合があり手術療法が考慮される．脊髄症を伴う場合は保存療法で改善しないことが多く，治療当初から手術療法についての適応や経過などを説明しておいたほうがよい．

a）保存療法

①日常生活指導

頚部伸展を避け，頚椎カラーを用いて局所安静を図る（Ⅰ章-C-1「保存療法」参照）．

②薬物療法

経口NSAIDsと筋弛緩薬を併用．ノイロトロピンなどの下行性抑制経路作動薬も有用であることがある．即時的な効果を得るために坐薬を使用することもある．

③ブロック療法

疼痛の強いときは硬膜外ブロックや神経根ブロックを行う．硬膜外ブロックで効果があるものはおおよそ5回程度で症状は軽快する．5回までに効果がない場合はそれ以上続けても治療効果がないことが多い．神経根ブロックは2〜3回が限度である．

④牽引療法

重症例では，入院のうえGlisson牽引による持続牽引を行う．

b）手術療法

3ヵ月の保存療法でも症状が改善しない場合や運動麻痺が強い場合は手術療法の適応である．一般には前方除圧固定術が広く用いられている（図3）．

外側に位置する比較的小型のヘルニアの場合は，顕微鏡下にて後方より小開窓・ヘルニア摘出を行う場合もある．手術後の臥床期間は2〜3日で，その後は装具を使用して離床を進め，リハビリテーションを行う．装具はソフトカラーもしくはフィラデルフィアカラーを使用し，骨癒合が完成する術後2〜3ヵ月間装用する．

6．合併症と予後

保存療法での合併症としては，ブロック療法でのブロック高位における感染，血腫の可能性に注意する．手術療法の合併症としては骨癒合不全，隣接椎間での再発の可能性などがある．また，創感染，術後血腫による神経症状の出現・増悪にも注意する．また，腸骨から採骨を行う場合の採骨部痛も生じうる．

術後に嗄声や誤嚥を繰り返す場合は反回神経麻痺の可能性を考える．また，術後の肩挙上困難は術後C5麻痺の可能性があり，麻痺の発症前には肩の強い疼痛を訴えることが多いため，術後の肩の疼痛増強には注意を要する．

C 胸椎椎間板ヘルニア

1. 病態

胸椎の椎間板が脊柱管内に突出ないし脱出して神経症状をきたす病態であるが，頻度はまれである．これは胸椎部は肋骨と関節し胸郭を形成，動的な影響を受けにくいことが要因と考えられる．発生は下位胸椎に多く上位胸椎はまれである．

2. 臨床症状

漠然とした背部痛や罹患椎間に一致した肋間神経痛などの神経根痛から発症することが多く，脊髄が圧迫されると下肢しびれや脱力感などを呈する．さらに進行すると下肢感覚障害，痙性運動麻痺，膀胱直腸障害，脊髄性間欠跛行が出現する．症例によっては急速に脊髄症状を発症する場合もあり注意が必要である．胸椎椎間板ヘルニアを含む胸椎部病変は，上肢症状を伴わない下肢深部腱反射亢進症例などで疑うべきであろう．

3. 検査

単純 X 線検査，CT では椎間板高の狭小化程度で異常を示さないこともある．後縦靱帯骨化や黄色靱帯骨化などの病変の有無をスクリーニングする．

MRI では後方の脊髄の扁平化・圧排などの所見の有無を確認する．

4. 診断

神経症状が MRI でのヘルニア高位で説明可能かどうかをまず確認する．しかしながら，T11/T12 や T12/L1 などの下位胸椎椎間板ヘルニアでは脊髄円錐部の圧迫により脊髄症状，馬尾症状，神経根症状が混在し時に膀胱直腸障害の直接的な原因となることもあるため注意する．下肢の運動は痙性麻痺と弛緩性麻痺が同時に出現することがある．

5. 鑑別診断

脊髄硬膜外腫瘍，胸椎後縦靱帯骨化症，胸椎黄色靱帯骨化症など．MRI，CT などを駆使して鑑別する．

治療：背部痛，神経根症のみであれば NSAIDs での対症療法で対応する．しかし，脊髄症状を合併しているようであれば手術を検討する．手術は前方法，後方法があるが，前方からの胸膜外進入法による前方除圧固定が病態の解決やバイオメカニクス的安定の面から望ましい（図4）．

D 腰椎椎間板ヘルニア

腰椎椎間板ヘルニアは人口の約1％が罹患し，手術患者は年間 46.3 人/人口 10 万人という報告がある．好発年齢は 20～40 歳代の青壮年期であり L4/L5，L5/S1 椎間の順に好発し，この2椎間だけで全体の 90％を占める．発症要因として環境因子（労働や喫煙など），遺伝的要因などがあげられている．腰椎椎間板ヘルニアの診療に関しては，日本整形外科学会よりガイドラインが刊行されており[9]，本項ではこれも踏まえながら解説する．

1. 病態と分類

変性により破綻した椎間板線維輪から髄核が突出あるいは脱出することで発症する．腰椎椎間板ヘルニアは，髄核の脱出の状態により，膨隆（bulging），突出（protrusion），脱出（extrusion），遊離脱出（sequestration）に分類される（図5）．

突出したヘルニア塊により神経根や馬尾が圧迫されることで下肢痛，しびれ感などの神経症状を呈する．この突出は強い前屈などの外力によるものだけでなく，加齢に伴う線維輪の破綻や髄核の含水量低下によってももたらされる．高齢者の腰椎 MRI では，無症候性の椎間板膨隆の一環としてヘルニア脱出が描出されることもある．

椎間板ヘルニアにおける症状の発現にはヘルニアによる物理的圧迫に加えて局所での化学的炎症が関与している可能性がある．このことは局所の複合的な神経障害が痛みの原因となり（神経障害性疼痛），そのまま慢性痛へと移行しうる．したがって，適切な時期に然るべき治療を行うことが重要となるため，神経症状を含む臨床所見をよく吟味しながら治療方針を検討する．椎間板ヘルニアは保存加療中に2～3ヵ月で著明に退縮するものもあり（図6），ヘルニアのサイズが大きいものや遊離脱出したもの，MRI でリング状に造影されるものは約80％程度と高率で自然退縮しやすい．これは炎症に伴いヘルニア塊周囲に浸潤したマクロファージやT細胞による貪食作用がヘルニア消失の機序に関与すると考えられており，突出型に比べ脱出型のヘルニアが退縮しやすい傾向がある．

このように自然消退の可能性も念頭に，患者のADL・QOL や社会環境なども踏まえて治療方針を検討する．

2. 診断

a) 問診

腰痛や下肢痛，しびれの有無，発症様式，体動と疼痛の関係などを聴取する．椎間板ヘルニアに伴う腰痛や下肢痛は運動や労働により増悪し，安静で軽快する場合が多い．臨床症状は腰痛が先行してみられることが多いのに加え，強い下肢痛を認めることが特徴である．下肢痛やしびれ感の部位，領域の聴取は重要であ

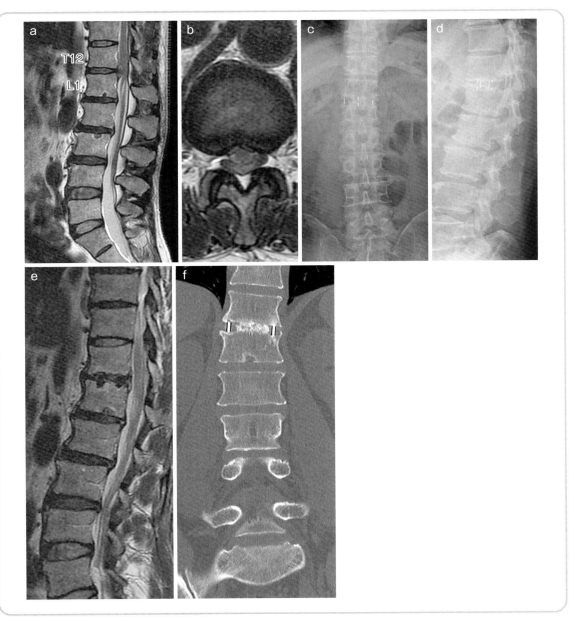

図4 胸椎椎間板ヘルニアによる脊髄障害

62歳，男性．半年前からの両下肢の脱力感と排尿遅延を主訴に来院．検査にてT12/L1の胸椎椎間板ヘルニアによる脊髄円錐部の圧迫と同部位での脊髄信号強度変化を認めたためT12/L1前方除圧固定を行った．側方椎体間固定（OLIF）ケージ単独使用にて若干のケージsubsidenceを伴いながら良好な骨癒合を得つつ脊髄は除圧され，症状は完全消失した．

り，上位腰椎椎間板ヘルニアでは鼠径部や大腿部痛が多く，下位腰椎では坐骨神経痛であることが多い．また，椎間板変性に伴う椎間板性腰痛による鼠径部痛の合併などにも注意する[10]．

b）臨床症状と身体的検査

疼痛が強い症例では疼痛性跛行を呈し，立位にて疼痛性側弯（疼痛側へ傾く異常姿勢）を示す．腰椎前弯は消失し，前屈を中心とした脊柱可動域が制限される．

①下肢伸展挙上テスト（SLRテスト）

坐骨神経痛の誘発テストであり，陽性の場合はL4/L5あるいはL5/S1椎間板ヘルニアを疑う．通常腰椎椎間板ヘルニアの診断において有用な所見であるが，

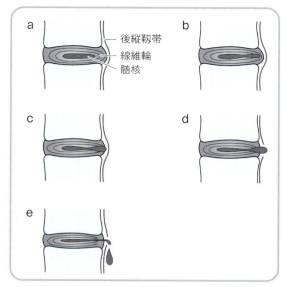

図5　椎間板ヘルニアの分類
　a：膨隆（bulging）：線維輪の断裂を伴わない局所的突出．
　b：突出（protrusion）：線維輪の部分断裂を伴うが髄核が線維輪外層内にとどまる．
　c，d：脱出（extrusion）：髄核が線維輪外層を破って突出し，さらに後縦靱帯を穿破しない subligamentous extrusion（c）と，穿破する transligamentous extrusion（d）に分類される．
　e：遊離脱出（sequestration）：ヘルニア塊が椎間板から遊離して脊柱管内に移動したもの．

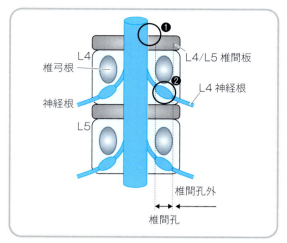

図7　椎間孔部・外側椎間板ヘルニアにおける障害部位
❶❷の2箇所で障害を受ける可能性がある．
　腰椎神経根は椎間板高位で分岐し，斜走して1つ尾側の椎間孔から脊柱管外へと走行するため椎間板および椎間孔という2つの主要通過セグメントが神経根の障害部位となりうる．このため神経根あるいは脊髄神経の狭窄候補は脊柱管内だけでなく椎間孔や椎間孔外にも及び，この部位でのヘルニアによる神経障害の診断は困難であることが多い．特に椎間孔部は hidden zone とも呼ばれ正確な診断が困難である．

青壮年者と比し高齢者では陽性率は低い．SLR テストの陽性判定に悩む場合は，下肢伸展挙上で陽性となった角度よりわずかに下肢を降下させ，疼痛が消失した状態で足関節を背屈した際の疼痛の有無をみる（Bragard テスト）．

　②大腿神経伸展テスト（FNST）
　腹臥位での股関節伸展時に大腿前面のしびれ・痛みを誘発する．陽性では L2/L3 あるいは L3/L4 椎間板ヘルニアを疑う．

　③Valleix 圧痛点
　坐骨神経の走行に一致した圧痛点を認める．

　腰椎椎間板ヘルニアでは下肢の感覚鈍麻，筋力低下，深部腱反射低下などの神経脱落症状を呈することが多く，これらの所見から責任高位を推測することが可能である．また，頚椎椎間板ヘルニアの項で既述したように椎体と神経根の高位関係は頚椎の場合と異なる（図2）．L4/L5 椎間板ヘルニアでは，通常はこの部位から分岐する L5 神経根が障害を受ける．ただし，外側型ヘルニアではひとつ頭側レベルの神経根あるいは脊髄神経が椎間孔で障害を受ける．たとえば，L4/L5 外側型ヘルニアでは L4 神経根症状を呈する（図7❷）．椎間孔狭窄の診断がなされないまま手術に至った場合，症状改善が得られない failed back syndrome の要因ともなりうるため，臨床的にその診断評価が重要である．

3．画像検査
a）X 線検査
　椎間板の変性に伴い腰椎単純 X 線写真で椎間板高の減少を認めるが，椎間板ヘルニアとの相関はない．線維輪や後縦靱帯の骨化を伴う症例では単純 X 線で脊柱管内への膨隆が観察されることもある．

b）MRI，CT
　椎間板ヘルニアの診断において極めて有用である．特に MRI のヘルニア診断における感度，特異度はいずれも 90％を超えており有用であるが，無症候性の椎間板変性や突出も一定の割合でみられるため，疼痛や神経症状などの臨床症状と併せて総合的に判断する．椎間孔部から外側にかけてのヘルニアは通常の MRI 撮像では診断が困難であることも多く，責任部位の誤認による術後疼痛遺残の原因にもなりやすい．現在では MRI が最も診断に有用であり，T1 強調矢状断像の椎間孔部での脂肪陰影面積の低下（図8a）[11]や CT-MRI の統合画像（図8b）[12]，拡散強調 MRI を用いた神経根の描出（トラクトグラフィ）（図8c）[13,14]などの手法を用いて判断する．MRI の冠状像も診断には有用である（図9）．椎間孔部における神経根障害の有無の診断は，

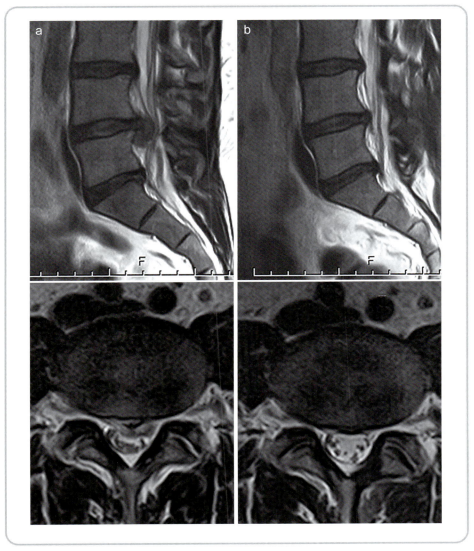

図6　腰椎椎間板ヘルニアの自然退縮
　a：初診時
　b：4ヵ月後

責任高位や手術適応の決定において極めて重要である．
　CTにおいて認められる，若齢者や慢性化した椎間板ヘルニアに伴う椎体辺縁分離（隅角解離）による骨棘形成は，椎間板ヘルニア類似の症状を呈することもある[15,16]（図10）．若年者において多い椎体後縁隅角の骨折（marginal fracture），また脊髄造影と組み合わせる（CTミエログラフィ）ことで神経根の狭窄・圧迫や術前評価にも用いる．

c）脊髄造影
　硬膜管や神経根の陰影欠損から有用な高位診断情報が得られ，硬膜管や神経と骨組織の解剖学的関係の把握など術前計画にも有用であるが，MRIで代用できることも多くなっている．

d）神経根・椎間板造影
　次項で詳述する．

4．治療

a）予後と治療法の選択
　腰椎椎間板ヘルニア症例の8割程度の症例では自然経過もしくは保存療法で症状改善を示す．また，前述のようにヘルニア塊の自然消退も期待できるため，膀胱直腸障害を含む神経症状や自制不可の疼痛などをみ

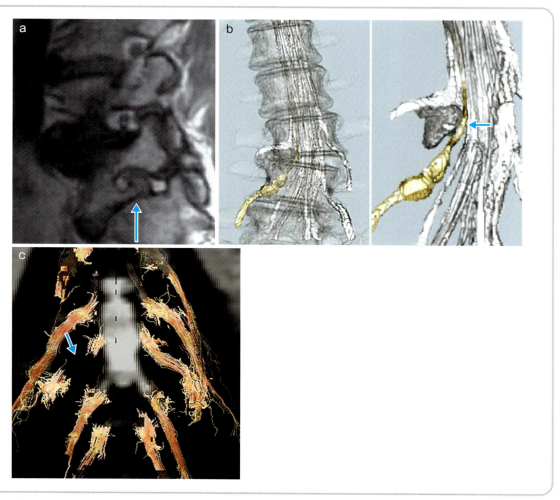

図8 椎間孔部・外側狭窄の画像診断
a：MRI T1 強調矢状断像．椎間孔の狭小化（脂肪陰影面積減少）と神経根の圧迫を認める．
b：CT による骨組織，MRI による神経根の統合画像．
c：右 L5/S 椎間孔狭窄患者の拡散強調トラクトグラフィ（DTT）画像．神経根描出は狭窄部で途絶している．（文献 13 より引用）

なければ保存加療を行う．保存加療に抵抗して強い痛みが持続する場合や再発を繰り返し日常生活・就労に支障をきたす症例，および明かな神経脱落症状を呈する場合は手術の相対的な適応となるが，その割合は全体の 10～30％ 程度である．保存療法と手術療法を比較すると臨床症状については手術療法のほうが長期的に良好な成績を示すが，復職に関しては有意な差は認められないとされる．一方，下肢麻痺や膀胱直腸障害を呈する場合には緊急手術の適応となる．

b）保存療法

坐骨神経痛を有する症例への硬膜外副腎皮質ステロイド投与は治療早期で疼痛軽減の可能性があり，非選択性 NSAIDs（ロキソプロフェンナトリウムなど）や COX-2 選択的阻害 NSAIDs（セレコキシブ）などと筋緊張弛緩薬の併用も有効である．機序として神経障害性疼痛の要素も関与するため，プレガバリンなどの薬剤も有効である．

①神経根造影・ブロック

透視下に神経根に対して行うブロックであり障害神経根の同定には極めて有効である．1％キシロカインなどの局所麻酔薬にステロイドを混入してブロックを行うことが一般的である．炎症に伴い発現が上昇する TNF-α や IL-6 などの炎症性サイトカインの阻害薬を併用することで鎮痛効果をさらに高める研究結果も報告されており[17]，今後の応用が期待される．神経根造影による神経根陰影の横走化の確認は椎間孔部および外

7. 椎間板ヘルニア（頚椎，胸椎，腰椎）

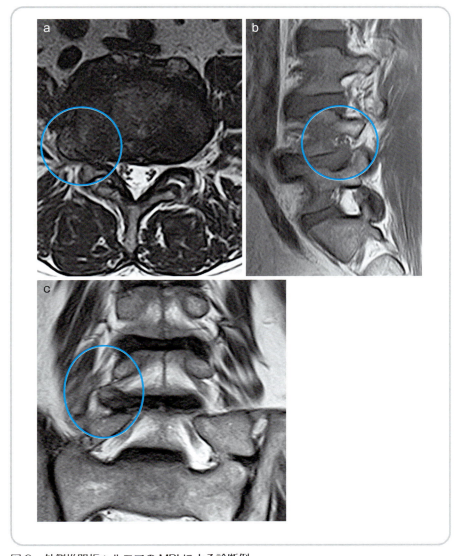

図9 外側椎間板ヘルニアの MRI による診断例
54歳，男性．右 L4/L5 外側椎間板ヘルニアによる右下肢痛．T1 強調矢状断像で L4/L5 椎間孔への椎間板膨隆を認め，冠状断像では膨隆した椎間板による L4 神経根の頭側への圧排を認める．

側ヘルニアによる神経根障害の重要な情報となりうる．高位診断を目的とした神経根ブロックでは，治療的なブロックとは異なり少量の局所麻酔薬（1.0 mL 程度）を用いる．

②椎間板造影・ブロック

腰痛を伴う場合の腰痛再現性検査，および CT の併用による椎間板腔の空間的特徴の把握に有用である．局所麻酔薬の注入による鎮痛効果の有無は，腰痛における椎間板の関与を判定するうえで有用である．

c）手術療法

手術適応については，前述のような相対的・絶対的適応も念頭に，患者の個人的・社会的背景を考慮したうえで手術の利点，危険性，合併症，ほかの治療の選択肢を十分に説明し了承を得たうえで決定する．手術術式は，ヘルニアのうち神経の圧迫をきたしている部分を切除する部分的髄核摘出術（Love 法）が一般的である．最近では顕微鏡下もしくは内視鏡下（micro-endoscopic discectomy：MED）での椎間板摘出術も行われる．低侵襲手術では傍脊柱筋の損傷が小さいため

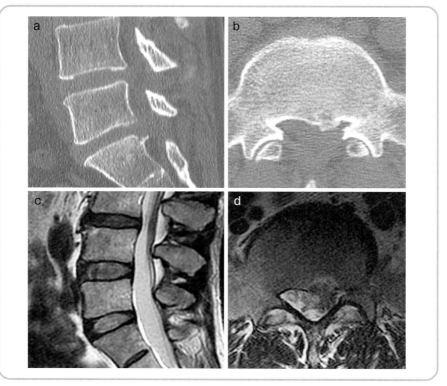

図 10　椎体辺縁分離
32歳，男性．慢性的かつ治療抵抗性の左下肢痛にて来院．MRIにてL5/S左側の椎間板ヘルニア，およびCTにてS1椎体辺縁の分離を認めた．

術後痛が少なく，早期離床・退院が可能という利点があるが，手術時間が長くなりやすいこと，技術的熟練を要するなどの問題がある．ヘルニアの位置・大きさによっては慢性腰痛を合併していることもあり，このような場合は除圧固定術を併用することもある．除圧固定術式としては後方単独では経椎間孔的腰椎椎体間固定術（transforaminal lumbar interbody fusion：TLIF）や後方腰椎椎体間固定術（posterior lumbar interbody fusion：PLIF）などの術式が一般的であり，近年では低侵襲前後合併固定術であるOLIF（oblique lateral interbody fusion）やXLIF（extreme lateral interbody fusion）などの術式も増加している．椎間孔部／外側椎間板ヘルニアの場合はTLIFによる椎間孔開放やMEDによる外側からの椎間板摘出術などが考慮される．

d）中間療法（局所麻酔下に経皮的に椎間板を除去）

低侵襲前後合併固定術は，変性した椎間板を摘出・固定することで満足度の高い鎮痛効果が得られるが，後方法と同様に周術期の合併症に注意する必要がある[18]．経皮的内視鏡下腰椎椎間板摘出術（percutaneous endoscopic lumbar discectomy：PELD）などがあげられる．

また，経皮的レーザー椎間板除圧術（percutaneous laser disc decompression：PLDD）などの方法もあり，椎間板変性が顕著でない若年者の椎間板ヘルニア症例に有効とされているが，直接ヘルニア塊を摘出するものではないため無効な症例も多く，またレーザーによる終板損傷や神経合併症の危険性，これに伴う医原的腰痛・不安定性に対する固定術を要する症例なども報告されているため，腰椎椎間板ヘルニア診療ガイドライン[9]では，積極的に推奨すべき術式とはいえないとしている．

文献

1) Jensen MC et al: Magnetic resonance imaging of the lumbar spine in people without back pain. N Engl J Med **331**: 69-73, 1994
2) Cheung KM et al: Are "patterns" of lumbar disc degeneration associated with low back pain?: new insights based on skipped level disc pathology. Spine (Phila Pa 1976) **37**: E430-E438, 2012
3) 篠原寛休：腰部椎間板障害の研究―特に椎間板内神経終末の組織学的検討．日整会誌 **44**: 1970

4) Freemont AJ et al: Nerve growth factor expression and innervation of the painful intervertebral disc. J Pathol **197**: 286-292, 2002
5) Teraguchi M et al: Prevalence and distribution of intervertebral disc degeneration over the entire spine in a population-based cohort: the Wakayama Spine Study. Osteoarthritis Cartilage **22**: 104-110, 2014
6) Murata Y et al: Selective inhibition of tumor necrosis factor-alpha prevents nucleus pulposus-induced histologic changes in the dorsal root ganglion. Spine (Phila Pa 1976) **29**: 2477-2484, 2004
7) Yamashita M et al: Tumor necrosis factor-alpha in the nucleus pulposus mediates radicular pain, but not increase of inflammatory peptide, associated with nerve damage in mice. Spine (Phila Pa 1976) **33**: 1836-1842, 2008
8) 田口敏彦，山下敏彦：椎間板ヘルニア．整形外科専門医テキスト，南江堂，東京，p447-452, 2010
9) 日本整形外科学会，日本脊椎脊髄病学会（監修）：腰椎椎間板ヘルニア診療ガイドライン，第2版，南江堂，東京，2011
10) Oikawa Y et al: Lumbar disc degeneration induces persistent groin pain. Spine (Phila Pa 1976) **37**: 114-118, 2012
11) Aota Y et al: Magnetic resonance imaging and magnetic resonance myelography in the presurgical diagnosis of lumbar foraminal stenosis. Spine (Phila Pa 1976) **32**: 896-903, 2007
12) Yamanaka Y et al: 3-D MRI/CT fusion imaging of the lumbar spine. Skeletal Radiol **39**: 285-288, 2010
13) Eguchi Y et al: Quantitative evaluation and visualization of lumbar foraminal nerve root entrapment by using diffusion tensor imaging: preliminary results. AJNR Am J Neuroradiol **32**: 1824-1829, 2011
14) Eguchi Y et al: Clinical applications of diffusion magnetic resonance imaging of the lumbar foraminal nerve root entrapment. Eur Spine J **19**: 1874-1882, 2010
15) Shirado O et al: Lumbar disc herniation associated with separation of the ring apophysis: is removal of the detached apophyses mandatory to achieve satisfactory results? Clin Orthop Relat Res: 120-128, 2005
16) Takata K et al: Fracture of the posterior margin of a lumbar vertebral body. J Bone Joint Surg Am **70**: 589-594, 1988
17) Ohtori S et al: Efficacy of epidural administration of anti-interleukin-6 receptor antibody onto spinal nerve for treatment of sciatica. Eur Spine J **21**: 2079-2084, 2012
18) 戸山芳昭：疾患各論/頚椎．標準整形外科学，医学書院，東京，p425-455, 2008
19) Abe K et al: Perioperative Complications in 155 Patients who Underwent Oblique Lateral Interbody Fusion Surgery: Perspectives and Indications from a Retrospective, Multicenter Survey. Spine (Phila Pa 1976) in press

8 靭帯骨化症（頚椎後縦靭帯，胸椎後縦靭帯，黄色靭帯）

Ⅱ-B 脊椎変性疾患：②変性疾患

A 疾患概念

後縦靭帯骨化症（ossification of posterior longitudinal ligament：OPLL）や黄色靭帯骨化症（ossification of yellow ligament：OYL）は脊柱管内に生じる靭帯骨化のため，脊髄症を発症してくる疾患である．全身の骨化傾向が強い症例が多く，前縦靭帯や棘間，棘上靭帯にも高頻度に骨化を合併するため，強直性脊椎骨増殖症と類似の疾患とされている．

靭帯骨化の発症には遺伝的素因が関係していることが支持されている[1]．疫学的にも日本人を含むアジア系に比し白人や黒人に少ないことや，家系内発症，耐糖能異常の合併頻度が多いことなどが報告されている．しかし，その遺伝子の特定や遺伝様式は断定されていない．また，靭帯骨化の発症や進展に機械的刺激（メカニカルストレス）の関与も示唆されている．

靭帯骨化症の多くは中高年に発症し，頚椎 OPLL は男性に多く，胸椎 OPLL で手術に至る重症例は女性に多い．一方，OYL は男性に多く下位胸椎に好発する．

頚椎 OPLL について日本では「頚椎後縦靭帯骨化症診療ガイドライン 2011（第 2 版）」が刊行されている．本項はおおむねその概要に沿っているが，紙面の都合上取り上げていない内容もあるので，ガイドラインも参照していただきたい．

B 診断

1．症状

たまたま撮影した X 線検査などで発見される無症候性の靭帯骨化もあるが，症状を呈するとすれば，骨化巣が脊髄あるいは脊髄神経を圧迫することによる脊髄症と神経根症である．

頚椎 OPLL では上肢のしびれや疼痛，頚部痛，下肢しびれなどで発症することが多い．外傷を契機に発症することもある．上肢巧緻運動障害，下肢脱力，歩行障害，膀胱直腸障害などへ進行することが多い．

胸椎 OPLL，OYL では下肢のしびれ，脱力，歩行障害などで発症する．体幹部の絞扼感や膀胱直腸障害を伴うこともある．上位・中位胸椎病変の場合は下肢深部腱反射が亢進し，骨化巣以下の典型的な痙性不全対麻痺を呈する．しかし，胸腰移行部病変の場合は円錐上部や脊髄円錐，馬尾の障害に応じて痙性麻痺から弛緩性麻痺，あるいは両者の混在した多彩な神経症状を呈することがある（Ⅰ章-A-2 参照）．しばしば腰椎疾患として治療されているケースもあり注意が必要である．

2．画像検査

骨化巣は単純 X 線ではわかりにくいことがあり，MRI や CT が有用である．

MRI では神経組織の圧迫の有無と程度，脊髄内の信号変化の有無などを診断する．靭帯骨化は全脊椎に発症する可能性があり，MRI は主病変以外のスクリーニングとしても有用である．

骨化巣の有無や形態を評価するには CT が有用である．特に骨化巣を削り込む手術を予定する場合には，骨化巣と椎体が連続する部位や脊髄との位置関係，硬膜骨化の有無の評価をしておくことが望ましく，CT ミエログラフィ再構築画像の有用性が高い．

画像検査に基づき靭帯骨化の形態分類が行われ，いくつかの分類が報告されている．頚椎 OPLL では連続型，分節型，混合型，その他型に分類するのが一般的である．胸椎 OPLL では連続棒状，連続波状，嘴状，貝殻状に分類される．OYL では CT 分類として外側型（lateral type），拡大型（extended type），肥厚型（enlarged type），癒合型（fused type），膨隆型（tuberous type）の分類がある．これら骨化形態と重症度あるいは手術成績との関連が報告されており，術式を選択する際には神経圧迫の程度のみならず骨化形態についても考慮する．

C 治療

1．保存療法

脊髄症を発症した場合，自然経過で症状が増悪する可能性が高く，保存療法が有効との報告はない．症状がごく軽微な場合，しびれや疼痛に対して薬物療法を行うことはありうるが，手術による良好な改善の機会を逸しないようにする．

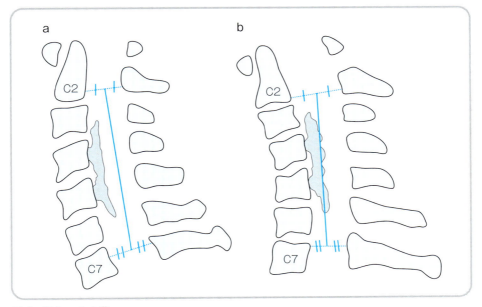

図1 K-line の定義
　a：K-line（＋）
　b：K-line（－）
　頚椎側面 X 線側画像において C2 および C7 脊柱管の中点を結んだ線を K-line と定義する．OPLL が K-line の腹側にある場合を K-line（＋），OPLL が K-line を越えて背側にあるものを K-line（－）と分類する．

　神経根症による疼痛のみを呈する場合は，ほかの原因による神経根症と同様に薬物療法や装具療法，牽引治療，神経根ブロックなどを試みてよいが，神経根症のみの症例は多くはない．

2．手術療法
a）頚椎 OPLL
　頚椎 OPLL の病態が骨化による前方からの圧迫であることから，骨化巣を摘出あるいは浮上し脊髄を完全に除圧することが可能な前方除圧固定術が望ましい．しかし，脊髄に損傷を与えることなく骨化巣を削り込む，あるいは浮上させるには高度な技術を要する．また，前方手術では髄液漏や気道浮腫などの周術期合併症や移植骨脱転などの問題もある．したがって，近年多くの施設では手技が容易な後方手術が選択されることが多い．どの程度の骨化巣までなら後方手術でも十分な改善が得られるのかが問題となる．われわれは骨化巣の大きさと頚椎のアライメントを同時に評価できる K-line[2)]を用いて術式選択をしている（図1）．

①椎弓形成術
　現在では平林式あるいは伊藤式に代表される片開き式椎弓形成術と，黒川式に代表される両開き式椎弓形成術が多く普及している．当初は C3–C7 椎弓形成術が標準術式とされていたが，術後の頚部痛（いわゆる軸性疼痛）が愁訴として注目されるようになり，その対策として C2 付着筋の温存，C7 棘突起およびそれに付着する筋群の温存などの工夫が提案されている．K-line（＋）症例での椎弓形成術の成績は良好であり，第一選択の術式になりうると考えている．しかし，K-line（－）症例での椎弓形成術の成績は不良であり，ほかの術式が望ましい．

②前方除圧固定術
　K-line（－）症例では，前方の骨化巣を直接除圧できる前方除圧固定術が第一選択であり，好成績が期待できる優れた手術である．しかし，骨化巣を削り込む必要があり，良好な除圧を得るには綿密な術前計画と高度な技術が必要である．また，骨化が多椎間に及ぶ場合，長範囲の椎体切除・固定が必要となる．腓骨を移植骨として用いた長範囲固定では，術後移植骨の母床への沈み込みが起こり，そのためプレート固定を併用しても高頻度の移植骨脱転が報告されており大きな問題であった．そこでわれわれは前方椎弓根スクリュー（anterior pedicle screw：APS）[3,5)]を開発し，移植骨脱転頻度の高まる 2～4 椎体切除の際に用いている（図2）．われわれの APS 固定法では移植骨の母床への沈み込みを許容できるため，本法導入後移植骨脱転は発生しておらず，良好な成績が得られている．

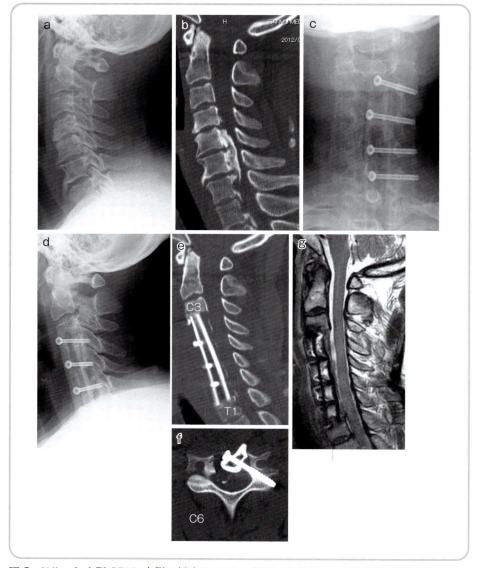

図2 K-line（－）型OPLL症例に対するAPSを併用した前方除圧固定術施行例

51歳，女性．C4-T2 OPLL．術前JOA score3/17点．術前X線側面像（a），CT矢状断像（b）にて，C6高位で骨化占拠率73％のOPLLを認め，K-lineを越えていた．自家腓骨を用いたC3-T1前方除圧固定術を施行し，術後X線正面像（c），側面像（d）では良好なアライメントを保持できていた．術後CT矢状断像（e）にて骨化は浮上できており，C6高位CT横断像（f）ではAPSが至適位置にあることも確認できた．術後T2強調MRI矢状断像（g）にて脊髄圧迫は解除されていた．術後JOA scoreは15/17点（改善率85.7％）と脊髄症の改善は良好である．

③後方除圧固定術

K-line（－）症例に対し，何らかの原因で前方法が選択できない場合がある．これらの例に対しては，後方除圧に後方インストゥルメンテーション固定を併用する後方除圧固定術を行ってきた．これは後述する胸椎OPLLに対する後方除圧固定術の経験を踏まえて導入した術式である．その後の研究で，OPLLの存在する高位でもある程度の椎間可動性が保たれており，最大圧迫高位の椎間不安定性が脊髄症発症に密に関与することが判明している．本術式は頸椎後方除圧にて完全な除圧が得られなくても，脊髄圧迫高位での椎間可動性を制御することで症状の改善を期待するものである（図3）．したがって，後方からのアライメント矯正ではなく，in situ固定を基本としている．本術式はK-

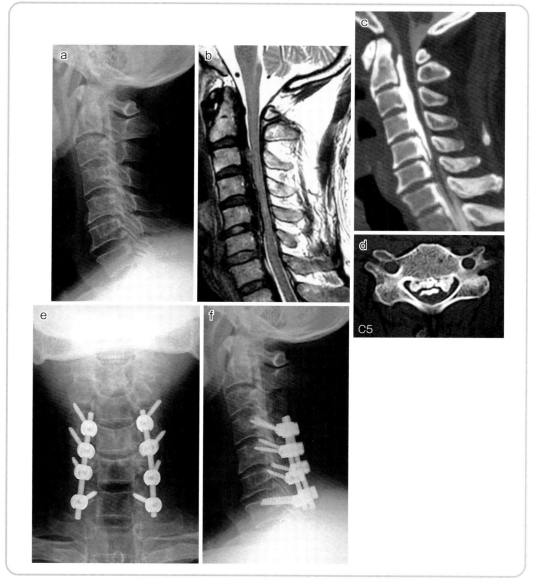

図3 K-line（−）型 OPLL 症例に対する後方除圧固定術施行例
　60歳，男性．C2-T1 OPLL．術前 JOA score 8/17点．術前 X線側面像（a），T2強調 MRI 矢状断像（b），CT 矢状断像（c）にて混合型の OPLL を認めた．術前 C5高位 CT 横断像（d）にて骨化占拠率62％であり K-line に達していた．前方からの骨化巣切除は困難と判断し，C3-C7 椎弓形成術および in situ での C4-C7 後方固定術を施行した．術後 X線正面像（e），側面像（f）では良好なアライメントを保持できていた．術後 JOA score は13/17点（改善率55.6％）と脊髄症の改善は比較的良好である．

line（−）症例に対して椎弓形成術より有意に良好な成績である．
　K-line（−）症例に対する前方除圧固定術と後方除圧固定術との比較では，前方除圧固定術のほうがやや良好な成績が示唆されている．しかし，術式間に適応の相違があり，どの程度の前方圧迫要素までなら後方除圧固定術で十分な改善が期待できるのかは，さらなる検討が必要である．

b）胸椎 OPLL
　胸椎は生理的に後弯しており，さらに前方からの骨化巣が脊髄を圧迫するため，椎弓切除のみでは改善は得られないばかりか，後弯が増強しさらに症状が悪化

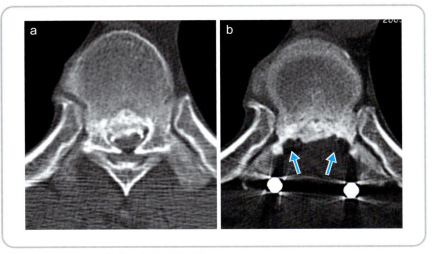

図4　胸椎 OPLL に対する後方除圧方法
術前 CT ミエログラフィ横断像（a）では OPLL による脊髄圧迫を認めている．術後 CT 横断像（b）にて脊髄より幅広い除圧が確認できる．脊髄にダメージを与えないよう椎弓根を削り込むかたちで後方除圧を施行した（矢印）．

する可能性が高い．また，進入路に制限があり脊髄が易損性であることも，この病態に対する手術を極めて難易度の高いものにしている．

手術法には，骨化摘出を行う方法として前方除圧固定術と後方進入脊髄前方除圧術（いわゆる大塚法），前後合併手術がある．骨化摘出を行わない方法として広範囲頚胸椎脊柱管拡大術，後方除圧固定術がある．

①前方除圧固定術

骨化が上位胸椎部であれば胸骨縦割進入による前方からの骨化切除，T3 以下であれば経胸膜あるいは胸膜外路進入での椎体側方からのアプローチとなる．骨化を完全に摘出できた場合の成績は極めて良好である．しかし，この手技に慣れていない術者が多いこと，アプローチできる範囲が限られること，深くて狭い術野で骨化巣を切除する手技は容易ではないことから，ごく一部の施設で，限られた症例にのみ行われているのが実情であろう．

②後方進入脊髄前方除圧術（大塚法）

大塚法は後方から進入して脊髄前方の骨化巣を左右両側から削り込んで除圧する術式である．上位胸椎から下位胸椎までのいずれの高位の骨化に対しても施行可能である．長範囲の骨化摘出や OYL 合併例に対しても施行可能である．しかし，問題点としては，除圧操作を行う部位が脊髄の腹側になるため，最もリスクの高い除圧操作を直視下で行えないことにある．前方除圧固定術と同様，骨化を摘出できた場合の成績は良好であるが，術後麻痺悪化例の報告も散見されている．近年では骨化巣存在レベルの神経根を切離することによって骨化巣を切除しやすくする手技も開発されており，今後の術後成績の報告を待ちたい．

③前後合併手術

まず後方除圧固定を行ったあとに，二期的に前方除圧固定を行う脊髄全周除圧術が報告されている．後方手術の際に前方まで gutter を掘っておき，前方除圧の際のメルクマールにできる利点がある．良好な成績が報告されているが，脊椎のかなりの要素が破壊されること，および二期的前後合併手術となる点で患者への負担がやや大きいと思われる．

④広範囲頚胸椎脊柱管拡大術

頚椎から胸椎まで連続して椎弓形成を行うことにより，胸椎椎弓切除を単独で行う場合に比して脊髄の後方移動が期待できるというコンセプトで開発された．しかし，上位胸椎の嘴状 OPLL に対して頚椎から胸椎にかけての後方除圧を行い，麻痺を生じたとの報告がある．現時点では上位胸椎で後弯頂椎部より頭側に責任病巣がある一部の例には適応があると思われる．

⑤後方除圧固定術

われわれは以前，胸椎 OPLL に対して椎弓切除を施行し術後麻痺が悪化した2例を経験した．この2例では後方インストゥルメンテーション固定の追加によって麻痺の改善が得られた．これらの経験からわれわれは，骨化を摘出しなくても後方インストゥルメンテーション固定を行って脊椎に加わる微小な動きを制御することにより，ある程度の症状改善が期待できるのではないかという仮説を立て，後方除圧固定術（後方インストゥルメンテーション固定併用椎弓切除術）を施行してきた[4]．

手術では開削による脊髄へのダメージを最小限とす

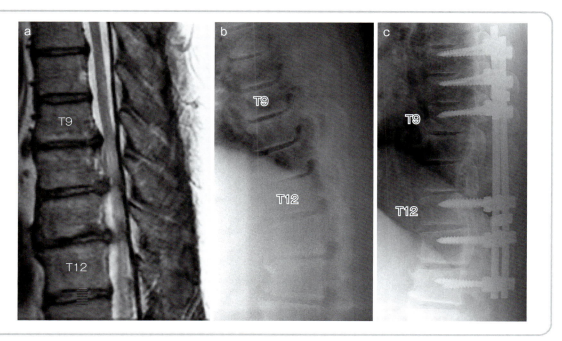

図5　胸椎OPLL症例に対する後方除圧固定術施行例
　52歳，男性．T9-T12 OPLL．術前JOA scoreは6.5/11点．術前T2強調MRI矢状断像（a）にて前方からの脊髄圧迫を認めた．単純X線側面像（b）では仰臥位撮影のMRIと比し下位胸椎から胸腰移行部で後弯を呈しており，椎間可動性が大きい状態であった．T7-L2後方除圧固定術を施行．術中は特に後弯矯正は行っておらず，腹臥位での位置のまま *in situ* 固定とした．術後X線側面像（c）では術前に比して結果的に後弯が矯正されている．術後JOA scoreは7.5/11点とやや改善した．

るため，椎弓のなるべく外側（できれば椎弓根上）を開削するように心がける（図4）．頭尾側方向も椎弓切除した辺縁での脊髄絞扼が起こらないように十分な範囲の椎弓切除を行う．通常頭側3椎体，尾側3椎体程度にPSを刺入してアンカーとしている．この際，脊髄圧迫の強い高位にはPS刺入を行わない．スクリュー刺入操作に伴って椎体に捻りの動きが生じ，余力のない脊髄にさらにダメージが加わるのを避けるためである．ロッド装着時には原則として無理な後弯の矯正は行わず *in situ* 固定としている（図5）．

本法では症状改善までに平均9.5ヵ月を要しており，脊髄症状は緩徐に改善する．これは前方圧迫要素が残存していることおよびインストゥルメンテーションの制動効果で，徐々に脊髄が機能を回復するためと考えている．したがって術直後に改善が著しくなくとも早期に前方除圧術を追加する必要はなく，10ヵ月程度は経過観察してよいと思われる．本法は術後症状悪化のリスクが低く，患者にとっても術者にとっても受け入れやすい術式と考えている．

c）胸椎OYL
　胸椎OYLでは後方ないし後側方から脊髄を圧迫しているので，一般に椎弓切除術が施行され，多くの場合，好成績が得られている．椎弓を開削して内板のみとし，観音開き式椎弓切除術を行う．これにより骨化と硬膜を直視下に剥離できる．骨化の形態が癒合型，膨隆型では中央部での椎弓縦切が不可能であるため，*en bloc* 椎弓切除を選択せざるを得ない．黄色靱帯骨化の骨性隆起が深く脊髄内に突出している症例では，骨化と硬膜が癒着あるいは一塊となって骨化しているため摘出に難渋することがあり慎重な操作が要求される．硬膜骨化例ではくも膜を残して骨化した硬膜ごと摘出するが，硬膜の欠損は筋膜あるいは人工硬膜での修復を要する．また，胸椎では椎弓幅が狭いため，椎弓切除範囲が大きいと後弯変形の進行や術後不安定性を生じる可能性がある（図6）．この場合，術前には責任病巣でない脊柱管前方のわずかなOPLLやヘルニアが再悪化の原因となりうるので注意が必要である．われわれは症例に応じて，後弯変形予防のために後方固定を追加している（図7）．

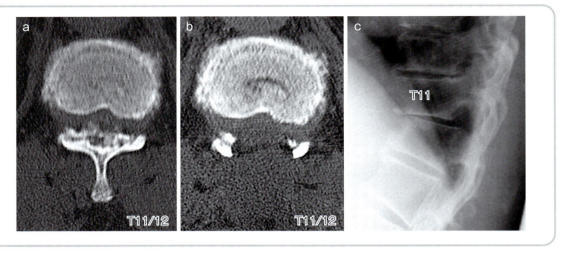

図6 胸椎 OYL に対して椎弓切除術を施行し，術後椎間不安定性が増悪した症例
　T11/T12 OYL 症例．術前 T11/T12 高位 CT ミエログラフィ横断像（a）にて椎間孔まで及ぶ OYL を認めた．椎弓切除術を施行．術後 T11/T12 高位 CT 横断像（b）では椎間関節の 1/2 程度まで切除されていた．術後脊椎造影前屈像（c）にて T11/T12 間の不安定性が確認され，後日追加手術を要した．

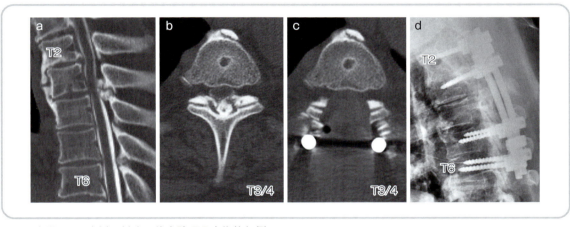

図7 胸椎 OYL 症例に対する後方除圧固定術施行例
　63 歳，男性．T3/T4 OYL．術前 JOA score は 3.5/11 点．術前 CT ミエログラフィ矢状断像（a），および T3/T4 高位横断像（b）にて膨隆型の OYL による脊髄圧迫所見を認めた．T2-T6 後方除圧固定術施行．術後 T3/T4 高位 CT 横断像（c）にて骨化巣は完全に切除されているが，椎間関節への削り込みも多めであった．しかし，術後 X 線側面像（d）にて後弯の進行は認めていない．術後 JOA score は 6/11 点に改善した．

D 特筆すべきポイント

1．頚椎前方手術での APS 刺入法

　頚椎前方手術の際に用いているわれわれの APS 刺入法は，direct pedicle insertion 法（DPI 法）である[5]．これは，十分に幅広く開削した椎体の内側壁からガイドワイヤーを刺入する方法であり，刺入点は椎弓根そのものとなる．DPI 法ではガイドワイヤー刺入点は椎骨動脈の側方に位置しており，刺入方向に椎骨動脈は存在しない．また，硬膜は直視可能である．したがって，神経血管損傷のリスクが少ない安全な刺入方法であり，スクリュー逸脱率が極めて低い特徴がある．

2．頚椎後方除圧固定術でのスクリュー刺入法

　頚椎 OPLL に対する後方除圧固定術では，著しい不安定性を呈している症例は少なく，中下位頚椎に椎弓

8．靱帯骨化症（頚椎後縦靱帯，胸椎後縦靱帯，黄色靱帯）

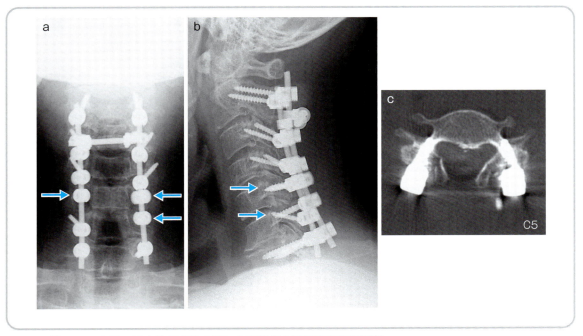

図 8　頚椎 OPLL 症例に対する PVFS を用いた頚椎後方除圧固定術施行例
　54 歳，男性．C2-C5 OPLL．術前 JOA スコアは 15/17 点．C2-C7 後方除圧固定術を施行した．術後 X 線正面像（a），側面像（b）にて良好なアライメントが確認できた．両側 C5 高位および左 C6 高位に PVFS を使用している（矢印）．C2，C7 に用いた椎弓根スクリューやほかの高位の外側塊スクリューと刺入点が並ぶためロッド連結が容易である．術後 C5 高位 CT 横断像（c）では，径 4.5 mm の太くて短いスクリューが椎孔周囲の皮質骨へかみこんでいることが確認できた．スクリューの固定性はよく，術後経過も良好であった．術後 JOA スコアは 15.5/17 点とやや改善した．

根スクリューを用いる必要はない．われわれは C2，C7 では椎弓根スクリュー，C3-C6 では外側塊スクリューを使用してきた．しかし，外側塊スクリュー刺入時に外側塊背側の皮質骨が削れて固定性が失われてしまう症例を経験していた．そのような場合，現在ではわれわれが開発した椎孔周囲スクリュー（paravertebral foramen screw：PVFS）を用いてサルベージしている．これは後方から椎骨動脈に達しない短めのスクリューを使用することで椎骨動脈損傷のリスクをなくし，径 4.5 mm の太いスクリューのスレッドを椎孔周囲（脊柱管から椎弓根内側壁）の厚い皮質骨に食い込ませて固定性を得るものである（図 8）．PVFS の固定性は良好であり，今後さらなる発展が期待できる固定法と考えている．

文献

1) 日本整形外科学会，日本脊椎脊髄病学会（監修）：頚椎後縦靱帯骨化症診療ガイドライン 2011，第 2 版，南江堂，東京，2011
2) Fujiyoshi T et al: A new concept for making decisions regarding the surgical approach for cervical ossification of the posterior longitudinal ligament: The K-line. Spine **33**: E990-E993, 2008
3) Aramomi M et al: Anterior pedicle screw fixation for multilevel cervical corpectomy and spinal fusion. Acta Neurochir **150**: 575-582, 2008
4) Yamazaki M et al: Clinical results of surgery for thoracic myelopathy caused by ossification of the posterior longitudinal ligament: operative indication of posterior decompression with instrumented fusion. Spine **31**: 1452-1460, 2006
5) 新籾正明ほか：頚椎前方椎弓根螺子固定術の実際．整・災外 **58**: 401-408, 2015

Ⅱ-B 脊椎変性疾患：②変性疾患

9 頚肩腕症候群

A 疾患概念

　頚肩腕症候群とは，広義には頚部，肩，腕，手など上肢帯の広い範囲に，痛み，しびれ，異常感覚などの症状を起こす疾患群を総称し，頚椎や肩関節，胸郭出口由来の疾患を包括する．狭義には，それらのうち原因不明な病態のものを指す．頚肩腕症候群は1955年に飯野らにより提唱され同年報告されている[1]．日本では1950年代より新たな健康障害としてキーパンチャー病が社会問題となり，1970年代にその概念（定義・病態）が世界に先駆けて提唱された．また，1980年代には国際的にも上肢系の反復作業や上肢を同一肢位に保持する作業に関連して，運動器疾患と作業との関連性が指摘された．また，日常生活では一般に「肩こり」という症候名で呼ばれることもあるが，作業に起因する場合には「頚肩腕障害」という用語が用いられている[2]．

1. 広義の頚肩腕症候群

　整形外科を受診する患者のなかで頚肩腕障害が占める割合は，初診時の21％と報告されている．日本の平成25年度国民生活基礎調査では，有訴者の症状を調査した結果によると，「肩こり」は男性においては「腰痛」に次いで第2位，女性においては第1位であり，非常に頻度が多い愁訴である．また，精神的悩みを伴った頚肩腕痛の発症頻度は1990年度の調査と比較すると2006年度では男女とも約2倍に増加している[3]．

　広義の頚肩腕症候群には様々な疾患が含まれ（表1）[4]，研究者によって頚肩腕症候群に含める疾患が異なることが指摘されている．また，鑑別診断前の一時的な診断名として使用されることがあり，最近は診断技術の進歩により，解剖学的，病理学的に原因が明らかになった疾患は具体的な病名を診断名として用いるようになっている．しかし，日常の診療では頻度が高く，重要な位置を占めていることから，「広義の頚肩腕症候群」は，頚部から肩，上肢，背部にかけての疼痛や異常感覚（しびれ感など）を呈するすべてのものを含む．広義の頚肩腕症候群から身体所見と各種検査により器質的原因の断定できないものを「狭義の頚肩腕症候群」と定義することが一般的となっている．

2. 広義の頚肩腕症候群の病態

　広義の頚肩腕症候群の様々な外傷，変性疾患を含み，関節を構成する組織（骨，関節包，靱帯），関節運動に関与する組織（神経，筋肉，滑液包，筋，腱，腱鞘，腱付着部，骨膜，支帯）の解剖学的，運動学的な障害が機能障害や痛みの原因となる．

3. 狭義の頚肩腕症候群

　広義の頚肩腕症候群で，身体所見と各種検査により原因が特定できる疾患を除外した病態のものを「狭義の頚肩腕症候群」としている．頚部，肩甲帯，上腕，前腕，手および指のいずれか，あるいは全体にわたり，慢性の疼痛，しびれ，しこりなどの自覚症状があり，他覚的所見や検査所見がないこと，とされている．狭義の頚肩腕症候群には作業関連性のものが多く含まれている．産業衛生の現場では，作業関連性の頚肩腕症候群を職業性頚肩腕障害として一般の頚肩腕症候群と区別することがある．

4. 狭義の頚肩腕症候群の病態

　頚椎およびその周辺の軟部組織の解剖学的，生理学的弱点を背景因子に持ち，これに退行性変化が加わり，頚肩腕に連鎖的な痛み，しびれ，脱力，冷感を発症するものと理解されている[3]．症状と器質的変化の明確な関係は不明であるが，理想的な姿勢から逸脱があるために筋のスパズムを起こし疼痛を生じさせる姿勢因子，長時間の同一不良姿勢，精神的緊張，一定姿勢での細かい作業などの生活環境因子も原因として考えられる．

　作業関連性のものでは，筋組織における持続的緊張，阻血，発痛物質の蓄積が慢性化の原因と考えられる．特にvisual display terminals（VDT）作業は同一姿勢を長時間維持し反復作業をすることにより，後頭下筋群，僧帽筋，肩甲挙筋，前腕伸筋群が等尺性収縮のみとなり，局所的な血行障害，筋疲労に陥りやすい．

　また，身体化障害，疾病利得，心理社会的ストレス，うつ状態，polysurgery（頻回手術症），薬物依存などの精神心理的因子も症状の発症に関連している[5]．

表 1　広義の頚肩腕症候群

1. 頚椎疾患	①外傷（打撲，捻挫，骨折，椎間板損傷，神経根損傷，脊髄損傷） ②変形性脊椎症（頚椎症）：椎体，椎間関節 ③椎間板ヘルニア ④脊柱靱帯骨化（後縦靱帯骨化，黄色靱帯骨化，黄色靱帯石灰化，前縦靱帯骨化，強直性脊椎炎） ⑤炎症（結核性，化膿性脊椎炎，関節リウマチ，軟部の炎症） ⑥先天性疾患 ⑦頚椎の腫瘍 ⑧頚髄の腫瘍 ⑨脊髄空洞症 ⑩脊髄血管障害
2. 頚椎周辺部疾患	①胸郭出口症候群（頚肋症候群，斜角筋症候群，肋鎖症候群，過外転症候群） ②Pancoast 腫瘍
3. 肩関節周囲炎	肩関節疾患（肩関節周囲炎，関節症）
4. 肘・手関節周囲疾患	①関節症 ②上腕骨内・外上顆炎 ③腱鞘炎
5. 末梢神経・交感神経疾患	①絞扼性神経障害 ②肩手症候群 ③Barré-Lieou 症候群 ④Raynaud 症候群 ⑤神経痛性筋萎縮
6. 精神・心因性疾患	
7. その他	①心疾患（狭心症，心筋梗塞） ②代謝性・中毒性疾患 ③ウイルス感染（風邪，流行性耳下腺炎） ④運動ニューロン疾患 ⑤多発性硬化症 ⑥視力調整障害による肩こり ⑦咬合不全 ⑧頭蓋内病変 ⑨Ménière 症候群

（文献 4 より引用）

B　診断

　狭義の頚肩腕症候群と診断するために，症状を呈する可能性がある器質原因が特定できる疾患を除外する必要がある．最初に問診を行い身体所見をとり，画像検査や筋電図検査などを行い，症状の原因が特定できなければ，狭義の頚肩腕症候群と診断する．

1. 問診・視診

　主訴を把握し，疼痛の種類，部位や程度，出現する時間，放散痛の有無などの症状を確認する．また，疼痛の誘因や外傷の有無，症状の時間的な経過や既往症を確認する．家庭や学校，職場環境についても把握し，患者の生活状況をイメージする．作業の関与が疑われる場合は，作業姿勢や作業継続時間を聞く．視診では，正中面では頭部の傾き，肩の高さ，側弯の有無など，矢状面では体幹前傾や骨盤代償などの不良姿勢の有無を確認する．また，肩・肩甲帯の形状および位置，筋萎縮の有無もチェックする．

2. 神経学的検査

　筋力，感覚，反射を確認し，自覚的な痛みやしびれの範囲を記録する．感覚障害については，神経根あるいは末梢神経の支配領域に一致しているか，他覚的な障害はあるか，左右差はあるかを調べる．疼痛については，自覚症状が最も強い部位，後頚部や前頚部から肩関節にかけて，肩甲骨内側部，肩・肘・手の筋腱付着部などを中心に調べる（図 1）[6]．

3. 可動性，疼痛誘発テスト

　頚部や肩・肘・手・手指関節に可動域制限がないかどうか，どの方向に動かすと痛みが出現するかあるいは軽減するか，自動運動と他動運動では疼痛出現がどのように異なるかを確認する．これにより非収縮性組織の問題か，収縮性組織の筋の問題かを鑑別し，問診や身体所見の結果と合わせて，より詳細な障害部位の把握に役立つ．Jackson テストや Spurling テストにより，頚椎神経根刺激によって痛みが増悪するか否かを調べる．また，Adson テスト，Wright テスト，Morley

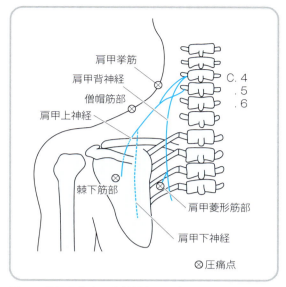

図 1　背部圧痛点と末梢神経の関係
（文献 6 より引用）

テストなど腕神経叢の易刺激性や鎖骨下動脈絞扼の有無をチェックし，胸郭出口症候群の合併の有無を確認する．これらの誘発テストは感度，特異度が低いために，診断には注意が必要である．

4．画像検査などの補助検査

頚椎X線検査により，頚肋や頚椎症性変化，アライメントや椎間板高，椎間孔狭窄の有無，前後屈像で異常可動性をみる．MRIにて，頚椎では椎間板の変性や脱出，脊髄や神経根の圧迫，腫瘍や炎症性変化の有無を確認し，肩関節では，腱板損傷，関節液の貯留などをチェックする．さらに，必要であれば，頚椎や上肢のCT，肩関節造影，脊髄造影，神経根造影やブロックを追加する．画像所見は臨床所見と一致するか十分確認する．

また，末梢神経障害や筋原性疾患を疑う場合は確定診断や高位診断を目的に筋電図検査を行う．手根管症候群や肘部管症候群など絞扼性末梢神経障害の診断には神経伝導速度検査を行う．

狭義の頚肩腕症候群と診断するためには，原因が特定できる疾患を除外する必要があるが，肩関節周囲炎との鑑別は容易でなく，合併していることが多い．また，線維筋痛症の症状は頚肩腕症候群と似ており，鑑別が難しい．治療に抵抗する症例や精神心理的因子を考える場合は，病前性格の検索，心理テストや精神科へのコンサルトを行う．

表 2　頚肩腕症候群（狭義）の治療
1. 理学療法：温熱療法，運動療法，姿勢矯正，生活改善指導など
2. 薬物療法：非ステロイド性抗炎症薬（NSAIDs），筋弛緩薬，注射など
3. 心理療法：精神科コンサルトなど

C　治療

治療は保存療法が原則であり，対症療法を行う（表2）．治療には安静，薬物，理学療法などからなる受動的治療法と対象者が主体となる能動的治療法があり，同時に治療を進めることで，治療効果をより高め持続させる手段となりうる[7]．

1．理学療法

ホットパックやマイクロ波などの温熱療法，経皮的電気神経刺激などの理学療法は早期からの介入が可能である．また，頚椎牽引や筋のマッサージなどの運動療法とストレッチ，体操などを行い，血行を改善し，筋を弛緩する．また，前傾姿勢や円背姿勢を矯正し，特定の筋への負担を減らすために日常生活や作業姿勢の改善の指導も行う．

2．薬物療法

非ステロイド性抗炎症薬（NSAIDs），筋弛緩薬を処方する．抗不安薬，抗うつ薬などが有効であることがある．リドカイン塩酸塩注射液やサリチル酸ナトリウム・ジブカイン配合剤注射液などを圧痛点へ注射する．

3．心理療法

難治例に対しては精神・心理的因子の合併も考え，精神科にコンサルトし，心理療法が奏効することがある．

D　特筆すべきポイント

頚肩腕症候群と診断するためには鑑別診断が重要である．しかし，実際には鑑別すべき疾患が非常に多く，各種検査を行ってもはっきりした原因がわからず，なかなか診断に至らないことがある．

症例提示

15歳，男性．頚部痛があり近医を受診した．疼痛の原因ははっきりしないまま4ヵ月の理学療法で改善せず他医受診．頚椎単純X線では明らかな異常所見がなかった（図2）が，頚椎MRIを施行し脊髄空洞症がみ

9. 頚肩腕症候群

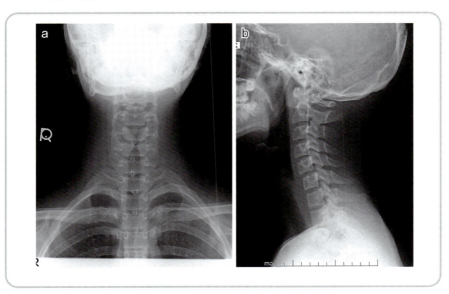

図2　初診時頚椎単純X線像
正面像(a)，側面像(b)とも明らかな異常所見を認めなかった．

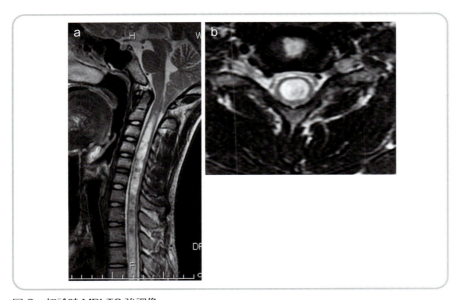

図3　初診時MRI T2強調像
a：矢状断像
b：横断像(C6/C7レベル)
Chiari奇形と頚髄から胸髄にかけて脊髄空洞症を認めた．

られたため当院紹介受診した．上下肢筋力低下なく，右顔面〜頚部にわずかな痛覚低下があり，アキレス腱反射の軽度亢進以外は神経学的な異常所見がなかった．頚椎MRI上，頚髄から胸髄にかけてChiari奇形と脊髄空洞症を認めたため(図3)，手術(大後頭孔減圧術)を施行した．術後，疼痛は改善し，MRIで空洞の縮小を認めた(図4)．

本症例のように，症状が軽微で明らかな神経学的所見に乏しいと，そのまま長期間にわたって確定診断に

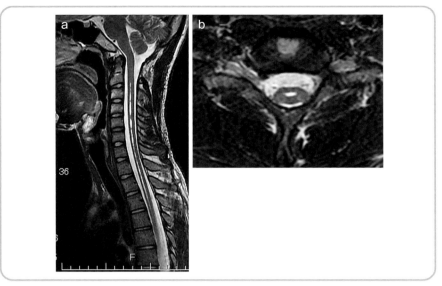

図4 術後 MRI T2 強調像
　a：矢状断像
　b：横断像（C6/C7 レベル）
脊髄空洞症の縮小を認めた．

至らず経過観察を行うことがある．若年者であっても頚椎 MRI を撮像してはじめて正確な診断に至る症例があるため注意が必要である．

文献
1) 飯野三郎：頚肩腕症候群．日医師会誌 **34**: 305-312, 1955
2) 日本産業衛生学会頚肩腕障害研究会：頚肩腕障害の定義 2007．産業衛誌 **49**: A15-A19, 2007
3) 酒井昭典：肩甲帯部痛の診療—頚肩腕症候群．Orthopaedics **23**: 7-13, 2010
4) 永田見生ほか：頚肩腕症候群の診断と治療—頚肩腕症候群の診断—狭義と広義の頚肩腕症候群．Orthopaedics **13**: 1-9, 2000
5) 増田　路，宮岡　等：頚肩腕症候群のリハビリテーション—頚肩腕症候群における心理的要因—痛みに対するアプローチを含めて．MED REHABIL **55**: 9-13, 2005
6) 平林　洌：頚肩腕障害診断．臨床産業医学全書 3 産業災害外科・整形外科学．内山元昭ほか（編），医歯薬出版，東京，p573-582, 1985
7) 舟木一夫：頚肩腕障害と理学療法—頚肩腕症候群の病態と治療．理療ジャーナル **47**: 571-580, 2013

Ⅱ-B 脊椎変性疾患：②変性疾患

10 腰部脊柱管狭窄症

A 疾患概念

　近年の脊椎疾患で最も増加傾向にあるのが腰部脊柱管狭窄症である．臨床症状として，①殿部から下肢の疼痛やしびれを有する，②殿部から下肢の疼痛やしびれは立位や歩行の持続によって出現あるいは増悪し，前屈や坐位保持で軽快する，③歩行で増悪する腰痛は単独であれば除外する，④MRIなどの画像で脊柱管の変性狭窄状態が確認され，臨床所見を説明できるの4項目をすべて満たすこと，とされている[1]．

　腰部脊柱管狭窄症の罹患率は一般人口の1.7～13.1%である．移動式MRIによる検討で938名の住民を対象とした結果，MRIで狭窄が認められた場合は，その11%が有症状であり，狭窄の程度が高いほど，有症状の割合が多かった．

　腰部脊柱管狭窄症による神経障害として，末梢動脈の血流障害，馬尾の静脈うっ滞・浮腫，さらにはWaller変性が報告されている．その神経変性は可逆的である一方，不可逆的な神経障害がある．腰部脊柱管狭窄症患者の馬尾を脊髄鏡にて観察した論文によると，正常に比して血流のうっ滞があり，プロスタグランジン製剤を用いると，症状の改善と血流うっ滞が回復する．一方で，動物における馬尾圧迫は度合いによりWaller変性を起こし，その変性に至った神経は腫瘍壊死因子（tumor necrosis factor α：TNF-α）を産生する．一方で，腰部脊柱管狭窄症患者では有意にこむら返りの頻度が高い．これらは神経根の障害による変化と考えられている．除圧術3年以降においても，患者群はこむら返りの頻度が高く，手術をしても改善せず，この神経障害が不可逆的なものとする報告の一方で，患者群ではこむら返りの頻度は高いものの，除圧術を行うとその割合は低下し可逆的なものであると相反する報告がある[2]．

　一方で，腰部脊柱管狭窄症による神経根障害は，下肢痛以外に腰痛の原因となる．そのオッズ比は3.16倍とされる．実際に腰部脊柱管狭窄症患者に対しては除圧術単独で腰痛が軽減することが報告されており，神経根の圧迫は下肢痛以外に腰痛を惹起する．

　日本からは「腰部脊柱管狭窄症診療ガイドライン2011」が報告されている[1]．本項はおおむねその概要に沿っているが，さらに2014年までのエビデンスを加えたものである．ガイドラインも参照していただきたい．

B 診断

1. 問診のポイント

　脊椎疾患に伴う跛行を呈する症例は同時に，腰痛，下肢痛を訴えることが多い．65歳以上では21%が下肢症状を呈すると報告されている．間欠跛行，腰痛，下肢痛を訴えた場合，まずは内科的疾患（消化器疾患，下肢血管疾患）や整形外科的疾患（関節疾患）を念頭に置き，十分に鑑別したあとに脊椎疾患の検討を行う．脊椎疾患において跛行を伴う疾患は椎間板ヘルニア，脊柱管狭窄症，脊椎骨折，脊髄（馬尾）腫瘍，化膿性脊椎炎，転移性脊椎腫瘍，心因性などである．

　脊椎由来の跛行と考えられた場合，神経学的所見，ほかの症状に注意する．現病歴では腰痛，下肢痛，しびれ，麻痺の程度，膀胱直腸障害，それらの誘因，経時的な変化，姿勢との関係，歩行時での症状変化（跛行）などを聞く．症状の増悪程度が比較的急速で，体重減少があり，非ステロイド性抗炎症薬（NSAIDs）無効例は悪性腫瘍の転移も考える．発熱がある場合は化膿性脊椎炎なども考慮に入れる．化膿性脊椎炎は腰椎に多い．ただし，高齢者の場合は発熱を伴わない場合も多く，注意を要する．温まると症状が増悪するものとして，脊髄動静脈奇形がある．脊柱管狭窄症由来の神経根症状様で片側の第5腰神経症状と思われても脊髄病変（特に脊髄円錐部の病変は多彩な症状を呈することがある）がしばしば見落とされることがあり，注意すべきである（図1）．典型的な歩行障害では，馬尾性跛行があげられるが，鑑別としては閉塞性動脈硬化症があり，足背動脈，後脛骨動脈の触知は必須である．また，帯状疱疹や，下肢の腫瘍性病変との鑑別が重要となる（図2）．

　骨粗鬆症性圧迫骨折後，または退行性の後側弯は脊柱管内での神経圧迫病変がなくても間欠跛行様症状を訴えることがある．特に立位，歩行時には脊柱変形（後弯，側弯）が増悪するので，立位，歩行時での診察も

重要である．高齢者の後弯症の症状として腰痛はもちろん，逆流性食道炎があるので問診が重要である．

2. 診断における注意点

a）椎間孔部狭窄

椎間孔部は hidden zone と呼ばれ，診断に苦慮するところである．臨床所見では椎間孔部障害のほうが症状が強く，一般に Kemp テストの陽性率が高いとされる．電気生理学的所見や，通常の MRI 冠状断像，拡散強調像が診断の一助になる（図3）．

b）下肢神経症状と関節疾患との鑑別

跛行，下肢痛を呈する場合，膝・股関節疾患と腰椎由来の下肢症状の鑑別に難渋することがある．股関節由来の場合は可動域制限を認め，Patrick テスト陽性であることが多い．腰椎由来の下肢症状では，下肢伸展挙上テスト，大腿神経伸展テストが陽性であることが多いとされる．次に，股関節内への麻酔薬の投与，神経根ブロックの効果にてどちらが主病変かを検討する．しかし，筆者らの検討では，腰部脊柱管狭窄症・変形性股関節症合併の下肢痛患者に対し，股関節専門医・脊椎専門医の診察後，股関節ブロック・神経根ブロックを施行して厳密に診断しても，手術の成績不良例があることもある（図4）[3]．

一方で，腰椎由来の第4腰神経症状は膝関節内側部に疼痛が生じ，しばしば変形性膝関節症患者では疼痛発症源の診断に苦慮する．矢吹らは高齢者膝内側部痛の原因を関節内注入と神経根ブロックにて検討した結果，神経根性のものが7％に存在すると報告した．そ

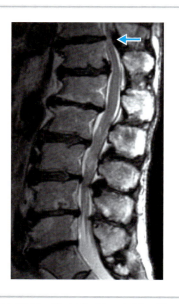

図1 脊髄円錐部の狭窄（矢印）の見逃し例
腰部脊柱管狭窄症として診断されていたが，歩行障害を呈するようになった．

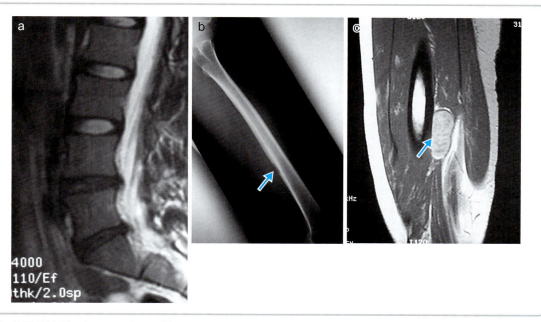

図2 下肢痛のピットフォールの一例
腰椎神経根障害と思われていた（a）が，大腿部腫瘍の最終診断（b：単純 X 線像上の骨欠損像，c：MRI による腫瘍像）．患者の疼痛部位の触診も重要である．

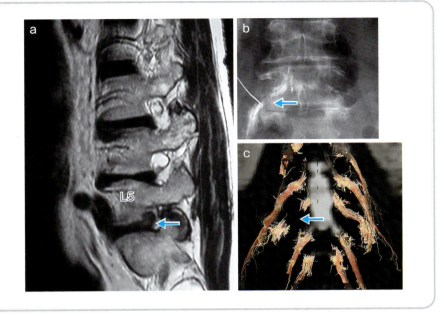

図3 腰椎椎間孔部障害の診断
MRI（a）では椎間孔部狭窄の機能的診断はできないため，神経根ブロックが通常行われる（b）．最近では神経障害の程度を示す拡散強調像（c）が機能診断として使用される．

れらの特徴として，痛みの範囲が変形性膝関節症群に比して広いこと，大腿神経伸展テスト，Kempテストで陽性率が高いこと，膝蓋腱反射の左右差，感覚障害の存在をあげている．腰痛由来の第4腰神経症状では膝関節内側部に疼痛が生じる．痛みの範囲が変形性膝関節症群に比し，広いのが特徴的である[4]．

c）腰部脊柱管狭窄症の障害高位の不一致

L5神経根症状は一般的にL4/L5の障害で生じるが，L2/L3，L3/L4高位でも狭窄の程度が強い場合，L5神経根単独障害を生じる．これらは脊柱管内の神経根は脊髄円錐部から下降しており，L2/L3，L3/L4高位でもL5神経根を含むからである．図5のようにL3/L4高位単独狭窄でもL5神経根単独障害例はあり，除圧術の適応となる[5]（図5）．

C 治療

1．保存療法

まずは最低3ヵ月の保存療法を試みることを推奨する．日本の11年の経過観察の結果では，60%以上は保存療法で軽快し，脊柱管断面積50 mm²以下の群が悪化するとされる．保存療法は，歩行訓練などの運動療法を行う．運動療法を施行すると12%の患者で手術を回避できることが，Spine Patient Outcomes Research Trialによって報告された．痛みに対してはNSAIDs，間欠跛行にはプロスタグランジン製剤を用いる．最近の治療薬として，神経障害性疼痛に対しプレガバリン，オピオイドが上記薬剤の無効例に使用される．

2．ブロック療法

局所麻酔薬やステロイドによるブロック療法については，諸外国の過去の論文やレビューでは否定的な報告が多い．腰痛に関しての硬膜外注射に関しては説得力に欠け，より詳細な研究が必要であり，またステロイドの硬膜外投与の有効性は確立しておらず，いかなる効果があるにせよ効果は短時間に過ぎないとされている．硬膜外ステロイド注射に関しては椎間板ヘルニアによる坐骨神経痛にはある程度のエビデンスがあるが，ほかの病態に関しては疑問が残るとされている．

3．サイトカイン療法

前述のごとく，神経根症の病態にはサイトカインによるWaller変性が強く示唆されている．したがって，当院においては積極的にサイトカイン阻害薬を用いた神経根ブロックを施行している．脊柱管狭窄症の神経根性疼痛に対する抗TNF-α阻害薬エタネルセプト10 mg，抗IL-6受容体抗体トシリズマブ80 mgの神経根ブロックは下肢の痛み，しびれともにステロイドを

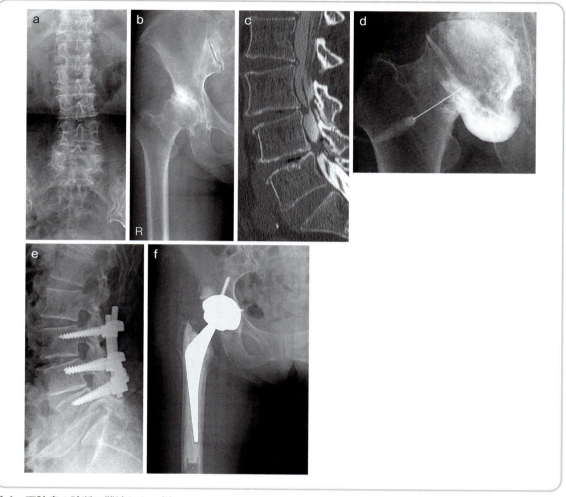

図4 下肢痛の診断に難渋した一例
腰部脊柱管狭窄症（a），変形性股関節症（b）合併の下肢痛患者に対し，脊髄造影後神経根ブロック（c），股関節造影ブロック（d）を施行し，腰椎由来と診断し腰椎除圧固定術施行（e）．しかし，改善はなく，人工股関節全置換術施行後（f），疼痛は軽快した．

凌駕した．脊柱管狭窄症の神経根性疼痛に対するトシリズマブ80 mgの神経根ブロックの検討では，デキサメタゾンに比較し24週ではトシリズマブのほうが手術に至った症例が少なかった．

4．手術療法
a）手術適応
　除圧術，もしくは除圧固定術が選択される（表1）．
b）除圧術
　一般的に不安定性のない脊柱管狭窄症に対する除圧術は保存療法より優れるとされる．無作為試験による2年または4年後の成績，observational cohortによる長期（8～10年）の成績ともに，保存療法より除圧術単独のほうが成績がよかった．

表1 手術適応

【比較的手術療法が望ましい場合】
- 排尿障害，排便障害，さらに安静時・歩行時の会陰部灼熱感などが出現した場合．ときに男性では勃起症状を呈することがある
- 下肢の筋力低下や筋萎縮などが出現した場合
- 連続して間欠跛行が50～100 m以下の場合
- 安静時でも強度の下肢痛，しびれがある場合

【相対的な手術適応】
- 仕事や日常生活でかなりの不便があり，ADL制限が強い場合
- スポーツ，リクリエーション活動で制限が強い場合
- 保存療法にて十分な効果がなく，症状が遷延した場合
- 透析など定期的に通院しなくてはならないが，症状が強く通院にかなりの支障をきたす場合

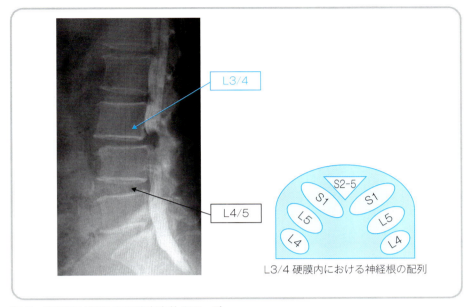

図5 腰部脊柱管狭窄の障害高位の不一致
　L3/L4 高位単独狭窄でも L4 神経根症状はなく，L5 神経根症状のみ呈した．L3/L4 硬膜内における神経根の配列を考えると L4 以下のどの神経根も障害される可能性がある．

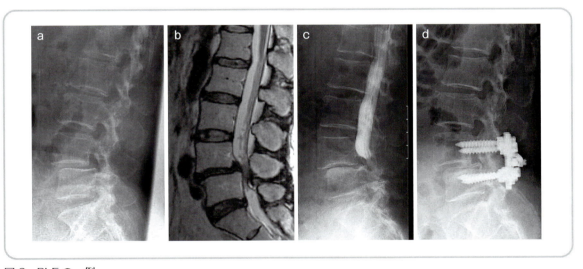

図6 PLF の一例
　a：典型的な脊柱管狭窄症．L4 すべり症を合併する．
　b, c：MRI と脊髄造影検査では L4/L5 高位で脊柱管狭窄を認める．
　d：後方除圧術と椎弓根スクリューを用いた PLF を施行

c）除圧固定術の適応
　すべり症のある場合，後方除圧後の腰椎不安定性の防止，また変性側弯などの脊椎アライメントの矯正を目的とする場合，除圧固定術の適応となる．レビューによると，すべり症を伴った脊柱管狭窄症には除圧術のほうが成績がよい，また除圧術と除圧固定術では差がない，除圧固定術のほうが良好な成績であると様々な報告があるが，現在のところ除圧固定を行ったほうが優れた成績とされる．現在の主流は後側方腰椎固定術（posterolateral lumbar fusion：PLF），後方椎体間固定術（posterior lumbar interbody fusion：PLIF），経椎間孔的後方椎体間固定術（transforamimal lumbar interbody fusion：TLIF）である．この使い分けは議論が分かれるが，術者の判断によるところが多い（図6）．

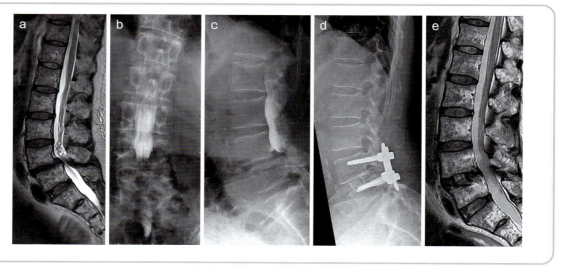

図7 間接除圧固定術の一例
a〜c：典型的な脊柱管狭窄症．L4すべり症を合併する．脊髄造影では完全ブロック像である．
d, e：低侵襲前方固定はすべりを完全に整復できるために，後方除圧術は必要ない．後方は経皮的な椎弓根スクリューを用いるのみで対処可能．術後MRIでは完全に脊柱管が正常化している．

d）間接的除圧（固定術の整復による間接除圧）

近年低侵襲に前方固定できるデバイスが開発され，皮切3cmにて前方固定が可能となった．前方固定はほぼすべり症を整復できるために後方除圧が必要なく，経皮的な椎弓根スクリュー固定のみで対処可能である．直接除圧するよりよい成績が報告されており，今後ますますの発展が期待される術式である（図7）．

e）高齢者の後側弯症の合併

近年，高齢者の後側弯症が増加している．バランス自体が腰痛を惹起する可能性と，それに伴う筋減少が腰痛に関連している．同様に後側弯症由来の腰痛か否かの診断は難しいが，立位保持困難や高度の間欠跛行，後弯のための逆流性食道炎症状を呈する．腰痛が高度の場合，脊柱変形矯正術を施行する（図8）．

f）合併症，予後について

おおむね術後経過は良好であるが，日本では8.6%の合併症が報告されている．神経合併症，感染，採骨部痛，また比較的まれなものとして脳出血，失明，死亡がある（図9）．下肢しびれ，こむら返りなどの症状は遷延しやすい症状としてあげられる．術後同部位での再狭窄や隣接椎間障害が10年以内で5〜15%と報告されている．

システマティックレビューによると，予後不良因子として抑うつ，心血管系疾患，側弯の存在，高年齢の合併，予後良好因子として，術前の歩行能力，健全な精神，高収入，中心性狭窄，active rehabilitation の存在が指摘されている．除圧術の場合，79歳以下と80歳以上では合併症の頻度は同等．固定術の場合は80歳以上ではリスクが2倍であり，全般として，85歳以上では死亡率が9倍と報告されている．ときに腰椎多数回手術になることもある．

術後残存する疼痛には薬物療法が基本であるが，最近はMRI対応型の脊髄電気刺激療法（spinal cord stimulation：SCS）が使用される．多数回腰椎手術，腰椎手術後の難治性下肢痛，難治性のアロディニアなどの患者が対象となる．これは体内に電極を挿入し，硬膜を介して脊髄後索を電気刺激することによって除痛を図る方法とされる．

D 特筆すべきポイント

脊椎手術では骨粗鬆症の問題，採骨部痛，偽関節があり，成績不良例が存在する．現在のところ米国ではこれらを克服すべく脊椎固定術に骨形成蛋白（bone morphogenetic protein：BMP）が使用されるが非常に高価であり，癌化の問題があり，また日本での使用は認可されていない．それを打開すべく日本で使用可能な growth factor は以下のごとくである．

多血小板血漿（platelet-rich plasma：PRP）とは遠心分離により血小板を高濃度に濃縮した血漿であり，健康な成人では血液1mm^{3}中に12万〜38万個，平均で20万個程度の血小板を含有するが，PRPではその3.5〜4.5倍程度の高濃度の血小板が含まれる．PRPと局

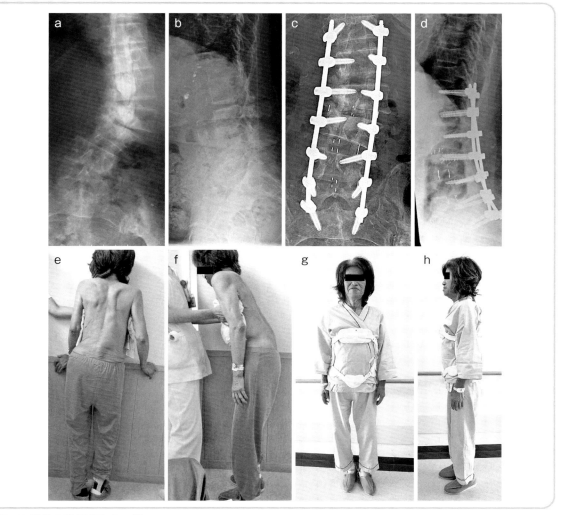

図8 高齢者の後側弯症の一例
術前（a, b, e, f）は自力での立位不可であったが，矯正術後症状軽快した（c, d, g, h）．

所骨を使用した臨床試験では有意に脊椎固定術後の骨癒合率が高まることが報告されている．さらに近年骨粗鬆症薬として使用されるテリパラチドを脊椎固定術前から使用すると，術中の椎弓根スクリューのトルクの上昇，骨癒合率の上昇，1年後の椎弓根スクリューの弛みが抑制できることも報告されている．日本のように骨粗鬆症を伴う症例に対する脊椎固定術が多い場合は選択肢のひとつであろう[6]．

文献

1) 日本整形外科学会，日本脊椎脊髄病学会（監修）：腰部脊柱管狭窄症診療ガイドライン2011．南江堂，東京，2011

2) Matsumoto M et al：Nocturnal leg cramps: a common complaint in patients with lumbar spinal canal stenosis. Spine 34: E189-E194, 2009

3) Saito J et al：Difficulty of diagnosing the origin of lower leg pain in patients with both lumbar spinal stenosis and hip joint osteoarthritis. Spine 37: 2089-2093, 2012

4) 矢吹省司ほか：高齢者の膝内側部痛—関節内注射と神経根ブロックによる検討．臨整外 33: 1381-1385, 1998

5) 山内かづ代ほか：腰部脊柱管狭窄症の病態—脊髄造影における腰部脊柱管狭窄部位と神経学的所見の障害高位に関する検討．日腰痛会誌 14: 34-39, 2008

6) Inoue G et al: Teriparatide increases the insertional torque of pedicle screws during fusion surgery in

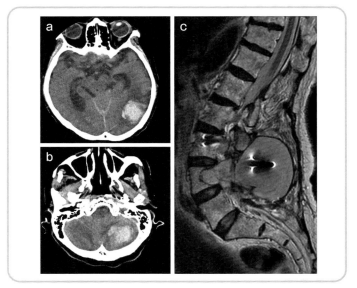

図9 まれな合併症の一例
　術後脳出血の頻度は0.3％といわれている（a：側頭葉出血, b：小脳出血）. 術中の硬膜損傷と術後髄液漏（c）が危険因子と考えられている.

patients with postmenopausal osteoporosis. J Neurosurg Spine **21**: 425-431, 2014

Ⅱ-B　脊椎変性疾患：②変性疾患

11 腰椎すべり症

A 疾患概念

腰椎すべり症は様々な原因で発症する.
①変性脊椎すべり症（degenerative spondylolisthesis）
椎間板や椎間関節の退行性変化により，その支持機構が破綻し上位椎体が前方にすべる．ときに後方すべり，側方すべりなどを生じる．中年から高齢者の女性に多く，L4/L5間に好発するとされる．
②形成不全性脊椎すべり症または異形成性脊椎すべり症（dysplastic spondylolisthesis）
若年者に多い．腰仙椎移行部にみられ，仙椎や第5腰椎の先天的形成不全，特に椎間関節部に形成不全があると，すべりが起こる．椎間関節突起は，水平方向あるいは矢状方向をとるものがある．すべりは高度であるが，分離症を伴わない場合は高度の神経症状を呈することが多く，分離を伴う場合は脊柱管径が維持されることがあり，無症状のこともある．
③脊椎分離すべり症（isthmic spondylolisthesis）
椎間関節突起間部（pars）が疲労骨折を生じ，その骨癒合不全が時間経過とともに上位腰椎がすべるとされる．短期に症状を出す場合と，中高年以降に症状を呈する場合がある．腰椎関節突起間部の欠損はpars defectと呼ばれる．
④病的脊椎すべり症（pathological spondylolisthesis）
骨系統疾患や腫瘍性病変，感染，透析による破壊性変化によりすべりが生じたものを指す．
⑤外傷性脊椎すべり症（traumatic spondylolisthesis）
椎体，椎間板の破綻，椎間関節の脱臼，椎弓骨折，棘間靱帯の破綻などにより，生じる．強力な外力がこの状態を引き起こし，整復維持が困難なことがあり手術適応となることが多い．
⑥postsurgical spondylolisthesis
術後に生じるものである．後方の椎弓切除後に当該椎体に起きることや，また固定術後の隣接椎間障害として上位椎体がすべることがある．症状が通常の変性脊椎すべり症より強いことが多く，再手術になることが多い．

一般に，すべり症はGrade 1（すべり度が25%まで），Grade 2（すべり度が50%まで），Grade 3（すべり度が75%まで），Grade 4（すべり度が100%まで），に分類される．頻度としては，75%のすべり症がGrade 1であり，20%はGrade 2である．

B 診断

発症の契機，臨床症状，画像所見が重要である．臨床症状としては腰痛・下肢痛・間欠跛行の有無，下肢筋力・感覚の低下，膀胱直腸障害，などである．すべり椎の高位に一致する神経症状を呈することが重要な鑑別点となるが，すべりが高度であったり，椎間板の楔状化，側方すべりがあると，椎間孔狭窄をきたし，ひとつ上位の神経根障害を呈することがあるので念頭に置く．

C 治療

疼痛に対してはまずは最低3ヵ月の保存療法を試みることが推奨される．痛みに対してはNSAIDs，プレガバリン，オピオイド，間欠跛行にはプロスタグランジン製剤を用いる．さらに局所麻酔薬やステロイドによるブロック療法が行われる．

1. 変性脊椎すべり症

通常は退行性の変化であるが，椎間板変性の素因，椎間関節の形状（正面像でW型）などはすべり症の進行を早めると考えられている．軽度のすべりに対しては固定術，もしくは低侵襲な除圧術が行われる．固定術には後方固定，前方固定，前後合併固定術がある（図1，図2）．近年低侵襲に前方固定ができるデバイスが開発され（XLIF，OLIFなど），皮切3cmにて前方固定が可能となった（図2）．筆者らはすべり症に対し，前方固定術と，後側方固定術の比較を行った[1]．入院期間は前方固定術のほうが長いが，最終的な腰痛は前方固定術のほうが良好であった[1]．間接除圧固定術による長期的な黄色靱帯の変化が報告された．L4すべり

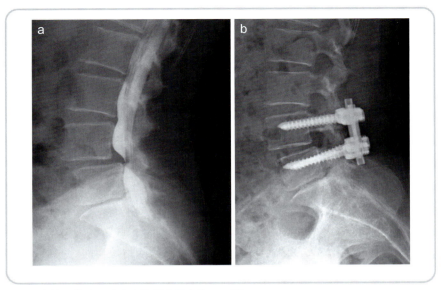

図1 変性腰椎すべり症と後側方固定術の一例
　a：典型的な脊柱管狭窄症．L4すべり症を合併する．脊髄造影検査ではL4/L5高位で脊柱管狭窄を認める．
　b：後方除圧術とペディクルスクリューを用いた後側方固定術を施行．

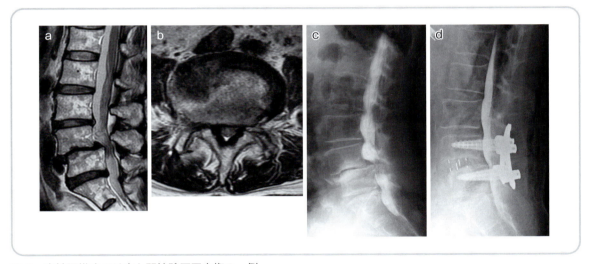

図2 変性腰椎すべり症と間接除圧固定術の一例
　a, b：腰椎すべり症のMRI
　c：典型的な脊柱管狭窄症．L4すべり症を合併する．脊髄造影では不完全ブロック像である．
　d：低侵襲前方固定（XLIF, OLIF）はすべりを完全に整復できるために，後方除圧術は必要ない．後方は経皮的なペディクルスクリューを用いるのみで対処可能．術後脊髄造影では完全に脊柱管が正常化している．

症に対し，腸骨を用いたstand-aloneの前方固定術10年後ではMRI上は矯正損失を認めるも，固定術の完成により黄色靱帯は薄くなり，脊柱管は他椎間より拡大している（図3）．これが長期的な間接除圧を支持する理論である．また，除圧術と固定術の選択に関しては議論が多いところであるが，世界的には固定術を推奨する意見が多い．

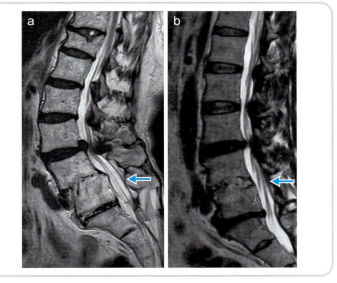

図3 間接除圧固定術による長期的な黄色靱帯の変化
　L4すべり症に対し，腸骨を用いた stand-alone の前方固定術10年後．MRIでは矯正損失を認めるも，固定術の完成により黄色靱帯は退化し，脊柱管は他椎間より拡大している．

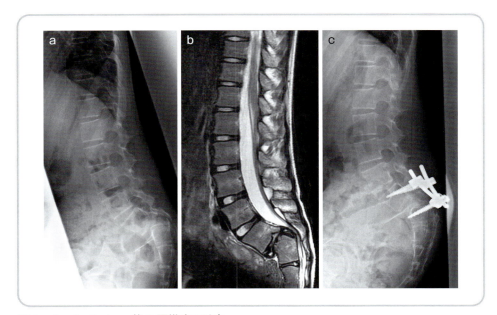

図4　dysplastic type 第5腰椎すべり症
　a：単純X線側面では仙骨の形成不全と，L5の高度すべりを認める．
　b：MRIでは同部位での脊柱管狭窄を認める．
　c：術後．自家骨を用いた TLIF 施行．矯正は加えていない．

2. 形成不全性脊椎すべり症または異形成性脊椎すべり症

　仙椎や第5腰椎の先天的形成不全を呈する．不良アライメントは長期的に全脊椎アライメントに影響を与えるため除圧，完全整復固定術を推奨する意見と，反対に，整復による神経麻痺が高頻度（20〜40％）であ

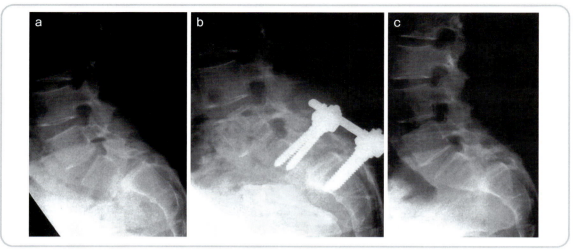

図5　dysplastic type 第5腰椎すべり症術後の長期経過
a：単純X線側面では仙骨の形成不全と，L5の高度すべりを認める（術前22歳）．
b：この症例は前後合併固定術を行った．特に矯正は行っていない．
c：術後17年（39歳）．すべての経過中，腰仙角，腰椎前弯角は維持され，術後成績も良好である．

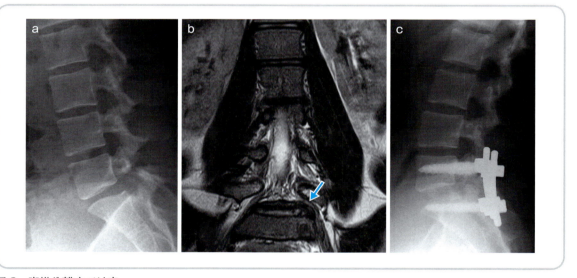

図6　脊椎分離すべり症
a：単純X線側面ではL5の分離と軽度すべりを認める（14歳）．
b：MRI冠状断では左神経根管の狭窄を認める（矢印）．
c：この症例は自家骨を用いたTLIFを行った．

り，in situ fusionを推奨する意見がある（図4）．当院において1974〜2003年に手術療法を施行した症例（手術時平均年齢22.3歳）を経過観察（平均経過観察期間20.0年）した．基本的に前後合併手術もしくはTLIFであるがin situ fusionとしたデータを示す（図5）．経過観察時の腰痛はVAS平均2.3，下肢痛はVAS平均1.2であり，全例において周術期合併症，再手術例なく最終診察時のADL，腰下肢痛は良好であった（図5）．

問題となるアライメントであるが，腰椎前弯角は健常平均（27°）と比較し過前弯であったが，全脊椎アライメント障害の問題なかった．第5腰椎高度すべりによる局所後弯は20年経過しても腰椎前弯により代償されていた（図5）．

3．脊椎分離すべり症

疲労骨折によるものと考えられる所以として，歩行

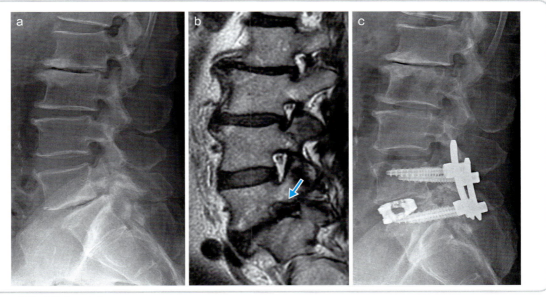

図7 脊椎分離すべり症
a：単純X線側面ではL5の分離とすべりを認める（54歳）．
b：MRI矢状断では左神経根管の狭窄を認める（矢印）．
c：この症例は前後合併固定術を施行した．椎間孔は拡大している．

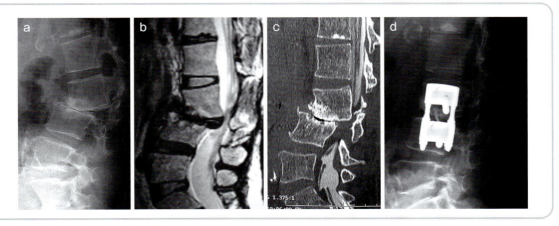

図8 透析による高度後方すべり症
a：単純X線側面ではL3の高度後方すべりを認める（55歳）．
b：MRI矢状断では脊柱管の狭窄を認める．
c：脊髄造影後CTでは同部位の後方すべりと脊柱管の完全ブロックを認めた．
d：この症例は自家骨を用いた前方固定術を施行した．ほぼ整復されている．

前の幼児においては認められず，アスリートには最大40％の存在があるためである．分離は男児が女児に比較して2倍多いが，すべりに至るのは逆に女児が2〜3倍多いとされる．一般成人においては5％に分離があるとされる．無症状で経過する場合が多く，ときに分離部由来の腰痛が生じる．分離すべり症に移行するのは10〜20％とされる．分離すべり症による腰痛，椎間孔狭窄が生じた場合，保存療法に抵抗する場合は手術適応も考慮する．術式には，後方固定術（PLF，TLIF，PLIFなど）や前後合併固定術がある（図6，図7）．

4．病的脊椎すべり症

骨系統疾患や腫瘍性病変，感染，透析による破壊性変化によりすべりが生じたもので日常多いのは感染や

II. 各論：疾患編 ── B. 脊椎変性疾患：②変性疾患

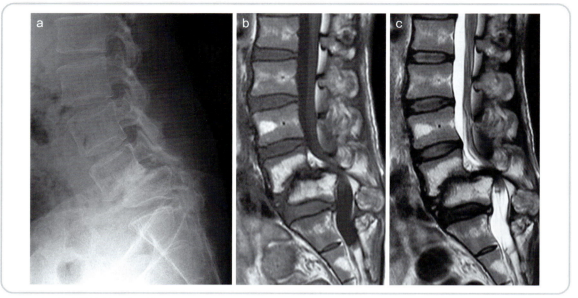

図 9 副甲状腺機能低下症に伴うすべり症
a：副甲状腺機能低下症に伴うすべり症（47 歳）．
b, c：MRI では L4 すべり症，硬膜管の狭窄，さらには椎体終板の modic type 2 変性（脂肪髄化）を認める．

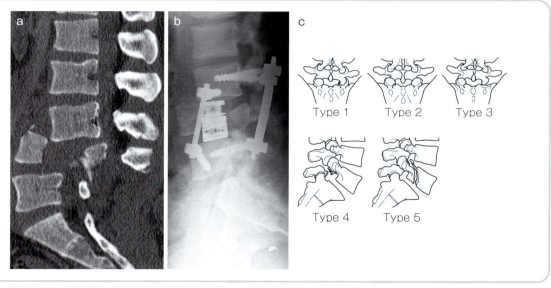

図 10 外傷性脊椎すべり症の一例と分類
a：単純 X 線側面では L4 椎体の破壊と L3 椎体の後方すべりを認める．
b：前後合併手術を施行．
c：L5 腰椎外傷性脊椎すべり症の分類．
　　Type 1：片側の椎間関節の脱臼を伴うもの
　　Type 2：両側の椎間関節の脱臼を伴うもの
　　Type 3：片側の椎間関節の脱臼と片側の椎間関節の骨折を伴うもの
　　Type 4：両側の椎間関節の骨折を伴うもの
　　Type 5：椎体や椎弓の両側の骨折を伴うもの
（c は文献 2 より引用）

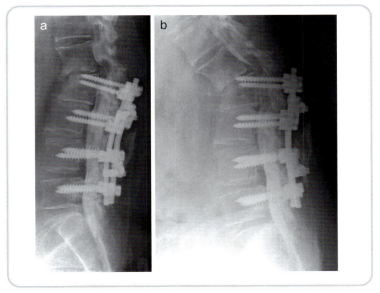

図11　医原性によるすべり症など
腰椎のPLF施行後3ヵ月後.
a：隣接椎のすべり症の悪化が出現.
b：前屈による不安定性が強い.

透析性のものである．すべりが不安定性のものが多く，神経症状が強い場合がある．手術は前方固定，後方固定，前後合併固定がある（図8）．副甲状腺機能が低下，上昇した骨代謝疾患異常で生じることがある（図9）．

5. 外傷性脊椎すべり症

頸椎，胸椎に比較し腰椎の外傷性すべり症は頻度は低い．粟飯原らは自験例7例と報告例50例からその発症機序，形態から外傷性第5腰椎すべり症の詳細な分類を行った[2]（図10）．

6. 術後に生じるもの

後方の椎弓切除後に当該椎体にすべりが生じたり，また固定術後の隣接椎間障害として上位椎体がすべることがある．前回手術の癒着のために症状が強く出ることがある．後方からの再手術は癒着のためアプローチ困難なことがあり，前方からの手術がある（図11）．

特筆すべきポイント

椎間の安定性は80％が椎間板，残り20％が後方の椎間関節が担う．前方固定は今まで敬遠されていたが，近年低侵襲に前方固定ができるデバイスが開発され（XLIF，OLIFなど），是非とも身につけたい術式である．さらに後方固定も経皮的ペディクルスクリューや筋肉剝離操作が少ないcortical bone trajectoryなどがあり，これらも併せ持って手術を行うべきであろう．

文献

1) Ohtori S et al: Single-level instrumented posterolateral fusion versus non-instrumented anterior interbody fusion for lumbar spondylolisthesis: a prospective study with a 2-year follow-up. J Orthop Sci **16**: 352-358, 2011
2) Aihara T et al: Fracture-dislocation of the fifth lumbar vertebra: a new classification. J Bone Joint Surg Br **80**: 840-845, 1998

Ⅱ-B　脊椎変性疾患：②変性疾患

12 透析脊椎症

A 疾患概念

　現在，人工透析を受けている患者は，世界で150万人おり，そのうちの約20％に相当する30万人は日本人である．慢性腎臓病に伴う全身性のミネラル代謝異常は，骨や心血管の異常を呈するリスクが高くなる．透析アミロイドーシスを主因として発症する脊椎症のことを，透析脊椎症と呼び，破壊性脊椎関節症（DSA），脊椎アミロイド沈着，硬膜周囲石灰化症，環軸関節周囲の腫瘤などの多彩な病態が含まれる．透析膜を透過できないβ_2ミクログロブリンと呼ばれる異常蛋白は血液中に残り，これが組織親和性のある脊椎や椎間板に沈着して骨代謝に異常が起こり，骨や軟骨が破壊される．透析技術の進歩によりDSAが生じる頻度は減少傾向にあるが，10年以上の透析歴で発症頻度は高くなる．発症部位は頚椎が最も多く，次いで腰椎，胸椎の順であり，透析歴が長くなるにつれ，発症頻度は増加する．この進行過程には，腎性骨症などの骨代謝異常も関与していると考えられている．腎機能低下に伴う二次性の副甲状腺機能亢進症は，脊椎ではラガージャージ徴候（図1）などとして観察される．DSA変化が出現すると，部位に応じて頚部痛，背部痛，腰痛などの痛みが生じる．進行例では，脊髄や神経根を圧迫して，巧緻運動障害，歩行障害，四肢の痛み，四肢の筋力低下などの神経症状がみられるようになる．しかし，透析脊椎症の徴候がみられても，透析を続けている限り，進行は食い止められない．病態や進行度をよく診て，治療方針を検討しなければならない．

B 診断

　診断するうえで，透析歴を含む既往を確認することは，透析脊椎症を診断するうえで重要である．透析歴が5年未満であれば，DSAはみられないか，あっても進行はしていない．透析歴が10年以上になると，DSAの影響がみられるようになる．透析歴が20年以上の場合は，DSAによる影響を検討することは必須となる．また，腎機能が低下した原因も，同時に聴取すると，糖尿病性腎症によるものか否かで，病態を把握

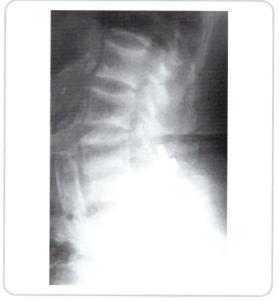

図1　66歳，女性．腰椎単純X線側面像
L1からL3椎体に横縞のラガージャージのような，骨の濃淡が確認できる．なお，この例はL4/L5椎間の固定術後である．

しやすくなる．糖尿病性腎症から透析にまで至った例では，糖尿病の状態が長期間悪いまま経過している．糖尿病性の末梢神経障害を伴っていることが多いので，神経所見をとるときに参考になる．たとえば，DSAが進行して頚髄症による歩行障害が出現している場合に，糖尿病性に末梢神経に高度な障害があると，下肢の深部腱反射亢進がみられないことがある．透析歴だけでなく，腎機能低下の原因を聴取していないと，脊髄症を見逃してしまう危険性が生じる．

　透析脊椎症のうち，DSAの診断には画像検査が有用である．早期のDSAでは，単純X線像やCTで，椎体終板の破壊像が，終板の小さな欠損像，陥凹像として確認できる（図2，図3）．CTでは，この像以外に，椎間関節にも同様の破壊像を確認できる．進行すると，この破壊像の範囲が広がり，椎間板や椎間関節が破壊

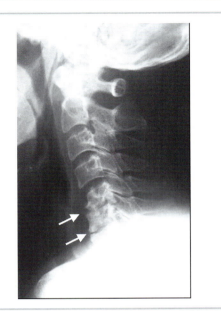

図2 70歳，男性．透析歴25年．単純X線側面像
C5/C6，C6/C7椎間に，終板の破壊，椎間板高の減少を伴うDSA変化を認める（矢印）．

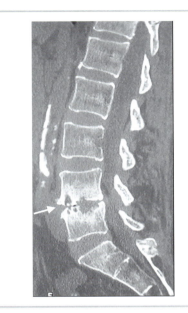

図3 62歳，女性．透析歴7年．CT矢状断像
L4/L5椎間に椎体終板の破壊像が，終板の小さな欠損像，陥凹像として確認できる（矢印）．

されて，椎間板高が減少する．頚椎症などの加齢性の変化では，椎間板高の減少に伴い，骨棘形成がみられるが，DSAのみの変化では，椎間板高が減少しても，骨棘形成は伴わない．これらの変化は，化膿性脊椎炎の画像所見と似ているので，鑑別を要することがある．血液検査による白血球増多，炎症反応の上昇の有無は鑑別するうえで重要となる．また，鑑別が難しい場合には，組織培養や組織像も有用な所見となる．MRI STIR像での高信号領域の有無や分布も参考となる所見である．DSAでは，椎間板腔に液体が貯留することは，あまりみられないが，化膿性脊椎炎では膿の貯留によるSTIR像高信号の所見が椎間板腔や終板周囲に認められる．DSAによる破壊が進行すると，椎間板は消失し，頚椎や腰椎では，前弯の減少やすべり症がみられるようになる．これらの脊柱変形に加え，脊柱管内のアミロイド沈着が起きると，神経を圧迫して脊髄症や神経根症を生じる．このような進行期では，神経所見以外にMRIが有用になる．また，環軸関節周囲，特に歯突起後方の腫瘤による脊髄圧迫の診断にもMRIは有用である．硬膜周囲の石灰化の有無を確認するためには，CTが有用となる．

C 治療

1. 保存療法

神経症状がなければ，保存療法の適応となる．また，神経症状があっても軽度であれば，保存療法を行う．この点については，頚椎症や腰部脊柱管狭窄症などの，経年性疾患の場合と同じである．頚椎のDSAによる頚部周辺の痛みには頚椎カラーの装着や，枕の高さや固さの指導を，腰椎のDSAによる腰周辺の痛みには，腰椎ベルトの装着などを行う．痛みだけであれば，薬物療法による疼痛のコントロールも有用である．昨今では，非ステロイド性抗炎症薬（NSAIDs）やアセトアミノフェン以外に，コデインやトラマドール塩酸塩などの弱オピオイドも使用されることが多くなった．破壊された椎間に負荷をかけないようにするため，適宜生活指導や，ストレッチなどの運動療法を行う．進行例で，神経根症による痛みがある場合には，神経根ブロックや硬膜外ブロックなどのブロック療法も有効である．

2. 手術療法

頚椎部でDSAが進行して，巧緻運動障害や歩行障害などの頚髄症症状が現れると，手術療法の適応となる．腰椎部でのDSA進行例で，馬尾や神経根が高度

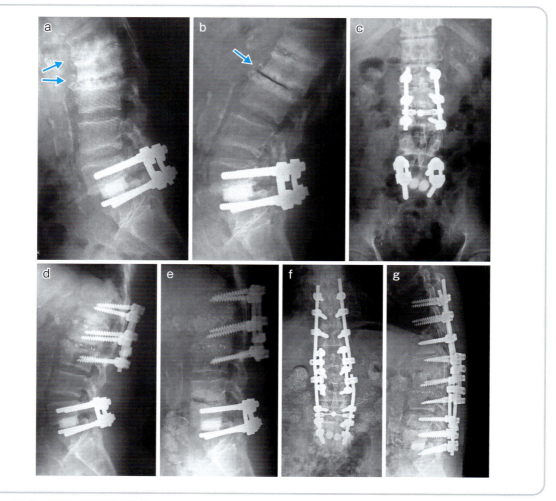

図4 72歳，男性．透析歴27年

a：腰椎単純X線側面前屈像．15年前にL5/S椎間のDSAに対し，前医で椎体間固定術が施行されている．腰痛の増悪を主訴に受診した．L1/L2, L2/L3椎間にDSA変化を認める（矢印）．仙椎に腰椎化がみられる．
b：腰椎単純X線側面後屈像．後屈位でL2/L3椎間にvacuum phenomenonを認める（矢印）．
c：腰椎単純X線正面像．L1/L2, L2/L3椎間のDSAに対し，椎体間固定術を行った．
d：腰椎単純X線側面像（L1/L2, L2/L3 PLIF術後）
e：腰椎単純X線側面像．L1/L2, L2/L3椎間の固定術後4年でL4/L5椎間のDSAによる腰痛が悪化した．
f：腰椎単純X線正面像．今後生じる隣接椎間障害を考慮し，T10からS1までの固定を行った．
g：腰椎単純X線側面像

に圧迫されている場合でも，手術が必要となる．透析例では，馬尾症状による排尿障害は現れないので，足底のしびれ感や下肢後面の痛み，間欠跛行の有無を確認する．神経根症は，痛みだけであれば，保存療法の適応もあるが，筋力低下がある場合には，手術を検討しなければならない．

手術を行う場合，慢性腎不全以外の合併症についても，全身状態を把握しなければならない．長期透析例では，血管の石灰化など，全身状態は悪くなる．慢性腎不全の原因が，糖尿病性腎症の場合には，重度の糖尿病歴があり，ほかの透析例に比べ，心機能の低下など，全身状態はさらに悪いことがある．術前に心エコーなどによる心機能の評価を行う必要がある．虚血がある場合には，心筋シンチも必要となる．全身状態を評価したうえで，病態に合った術式を選択する．手術前には，カリウムの値を確認することも重要である．手術侵襲操作や輸血によってカリウム値が上昇すると，不整脈の原因となるので，カリウム値が術中，術後に

上がり始めたら，カリウム値を下げなければならない．輸血の際には，フィルターを使用してカリウムの上昇を抑える必要がある．また，イオン交換樹脂を使用してカリウムを下げることもできる．しかし，これらの方法を選択しても，カリウムが高値となり，不整脈を生じる場合には，術当日であっても透析を行わなければならないので，麻酔科医や透析医との連携が必要である．透析例では，骨代謝も悪いので，椎体間の固定を行う場合，骨癒合率は非透析例よりも悪くなる．術式選択，後療法の計画は，十分に検討して立てなければならない．

頸髄症に対しては，椎弓形成術による脊柱管の拡大が選択されることが多い．棘突起を利用した骨移植で骨癒合不全が問題となることはほとんどない．しかし，長期透析例で，硬膜の石灰化やアミロイド沈着がある場合には，脊柱管の拡大はできても，硬膜が拡大されず，脊髄の圧迫がとれないことがある．この場合には，硬膜を切開して，パッチを当てる必要がある．術後に髄液漏が生じないような処置が必要である．前角細胞障害による筋力低下が高度な場合には，前方からの除圧が必要となる．しかし，前方を広範囲に除圧して，長い移植骨による多椎間固定を行う場合，骨癒合が非透析例と比べ，得られにくいことを考慮しなければならない．術後，ハローベストを装着して，ある程度仮骨ができるまで，移植骨の脱転を予防するなどの工夫が必要である．

腰椎のDSAでは，進行すると椎間板や椎間関節の破壊から，不安定性が生じ固定術が必要となる症例がある．骨癒合率が非透析例よりも低いので，後側方固定術（PLF）よりも椎体間固定術（PLIF，TLIF，OLIF，XLIFなど）のほうが，安定性が得られる．しかし，無事に骨癒合が得られても，隣接椎間障害は，非透析例よりも短い期間で生じる（図4）．固定術を行う場合，数年で隣接に障害が生じ，追加の手術を要する可能性があることを説明しておかなければならない．

特筆すべきポイント

透析脊椎症を診断する場合，透析歴や腎機能低下の原因を聴取しておくことが重要となる．手術方法の決定には，全身状態を把握して，非透析例よりも骨代謝が悪いこと，固定による隣接椎間障害が，非透析例よりも早期に出現することを考慮する．

Ⅱ-B 脊椎変性疾患：②変性疾患

13 骨粗鬆症性椎体骨折

A 疾患概念

1. 疫学とリスク

椎体骨折は最も頻度の高い骨粗鬆症性骨折であり，日本では70歳代前半の1/4, 80歳以上の40%以上が椎体骨折を有し，さらに70歳以降では，その半数以上が複数個の骨折を有する．Lindsayは平均年齢74歳の2,725名の女性を検討し，1年目の新規脊椎骨折の累積発症率は6.6%であったと報告している．さらに，新規骨折発症の翌年の脊椎骨折の発症率は19%に急増したが，そのうち23%のみが症候性であったことから，無症候性の新規椎体骨折が多く存在することを銘記したい．

既存椎体骨折による将来の椎体骨折リスクは，既存骨折が1つあれば3.2倍，2つあれば9.8倍，3つあれば23.3倍にもなる．さらに，死亡リスクは既存骨折が1つあれば1.3倍，2つあれば2.5倍，3つあれば3.9倍になる．新規椎体骨折発症後の1年間の死亡リスクに関して，オーストラリアでの5年間の前向きコホート研究によれば，死亡リスクは女性で1.6倍，男性で2.4倍である．日本における774名の10年間の後ろ向きコホート研究においても死亡リスクはほぼ同等であり，また1年間の死亡リスクは約10%でありこれは大腿骨頚部骨折後1年間の死亡リスクと同等である．骨粗鬆症性椎体骨折は日常診療においてしばしば遭遇する病態だが，決してあなどれないことがわかる．

2. 後弯症とADL・QOL

椎体骨折の好発部位は胸腰椎移行部が最も多く，中位胸椎がそれに続く．骨折治癒後も椎体変形が残存するため，骨折が多発すると脊柱後弯をきたす．後弯が強くなると，立位姿勢維持のためにより多くの筋緊張が必要になり，腰背筋は伸張され，それ以上の身体動作を行う筋力的余裕がなくなり，ADLが著しく制限される．多発性椎体骨折は腹腔容積の減少などにより食道裂孔ヘルニアを引き起こし，これが逆流性食道炎の重症化・難治化の原因となり，胸やけ，腹部膨満感，食欲不振などの消化器症候が出現しやすい．一方，脊柱後弯に伴う胸郭可動域制限は肺活量や1秒量の低下と，機能的残気率の上昇をきたす．さらに胸郭異常により肺の拡張機能や心臓への血液還流が阻害され心肺機能が低下する．骨折による疼痛，ADLの制限，消化器・呼吸器系の機能障害などは，患者の社会的，心理的生活面にも多大な影響を及ぼし，椎体骨折の個数が増えるに従いQOLが低下する．

B 診断

1. 用語の定義

はじめに，言葉の定義を確認しておきたい．臨床試験などに使用され，ガイドラインなどにも頻発する用語として，既存骨折（prevalent fracture：ある特定の一時点におけるX線写真より判定される骨折）と，新規骨折（incident fracture：2つの時点におけるX線写真の比較より判定される骨折）がある．この新規骨折とは2時点の間に発症した骨折であって，急性期の新鮮骨折（後述）を意味しない．単純X線による新規骨折の診断は2時点間における椎体の形態の変化により行われる．すなわち，2つの時点でのX線像を比較して，変形が20%（4mm）以上進行した場合，または半定量法により椎体の圧潰が1グレード以上進行した場合に新規骨折と診断される．半定量法とは，軽度変形（椎体高の減少が20～25%），中等度変形（同25～40%），高度変形（同40%以上）を模式図で示したものである．

これに対して，実際の診療では，陳旧性骨折と新鮮骨折（骨折の急性期を意味しており，前述の新規骨折との相違をよく理解すること）を用いる．このほかにも，臨床骨折（clinical fracture：腰背部痛などの臨床的に骨折を疑う症状がありX線写真より確認される骨折）と，形態骨折（morphometric fracture：臨床症状の有無とは無関係に判定されるもの）という用語もあり，注意を要する．

2. 新鮮骨折と陳旧性骨折

「何もしていないのに」「ちょっと重いものを持っただけで」腰が痛くなったと来院され，X線を撮影してみると胸腰椎に椎体圧迫骨折を認める．日常診療でしばしば遭遇する症例である．椎体の骨強度は骨密度の2乗に比例することから，骨密度が骨粗鬆症の診断閾

値である成人の70％以下になると，骨強度は1/2以下に低下する．こうした骨強度の低下により，通常では骨折しないようなわずかな外力によって生じる骨折を脆弱性骨折（fragility fracture）という．しかしながら，単純X線で新鮮骨折か陳旧性かを判断することは必ずしも容易ではない．筆者らは，仰臥位と立位のX線側面像を比較し，椎体変形の変化を診断の補助とする研究結果を報告している[1]．この研究によれば，骨粗鬆症性椎体骨折の急性期には，仰臥位と立位のX線側面像において椎体の楔状化が変化することにより，新鮮骨折の診断が可能であるが，従来の前後屈像では痛みのために困難である．さらに，仰臥位から立位になる際に最も腰背部の痛みが強くなり，痛みの強さが仰臥位と立位のX線側面像における椎体の楔状化の変化率と相関する．この診断法は保存療法中の椎体骨折の骨癒合判定にも有用である．

単純X線以外に新規椎体骨折を診断できる方法はMRIである．新鮮骨折ではT1強調像において椎体内骨髄が低信号，T2強調像で高信号を呈するが，陳旧性骨折では変化を示さないことにより診断が可能である．しかしながら，脊椎炎や転移性脊椎腫瘍も同様の所見を呈することから鑑別が重要であり，ときには経過観察による再検査を余儀なくされることがある．

C 治療

1. 保存療法

新鮮骨折に対して従来は入院による保存療法が行われ，1週間全介助のあと，2週目はベッドアップ30～60°，3週目はベッドアップ60°から端坐位，4週目になってコルセットをつけて起立歩行訓練を行い，約1ヵ月をめどに退院を図る，とされてきた．しかし，近年の高齢者脊椎骨折の診療実態に関する全国調査によれば，入院治療されているのは約40％に過ぎない．その主原因はDPCの導入と在院日数の短縮である．ともあれ，痛みが軽減するまで約1～2週間の安静を患者に指示し，その後，装具を装着して徐々に離床を図る．通常，約1ヵ月で痛みはほぼ軽減し，約3ヵ月で骨癒合が得られる．安静に関しては，寝たり起きたりの動作が椎体の骨癒合を阻害するという観点から，臥床せずに半坐位でいることも勧められている．

2. 手術療法

骨粗鬆症性椎体骨折に対する脊柱再建術は，様々な不安定性の有無により，その適応が異なる（図1）．①椎体内に不安定性があるか否か，あれば偽関節であり，なければ楔状変形治癒後の局所後弯が治療すべき病態となる．②椎体間に不安定性があるか否か，すなわち骨折椎体上下椎間がflexibleか否かにより治療すべき病態は異なる（図2）．本項においては，不安定性の局在に基づいた手術戦略を示したい[2]．

a) 椎体内不安定性に対する手術療法（椎体後壁損傷がない場合）

十分な保存療法が行われないと，ときとして椎体の圧潰が進行し，遷延治癒や偽関節に至る．新鮮骨折の診断および，遷延治癒・偽関節を含む椎体内不安定性の診断には前述のごとく単純X線側面仰臥位・立位像が有用である．通常の前後屈像では，痛みのために十分な可動性が得られず評価が一定しない．MRI上は早期にはT1強調像での低信号，偽関節ではT2強調像で裂隙に液体貯留像がみられる（図3）．骨癒合が遷延し疼痛が持続する場合には，経皮的に挿入したバルーンを用いて圧潰した椎体高を回復させたあとに骨セメン

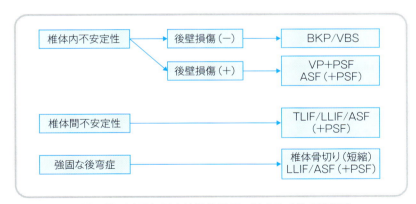

図1　不安定性に基づく骨粗鬆症性椎体骨折に対する手術療法戦略

BKP：balloon kyphoplasty，VBS：vertebral body stent，VP：椎体形成（ハイドロキシアパタイトを使用），PSF：後方固定（スクリューを使用），ASF：前方固定（椎体置換ケージとプレートを使用），TLIF：経椎間孔的腰椎椎体間固定（椎間ケージを使用・胸椎も含む），LLIF：側方進入腰椎椎体間固定（椎間を使用・胸椎も含む）

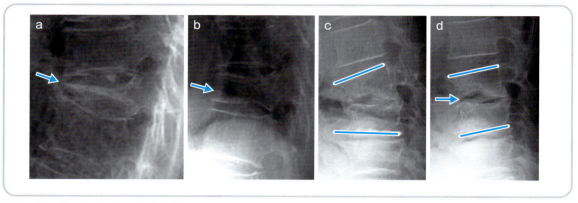

図2 椎体内および椎体間不安定性
立位（a）と仰臥位（b）．X線側面像において椎体内不安定性が明らかである．
前屈（c）と後屈（d）．X線側面像において椎体間不安定性が明らかである．

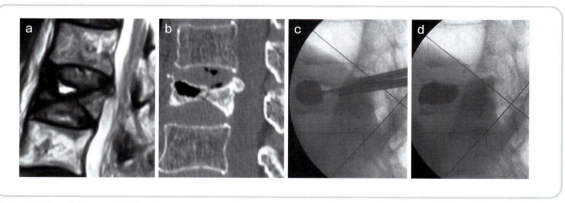

図3 83歳，女性．L1椎体骨折
強い腰背部痛（坐位が困難）が持続し来院．
a：MRI T2強調矢状断像．椎体前方部には高信号領域を認め，液体の貯留が示唆される．
b：再構成CT矢状断像．椎体前方部には空隙を認める．偽関節の所見である．
c：BKPを施行．バルーンを設置・拡張し，造影剤を充填して確認．
d：骨セメントを充填した．術直後から腰背部痛は軽減し，当日夜には坐位で食事が可能となった．

トを注入するballoon kyphoplasty（BKP）が適応となる（図3）．注入時あるいは経過中にセメントが脊柱管内に逸脱して麻痺を発症した場合，緊急に脊柱管を開削して除圧などを図らねばならない．そのため全身麻酔下に直ちに脊椎開創手術を行える施設で，それを行える医師が行う必要がある．

b）椎体内不安定性に対する手術療法（椎体後壁損傷がある場合）

前述のごとく椎体が骨癒合せずに偽関節となり腰背部痛が残存する場合，椎体後壁の骨片が脊柱管に突出して下肢の痛み・しびれ・麻痺や会陰部のしびれ・排尿障害などを生じる場合には，外科療法（神経除圧および脊柱再建）が考慮される．神経除圧のための椎弓切除術を行う場合，ハイドロキシアパタイトなどを用いた椎体形成を行う場合，そのいずれも行わずに固定（後方からの脊椎インストゥルメンテーション）のみを行う場合があり，さらに後弯の矯正を行うか否かが選択肢として加わる．椎体の壊死・圧潰が高度な場合には前方からの手術が適応となり，必要に応じて後方固定を併用する．前方再建術は，1990年代に前方プレート固定と人工椎体による置換が広く行われたが，約2割の症例で追加的な後方固定が必要であることが報告され，一方で後方からの器械・手技が発展したこともあり，行われる機会が減少している．しかしながら，椎体圧潰に対しては前方支柱再建が原則であることはいうまでもない．近年はロッキングプレートにより固

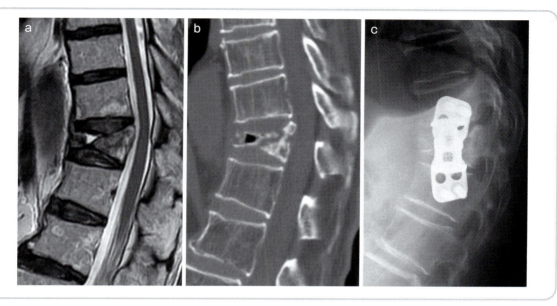

図4　78歳，男性．強い腰背部痛により起立・歩行困難な遷延治癒例
　a：MRI T2強調矢状断像．T11椎体内に高信号部分（液体貯留）を認める．
　b：CT矢状断像．T11椎体内に空隙を認めるが，周囲の骨組織は連続性を保っておらず，椎体の壊死が広範であることが推測できる．本例では椎体形成術は適応にならないと考えられる．
　c：術後1年での単純X線立位側面像．T11椎体にexpandable cageを用いた椎体置換を行ったうえで，ロッキングプレートを使用した前方固定を行い症状は消失した．

定力が向上し，さらに椎体置換用のexpandable cageにより，スクリュー間に圧迫をかけることによるルースニングのリスクが軽減されている（図4）[3]．

c）椎体間不安定性に対する手術療法

特に中下位腰椎の椎体圧壊においては偽関節に比し楔状変形治癒が多く，上下椎間に不安定性を伴い，しばしば強い腰下肢痛をきたす．下肢症状の原因は脊柱管内のみならず椎間孔狭窄である場合も多い．このような症例に対しては，後方からの経椎間孔的腰椎椎体間固定術（TLIF）や側方進入椎体間固定（LLIF）などを用いて，十分な前方支柱再建を行うことで良好な成績が得られる（図5）．

d）強固な後弯症に対する手術療法

この病態は椎体内・椎体間のいずれにも不安定性が認められない，椎体楔状変形による局所後弯である．脊柱の重心は大きく前方へ移動し，骨盤が後傾し，歩行能力が低下するとともに，転倒しやすくなる．肘をついて洗面・炊事が重要な臨床症状である．手術は前方再建のほか，後方からの骨切り・短縮術が施行される．後方から椎弓，上下の椎間関節を切除し，横突起を切離し，椎体側壁を骨膜下に展開したあと，椎弓根から椎体前方までを楔状に切除，徒手的に後方を短縮させ固定する（図6）[4,5]．この手術法は神経組織の除圧，後弯の矯正，固定を同時に行える優れた術式である．一方で，前方再建術に比して侵襲が大きいこと，前方支柱の損傷に対してさらに後方の支持性を損なう可能性のある術式であることを念頭に置く必要がある．

🇩 特筆すべきポイント

骨粗鬆症性椎体骨折の外科療法は，対象が高齢者であることから，より低侵襲な手術手技が望まれる．近年の脊椎手術における低侵襲な手技としては，側方進入のケージを用いた前方椎体間固定と，後方からの経皮的なスクリュー固定があげられ，これにより出血量は著明に減少した．その一方で，これらの手技はすべてX線透視下に行われるため，インプラント設置位置の不良が問題となる．ハイブリッド手術室では術中に迅速に三次元画像が得られ，正確なインプラントの設置が担保される．

骨粗鬆症性椎体骨折に対する外科療法に特異的な術後合併症は，インプラントの弛みと術後椎体骨折である．インプラントの弛みを予防するための術中の工夫としては，椎弓根スクリュー挿入前に椎体内にハイドロキシアパタイトを充填，高分子ポリエチレンテープ

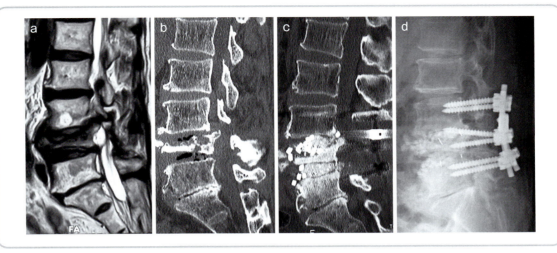

図5　78歳，男性．強い腰下肢痛・間欠跛行20m
a：MRI T2強調矢状断像．L4椎体は圧潰し，その上下椎間板レベルでの脊柱管狭窄を認める．
b：CT矢状断像．圧潰したL4椎体上下椎間板の変性を認める．
c：術後CT矢状断像．L4椎体上下椎間板腔にケージ・自家骨・人工骨が充填されている．
d：術後単純X線立位側面像．L4上下椎間にTLIFを行い腰下肢痛はほぼ消失し，術後4年で再発なく経過良好である．

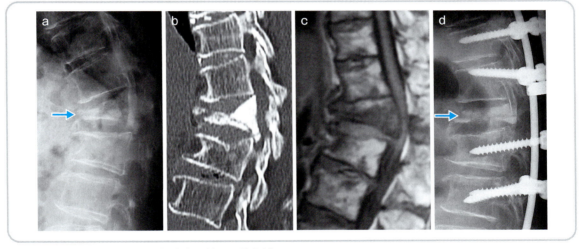

図6　68歳，女性．遅発性神経麻痺を伴った後弯例
a：単純X線側面像（受傷後7ヵ月）．L1椎体は楔状化（→）している．
b：CT矢状断像．楔状化したL1椎体に強い骨硬化を認める．
c：MRI T1強調矢状断像．L1椎体後壁の脊柱管内への突出を認める．
d：術後単純X線側面像．L1椎体のpedicle subtraction osteotomy（→）および後方固定を行った．アライメントおよび麻痺は良好に改善した．

による椎弓下テーピング，フックの併用などがある．腰椎または胸腰椎インストゥルメンテーション手術後の脊椎骨折に関する文献の数は乏しいが，椎体形成術とkyphoplastyに関する文献においては術後の骨折率は12～52％と報告されている．筆者らは，腰椎または胸腰椎のインストゥルメンテーションを受けた閉経後の女性が術後2年以内に椎体骨折を発症しやすいことを報告した[6]．隣接椎骨折は術後8ヵ月以内に，遠隔椎骨折は術後8～22ヵ月で発症し，インストゥルメンテーションレベルからの距離が遠ければ遠いほど遅く発症する傾向を認めた．骨粗鬆症性椎体骨折があれば薬物療法の適応であり，手術を予定する時点で薬物療

法を開始し，合併症の予防に努める．

　骨粗鬆症性椎体骨折は日常診療においてしばしば遭遇する病態ではあるが，あらゆる脊椎外科の技術を駆使して診断と治療を行っていく必要があり，そのためにもわれわれ脊椎外科医は様々な手術手技に精通するとともに，日々鍛錬することが求められている．手術にあたっては，不安定性の有無とその局在に基づいた治療戦略を立てることが重要であり，再建術は至適な脊柱バランスを獲得する最後のチャンスであることを銘記したい．

文献

1) Toyone T et al: Changes in vertebral wedging rate between supine and standing position and its association with back pain: a prospective study in patients with osteoporotic vertebral compression fractures. Spine 31: 2963-2966, 2006
2) 日本骨粗鬆症学会・日本脊椎脊髄病学会合同シンポジウム「骨粗鬆症性椎体骨折の診断と治療」：麻痺を伴う椎体骨折に対する脊椎インストゥルメンテーション手術―適応と限界．Osteoporo Jpn 23 (2): 40-44, 2015
3) 豊根知明，男澤朝行：胸腰椎移行部病変に対する前方後方併用手術．脊椎脊髄 26: 895-898, 2013
4) 豊根知明：骨粗鬆症性椎体骨折後の後弯変形に対する PSO (Pedicle Subtraction Osteotomy). 整外 Surg Tech 1: 515-529, 2011
5) Toyone T et al: Asymmetrical pedicle subtraction osteotomy for rigid degenerative lumbar kyphoscoliosis. Spine 37: 1847-1852, 2012
6) Toyone T et al: Subsequent vertebral fractures following spinal fusion surgery for degenerative lumbar disease: a mean 10-years follow-up. Spine 35: 1915-1918, 2010

Ⅱ. 各論：疾患編

B. 脊椎変性疾患
③炎症性疾患

II-B 脊椎変性疾患：③炎症性疾患

1 関節リウマチによる頚椎病変

A 疾患概念

　関節リウマチによる脊椎での病変の多くは，頚椎，特に環軸関節にみられる．関節リウマチに罹患していない患者と比べ，最も多いのは，環軸関節亜脱臼(atlantoaxial subluxation：AAS)である．環椎や軸椎の高位での脊柱管への影響は，脊髄の呼吸中枢や下位脳神経にも影響を及ぼす危険性があり，ときに生命予後にも関与する重大な問題となる．環軸関節亜脱臼は，初期には，滑膜に病変を生じる関節リウマチによって，歯突起周囲の靱帯性結合組織に緩みが生じ，環椎前方と歯突起の間に数 mm の間隙が生じる．この間隙は環椎歯突起間距離(atlantodental interval：ADI)として計測され，進行度の指標となる．ADI は前屈時に増大し，後屈時に縮小する不安定性を有するものや，前後屈時とも変化しないものなど病態により様々である．
　環軸関節亜脱臼は，病期が進行すると環椎と軸椎の側塊の破壊が生じ，垂直亜脱臼(vertical subluxation：VS)に進行する．環軸関節亜脱臼初期の症状としては，環軸関節のリウマチ性変化による頚部痛や軋音などの訴えがある．これらは，起き上がりの動作などで増悪し，臥床していることで軽快する．病期が進行すると，神経根症状として耳介後部の痛みや，脊髄症状として巧緻運動障害，歩行障害などが現れる．しかし，ムチランス型では，手や下肢の関節変形が高度で，脊髄症状と区別しづらい場合がある．さらに進行して，垂直亜脱臼が生じると，後頭部痛は激しいものとなり，歯突起による延髄圧迫症状，すなわち嚥下障害，構音障害，呼吸障害などが生じることがある．頭蓋底陥入症は延髄圧迫による突然死の危険性もあり，早期の手術療法を必要とする．頚椎の変形が進行すると，椎骨動脈も圧迫され，めまいや失神発作などの椎骨脳底動脈循環不全症状がみられることもある．下位頚椎の椎間関節の破壊，後方靱帯の機能不全，椎間板や椎体への炎症波及が進行すると，軸椎下亜脱臼(subaxial subluxation：SAS)が生じる．多椎間に前方亜脱臼が生じた場合，ladder-step spine と呼ばれる像を単純 X 線側面像などでみることがある．SAS は，椎間板腔が減少し，椎間が癒合した椎体の上下にみられることが多い．また，後弯変形を伴うことが多く，脊柱管前後径が狭い場合には，脊髄症を伴いやすくなる．

B 診断

　環軸関節亜脱臼初期では，神経症状がみられないことが多いので，患者の自覚症状の訴えにより，単純 X 線像で診断することになる．前屈時や後屈時の側面像で ADI を計測して，環軸関節亜脱臼の進行度や，不安定性を評価する．開口位の正面像では，環軸関節の変形を確認することができる．しかし，関節リウマチにより顎関節機能に障害がある場合には，開口位での評価が難しくなる．このような場合には，断層撮影や CT での冠状断像が有用となる．病期が進行して，ADI が増大すると，後弓による脊髄圧迫が生じる．環軸関節亜脱臼では，脊髄が環椎後弓と歯突起の間で圧迫されるが，歯突起後面から後弓内面までの脊柱管前後径が 13mm 以下になると脊髄障害が発症する頻度が高くなる．四肢での深部腱反射の亢進や，肩甲上腕反射(scapulohumeral refrex：SHR)が出現する[1]．しかし，関節病変が進行した例や，人工関節全置換術後では，反射が確認しづらいことがある．手指の関節破壊がなければ，頚椎症性脊髄症と同様に，10 秒テストによる手の巧緻性の評価も参考になる．また，下肢の関節破壊がなければ，痙性による歩行障害も診断するうえで有用である．神経根症状として，耳介後部の痛みや温痛覚鈍麻を調べることも診断の役に立つ．進行例では，垂直亜脱臼が生じるので，嚥下障害，構音障害，呼吸障害などの歯突起による延髄圧迫症状も確認する．単純 X 線での垂直亜脱臼の評価法としては，Ranawat 法や Redlund-Johnell 法などがあげられる．Ranawat 法は，外側環軸関節の破壊を環椎中心線と軸椎椎弓根の中心との距離で評価しており，13mm 以下の場合に垂直亜脱臼と診断する．Redlund-Johnell 法は，外側環軸関節と後頭環椎関節の変化を合わせて評価しており，McGregor 線から軸椎椎体下縁中央までの距離で計測し，男性 34mm 以下，女性 29mm 以下の場合に垂直亜脱臼と診断する．SAS は，単純 X 線側面像で，椎体後下縁と下位椎体後上縁との距離が 3mm 以上と定義されている．SAS により，脊柱管前後径は狭くなるの

で，脊髄症状の有無を診断することは重要となる．関節リウマチによる神経症状の重症度の分類には，Ranawat 分類がしばしば用いられる[2]．Ranawat 分類の Class Ⅰ は，神経脱落所見なし，Class Ⅱ は，深部腱反射亢進や異常感覚を伴う神経症状の自覚あり，Class Ⅲ は，客観的に捉えられる long-tract sign などの脊髄障害ありと定義されている．Class Ⅲ のうち，歩行可能なものを Class Ⅲ A，四肢麻痺があり歩行できないものを Class Ⅲ B と分けている．

C 治療

1．保存療法

環軸関節の亜脱臼による不安定性があり，頚部痛や礫音を生じる場合には，亜脱臼が増大する前屈，すなわち下を見る動作などを，日常生活のなかでなるべく行わないように指導する．頚椎カラーなどの装具により，前屈を制限することも，症状の軽減には有効である．しかし，頚椎カラーは，関節リウマチによる頚椎病変の進行を予防するものではない．環軸関節亜脱臼を生じさせないためには，薬物療法による関節リウマ

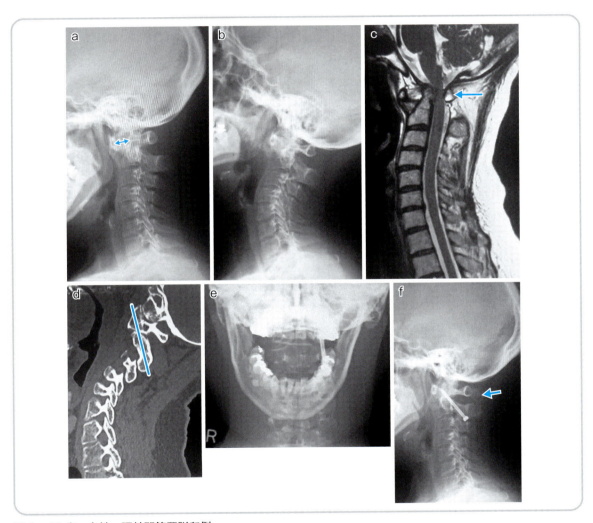

図1　48歳，女性．環軸関節亜脱臼例

a：単純 X 線頚椎前屈側面像．環軸関節の亜脱臼を認め，ADI の拡大を認める（矢印）．
b：単純 X 線頚椎後屈側面像．環軸関節の亜脱臼は前屈位より減少しているが，ADI の拡大は残存している．
c：頚椎 MRI 矢状断像．環椎後弓が前方に移動して，脊髄を後方から圧排している（矢印）．
d：頚椎 CT 矢状断像．正中よりも外側で外側塊と椎骨動脈の位置関係を確認している．実線は，Magerl 法によるスクリュー刺入経路を示す．
e：術後単純 X 線頚椎開口位像．左側に Magerl 法により刺入されたスクリューが確認できる．
f：術後単純 X 線頚椎側面像．環椎後弓と軸椎椎弓の間に Brooks 法により移植された骨が確認できる（矢印）．

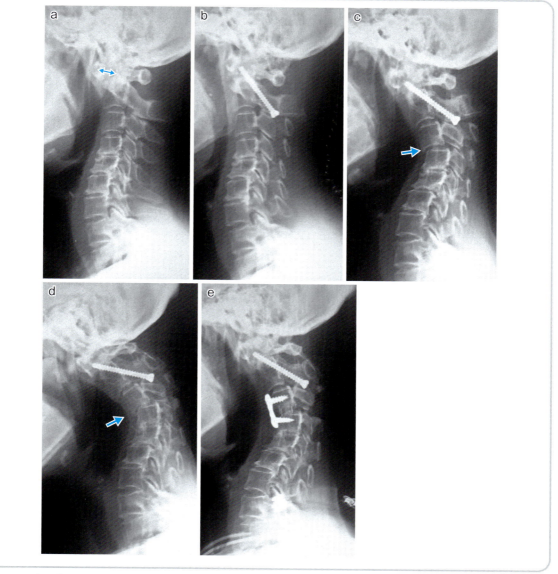

図2 71歳，女性．環軸関節亜脱臼例
　a：術前単純X線頚椎側面像．環軸関節の亜脱臼を認め，ADIの拡大を認める（矢印）．
　b：術後1ヵ月単純X線頚椎側面像．Magerl & Brooks法により環軸椎を固定した．下位頚椎の脊柱管狭窄による脊髄の圧排に対しては，C3からC7まで椎弓形成術を行った．
　c：術後1年単純X線頚椎側面像．C3椎体にすべり症が現れ，後弯を呈している（矢印）．
　d：術後2年単純X線頚椎側面像．C3椎体のすべり（矢印）と後弯の増悪を認める．
　e：再手術後単純X線頚椎側面像．C3とC4の椎弓切除，椎間関節切除を行ったあと，C3/C4間に前方からケージを挿入して，C3のすべりと，後弯変形を矯正した．

チ自体のコントロールが重要となる[3]．

2．手術療法

　環軸関節亜脱臼により脊髄圧迫症状がある場合には，手術療法が選択される．基本的に，環軸関節亜脱臼では，術後の頚椎可動域低下によるADL低下を考慮して，C1/C2間のみの固定を選択する．しかし，後頭骨と環椎の間にも関節変形がある場合には，後頭骨から頚椎までの固定が必要となる．図1は，環軸関節亜脱臼に対して，Magerl & Brooks法を施行している．軸

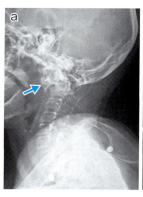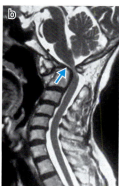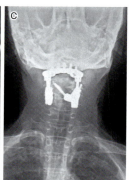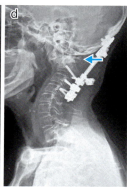

図3 75歳，女性．垂直亜脱臼例
　a：術前単純X線頸椎側面像．環軸関節の亜脱臼に加え，垂直亜脱臼を認める（矢印）．
　b：頸椎MRI矢状断像．後弓により脊髄が高度に圧迫されている．角度によっては，歯突起により延髄が圧迫される危険性がある（矢印）．
　c：術後単純X線頸椎正面像．後頭骨から第4頸椎まで固定した．第2頸椎には椎弓スクリューを，第3と第4頸椎には外側塊スクリューを刺入した．
　d：術後単純X線頸椎側面像．後弓は切除してある（矢印）．

椎から環椎に向けてMagerl法によりスクリューを刺入し，後弓と軸椎椎弓下にネスプロンケーブルを通して，腸骨からの移植骨を後弓と軸椎椎弓上に置き，ネスプロンケーブルで移植骨を押さえ込んで締結している．ネスプロンケーブルを締結するときの締め具合により，環椎と軸椎の角度（C1/C2 angle）を20°となるように調整する[4]．C1/C2 angleが大き過ぎると，下位の頸椎に代償性の後弯が生じて，臨床成績悪化の原因となる（図2）．椎骨動脈に走行異常があり，Magerl法によるスクリュー刺入困難例では，環軸関節部から環椎にスクリューを入れ，軸椎椎弓下に刺入したスクリューと連結するなどして対応している．

後頭骨から頸椎までを固定しなければならない例では，環椎の頭尾側の関節が固定されてしまうため，頸部の回旋運動が著明に制限され，日常生活動作に大きな影響を及ぼす．したがって，不必要な後頭骨からの固定は慎むべきである．しかし，垂直亜脱臼例では，選択せざるを得ない術式となる（図3）．この場合，後頭骨と頸椎の角度（clivus canal angle）が非常に重要となる．この角度が小さいと，食道が閉塞して嚥下障害を生じる（図4）．気道まで閉塞すると，呼吸障害を生じ生命にかかわる．また，歯突起の圧迫による延髄症状がある例でも，clivus canal angleが悪いと，延髄症状が残存し，嚥下障害，構音障害，呼吸障害などの原因となる．術前にハローベストを装着して，頭と頸椎を固定することにより，これらの障害が生じない角度を確認する必要がある．また，このときに前方注視に

支障がないことを確認する．後弓の処置は，環軸関節が整復できるかによって対応が変わる．術前に透視下に整復できるか確認する．また，術前に整復できない例でも術中に全身麻酔下に整復できる例もある．ただし，この場合，clivus canal angleの変化がないか注意を要する．整復できても，後弓による脊髄圧迫の恐れがある場合には，後弓を切除する．移植骨は，腸骨後方から外板と海綿骨を採取し，decorticationを加えた後頭骨と椎弓の上に置く．筆者は，ナイロン糸を2本左右のロッドの下を通して，ロッドと移植した外板の骨を締結して移植骨が適切な位置にとどまるようにしている．

また，上位頸椎だけでなく，下位頸椎にも脊柱管の狭窄があり，脊髄症を発症している場合には，適宜椎弓形成術を追加して行う（図2）．下位頸椎にも不安定性がある場合には，インストゥルメンテーションによる固定を追加する．しかし，関節リウマチでは，長期間のステロイド内服などにより，骨脆弱性が強い症例もあり，側塊に挿入したスクリューが効きにくい場合がある．可能であれば，椎弓根スクリューの併用を検討する必要がある．軸椎と連結する場合には，椎弓内へのスクリューの挿入も簡便で効果的である．

特筆すべきポイント

環軸関節亜脱臼の発症頻度が高い関節リウマチでは，

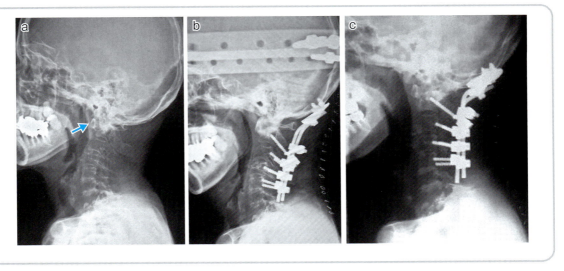

図4　81歳，女性．垂直亜脱臼例
a：術前単純X線頚椎側面像．環軸関節の亜脱臼に加え，垂直亜脱臼を認める（矢印）．
b：術後単純X線頚椎側面像．術前にハローベストを装着して，嚥下障害や呼吸障害が生じない角度に調整したが，ハローベストと胸との間に空間があったため，腹臥位になった際に角度が変わってしまい，術後に嚥下障害を生じた．
c：再手術後単純X線頚椎側面像．術中に角度の整復を行い，再固定した．術後，嚥下障害は軽快した．

上位頚椎の固定術を治療法として選択することが比較的多くなる．その際，C1/C2 angle や clivus canal angle を適切な角度にすることが，術後成績を大きく左右する．術中にX線で角度を確認することは，非常に重要である．最適な角度を決定しにくい場合は，術前にハローベストを装着して，角度調整を行い，日常生活動作の確認を行うとよい．しかし，骨脆弱性の強い例では，ハローベストのピンを締める場合には，通常よりもトルクを下げて固定しなければならない．ピンを多めに準備して，6～8本使用すると固定性が上がる．また，最適な角度を決定しても，胸と装具の間の隙間が大きいと，腹臥位になったときに頚椎の角度が変わってしまうことがあるので，ハローベストを装着した場合であっても，術中のX線での角度確認は重要となる．

文献

1) Shimizu T et al: Scapulohumeral reflex (Shimizu). Its clinical significance and testing maneuver. Spine **18**: 2182-2190, 1993
2) Ranawat CS et al: Cervical fusion in rheumatoid arthritis. J Bone Joint Surg Am **61**: 1003-1010, 1979
3) Kaito T et al: Effect of biological agents on cervical spine lesions in rheumatoid arthritis. Spine **37**: 1742-1746, 2012
4) Kato Y et al: Relation between atlantoaxial (C1/2) and cervical alignment (C2-C7) angles with Magerl and Brooks techniques for atlantoaxial subluxation in rheumatoid arthritis. J Orthop Sci **11**: 347-352, 2006

Ⅱ-B　脊椎変性疾患：③炎症性疾患

2 化膿性脊椎炎

A 疾患概念

　主に血行性に起きる感染疾患で，多くは椎間板への感染で発症する．腰椎への感染が比較的多く，起炎菌は主にブドウ球菌であるが，大腸菌や連鎖球菌が起炎菌となることもある．健常者でも発症するが，ステロイドや免疫抑制薬を使用している患者，慢性腎不全による血液透析患者，糖尿病などの易感染性患者のほうが発症頻度は高い．

B 診断

　化膿性脊椎炎は，頚椎部の感染では頚部痛や肩甲骨周辺の痛み，胸椎部の感染では背部の痛み，腰椎部の感染では，腰痛や鼠径部，大転子部，腸骨周辺の痛みが現れる．脊椎の罹患部には圧痛がみられることがある．膿瘍が脊柱管内まで広がると，膿瘍の圧迫による神経症状を呈する．頚椎や胸椎では，脊髄の圧迫による麻痺などの脊髄症状が，腰椎部では神経根や馬尾の圧迫による下肢痛や筋力低下などの症状が現れる．神経所見を確認して，病態を把握することが，保存療法や手術療法の治療方針を決定するうえで重要となる．急性期では，発熱を伴い，白血球増多，赤沈値亢進，CRP陽性を示す．CRPはほとんどの化膿性脊椎炎例で高値を示すが，白血球の増多は，約半数の症例でみられないことがある[1,2]．進行すると，X線像上，罹患椎間板の狭小化が現れ，治癒する過程では，罹患椎体の骨硬化像や骨棘による椎体間の癒合がみられる（図1）．また，MRI上，椎間板にT1低信号（図2a），T2高信号の膿瘍貯留像（図2b）がみられ，矢状断STIR像で椎間板とその上下椎体の終板に高信号像がみられることがある．椎間板から椎体周囲への膿瘍を伴う場合，MRI水平断で椎間板と大腰筋の間に膿瘍像を認める．
　病巣部の細菌培養検査や病理検査も診断に有用である．検体採取は，X線透視下やCTガイド下に後方外側からディスコ針などを椎間板内に刺入して行う．起炎菌の同定は，治療を行ううえで非常に重要であり，抗菌薬投与を開始すると培養検査で起炎菌が検出できなくなる可能性が高くなるので，抗菌薬投与開始前に

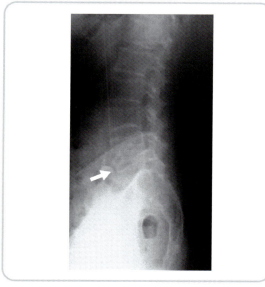

図1　65歳，男性．L4/L5椎間板感染の化膿性脊椎炎例の腰椎単純X線像

　L4/L5椎間板の感染による腰痛があったが，保存療法により化膿性脊椎炎は沈静化した．L4/L5終板は破壊が生じたあと，L4椎体とL5椎体は癒合している（矢印）．

病巣部の穿刺培養検査を実施すべきである．病巣から検体を採取することにより，約6割の症例で，また血液培養を行うことにより，約5割の症例で起炎菌を同定することができる[3]．病巣部の穿刺で起炎菌が同定できない場合でも，発熱時に血液培養検査を行うことにより，起炎菌を同定できることがあるので，いったん抗菌薬投与を休止して，発熱時に血液を採取することも重要である．同定された起炎菌は，2000年前後を境として，耐性菌が多くみられる傾向にある（図3）．

C 治療

1. 保存療法

　抗菌薬投与による保存療法が原則である．起炎菌を考慮した抗菌薬の選択を行い，炎症が沈静化するまで

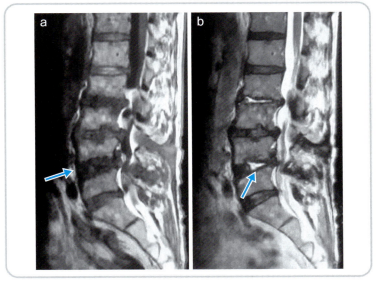

図2　61歳，男性．L2/L3椎間板とL4/L5椎間板の化膿性脊椎炎例のMRI矢状断像

　a：T1強調像．L2/L3椎間板と終板，L4/L5椎間板と終板に低信号の信号変化を認める（矢印）．
　b：T2強調像．L2/L3椎間板とL4/L5椎間板内に高信号の信号変化を認める（矢印）．

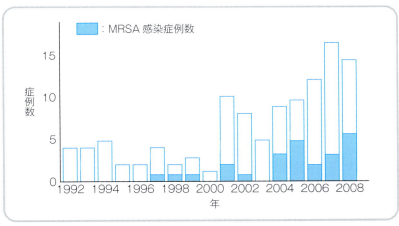

図3　筆者の施設における化膿性脊椎炎手術症例の同定された起炎菌の年別内訳

2000年前後を境として，耐性菌が起炎菌となっている症例数が増加している．

は点滴静注または静注を行い，その後，経口薬に切り替える．筆者は，炎症性の基礎疾患がない例ではCRPが1mg/dL未満になったら経口薬に変更している．経口薬に変更して，炎症が再燃する場合には，点滴静注に戻して，再度経口薬の選択を行う．再発を考慮して，経口薬の投与と経過観察は長期に行う．炎症性の基礎疾患がない患者の場合には，赤沈の陰性化を目安に経口薬の投与を終了する．痛みが強い場合，床上安静を行い，痛みが軽減したらコルセットを装着して歩行を許可する．神経症状を伴う頸椎部の化膿性脊椎炎では持続牽引による頸椎の安静も有効である．

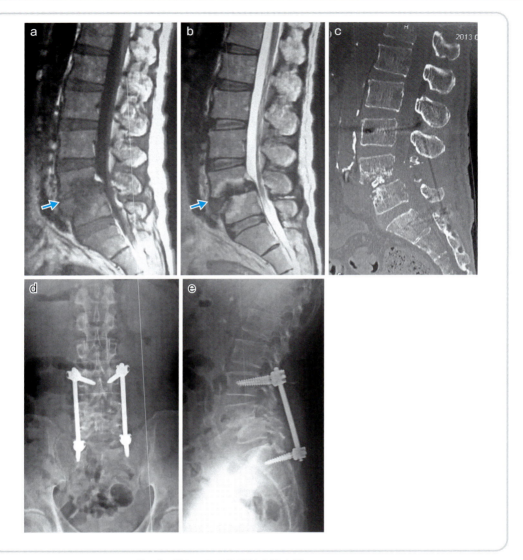

図4　55歳，男性．L4/L5 椎間板感染による化膿性脊椎炎例

感染後にL4すべりが増悪して下肢痛，筋力低下が出現した．
　a：T1強調MRI矢状断像．L4/L5終板の破壊と，椎体内に低信号の信号変化を認める（矢印）．
　b：T2強調MRI矢状断像．L4/L5終板の破壊と，椎体内に高信号の信号変化を認める（矢印）．
　c：CT矢状断像．前方から椎体間に骨移植を行い，後方の椎間関節による神経の圧迫を取り除くために後方除圧が追加されている．
　d：術後単純X線正面像．早期離床のため，経皮的にやや外側からL3とS1に椎弓根スクリューとロッドを一時的に設置した．
　e：術後単純X線側面像

2．手術療法

保存療法を長期間行っても感染の沈静化が得られない場合や神経症状の発現がみられる場合には，手術療法が選択される（図4）．また，感染がほぼ沈静化しても，椎間板の感染による終板の破壊が高度で，不安定性による痛みなどの症状が強い場合にも，手術療法の適応となる（図5）．手術療法は，膿瘍，肉芽組織といった罹患椎間板病巣の郭清や生理食塩水などによる感染部位の洗浄を要する．通常この操作は，前方直達法で直視下に行うことが多い．進入方法は，頚椎では通常の前方法，胸椎では経胸膜外路法，腰椎では経腹膜外路法で病巣に達する．郭清，洗浄後，椎体間に，

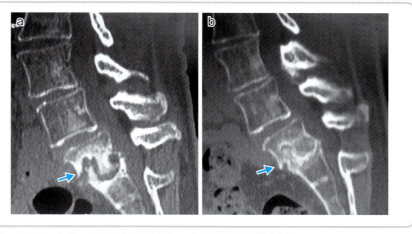

図5　57歳，女性．L5/S 椎間板感染による化膿性脊椎炎例
L5/S 椎間板の感染は沈静化したが，腰痛が残存したため前方から骨移植を行った．
a：術前 CT 矢状断像．L5/S 終板に高度な破壊像を認める（矢印）．
b：術後1年の CT 矢状断像．L5/S 椎間の骨癒合が得られている（矢印）．

腸骨から採骨した移植骨を置くことにより，椎体間の固定を行う．郭清，洗浄だけでなく，感染巣のある椎間が固定されることによっても，感染が沈静化する．昨今では，経皮的椎弓根スクリューシステムの発達に伴い，感染の沈静化を目的として，後方からの感染椎間の固定も行われている．経皮的椎間板髄核摘出術も，細菌検査，病理検査と同時に郭清と洗浄を行うことができ，有用な方法である．経皮的椎間板髄核摘出術による感染沈静化率は83％，前方椎体間固定術による感染沈静化率は97％であったとの報告がある[4]．

D 特筆すべきポイント

化膿性脊椎炎の治療期間は長期化する．保存療法を行う場合にも，手術療法を行う場合にも，起炎菌を同定し，感受性を把握しておくことは，非常に重要である．起炎菌や感受性が不明な場合，効果のない抗菌薬を投与する期間ができてしまい，感染悪化の原因となる．抗菌薬を投与する前に，感染巣を同定して検体を採取し，培養検査を行わなければならない．前医で起炎菌の同定なく抗菌薬の投与が行われていた場合でも，一時抗菌薬投与を中断して，検体を採取すべきである．感染巣からの検体採取以外に，発熱時に血液培養を行うことも，起炎菌を推定するうえで役に立つ．

文献

1) Wirtz DC et al: Diagnostic and therapeutic management of lumbar and thoracic spondylodiscitis: an evaluation of 59 cases. Arch Orthop Trauma Surg **120**: 245-251, 2000
2) Hadjipavlou AG et al: Haematogenous pyogenic spinal infections and their surgical management. Spine **25**: 1668-1679, 2000
3) Gasbarrini AL et al: Clinical features, diagnostic and therapeutic approaches to haematogenous vertebral osteomyelitis. Eur Rev Med Pharmacol Sci **9**: 53-66, 2005
4) Murata Y et al: Clinical outcome of percutaneous drainage for Spondylodiscitis. J Neurol Surg A Cent Eur Neurosurg **75**: 7-11, 2014

Ⅱ-B　脊椎変性疾患：③炎症性疾患

3 結核性脊椎炎

A 疾患概念

　化膿性脊椎炎と同様に，主に血行性に起きる感染疾患で，結核菌が原因菌となる．その多くは，肺結核からの血行性二次感染である．気道から肺に結核菌が到達すると，マクロファージによる貪食が起こるが，結核菌の一部はマクロファージ内で増殖する．肺で結核の病巣が形成されてから，リンパ行性もしくは血行性に結核菌は全身に播種され，脊椎に到達すると考えられている．多くの結核患者ではいったん潜伏感染のかたちで結核菌の活動はおさまるが，一部の患者では結核菌が再活性化することによって脊椎カリエスを発症する．日本では，肺結核患者が減少し，結核性脊椎炎患者数も少なくなっている．しかし，肺結核患者の多い国では，現在でも結核性脊椎炎患者は多い．

　結核感染の危険因子としては，腎不全，糖尿病，HIV感染症，低栄養，結核患者との濃厚接触，結核蔓延国からの移民などがあげられる．結核菌が椎体の海綿骨に感染すると，感染により椎体は破壊され大きく圧潰して，脊椎の後弯変形を生じる．しかし，発症してから3〜4ヵ月間は，単純X線像での異常所見は認められない[1]．単純X線像で所見が出現してからも，椎体の破壊像のわりに痛みは軽度であるため，外来で椎体の初期の破壊像を目にすることは少なく，また早期に診断することも難しいとされている．脊椎カリエスでは胸椎が障害されることが多く，15％の患者で10°以上の後弯変形を生じるので，診断の遅れは重度の後弯変形につながる可能性が高く[2]，できるだけ早期に診断することが望まれる．膿瘍は，椎体の皮質骨を貫いて，前縦靱帯や後縦靱帯に沿って上下に拡大するが，炎症反応は乏しく冷膿瘍といわれる．膿瘍が椎体の側方に拡大したり，腰椎では大腰筋に沿って拡大して腸骨筋周囲まで沈下して，流注膿瘍（るちゅうのうよう）を生じる．

B 診断

　結核自体の診断方法のひとつとして，ツベルクリン反応がある．ツベルクリン反応はBCGワクチン接種者でも陽性となるため，結核感染診断の特異度は低い．ツベルクリン反応以外の検査では，全血インターフェロンγ応答測定法クォンティフェロンがある．さらに，結核性脊椎炎と診断するには，病巣からの標本を採取して，抗酸菌培養や結核菌PCR検査を行って調べることは有用である．しかし，結核性脊椎炎を診断する場合には，この疾患を疑わなければ，これらの検査を行う機会はなくなる．結核性脊椎炎の特徴を知識として持ち，臨床所見から，いかにして結核菌感染を疑うかが重要となる．

　CTガイド下生検により，Langhans型多核巨細胞を含む類上皮肉芽腫が確認できれば，結核性脊椎炎と診断できる．全身の症状や，患者自身や家族の肺結核を含めた既往歴の聴取も大切である．化膿性脊椎炎と同様に，頸椎部の感染では頸部痛や肩甲骨周辺の痛み，胸椎部の感染では背部の痛み，腰椎部の感染では，腰痛や鼠径部，大転子部，腸骨周辺の痛みが現れる．脊椎の罹患部には圧痛がみられることがある．椎体破壊による脊柱管の高度な変形が生じた場合や，膿瘍が脊柱管内まで広がった場合には，神経圧迫による麻痺を呈する（Pott麻痺）．Pott麻痺の出現頻度は，脊椎カリエス患者の5〜10％といわれている．頸椎や胸椎では，脊髄の圧迫による麻痺などの脊髄症状が，腰椎部では神経根圧迫による下肢痛や筋力低下などの神経根症状が現れる．急性期では，発熱を伴い，赤沈値亢進，CRP陽性を示す．白血球数は，化膿性脊椎炎に比べ，増加の程度は軽度である．

　通常の化膿性脊椎炎と異なるのは，X線像上，罹患椎体の破壊が大きいことであり，8割以上の結核性脊椎炎例で，椎体の高さの半分以上圧壊するとの報告もある．この骨破壊像は，骨硬化像を伴わず，「侵食，破壊」という意味のカリエスと呼ばれている所以である．脊椎の感染性疾患が疑われる例で，椎体の破壊像や融解像が高度な場合には，結核菌や抗酸菌による感染を念頭に置く必要がある．CTでは，椎体の破壊像を明確に捉えることができ，椎体周囲の軟部組織内の膿瘍像や，粒状石灰化像を確認できる（図1）．椎体周囲への膿瘍を伴う場合，MRI冠状断で脊椎周辺に膿瘍像を認める．また，造影MRIでは，病巣の辺縁や膿瘍壁が造影されるのに対し，病巣内や膿瘍内には造影がみら

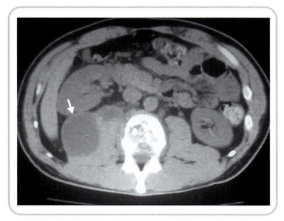

図1　27歳，男性．腹部 CT 像
椎体の破壊像と右大腰筋内に貯留した膿瘍像を認める（矢印）．

れない特徴的な像（rim enhancement）を示す．病巣が多椎体に波及している場合には，転移性脊椎腫瘍との鑑別が必要になる．転移性脊椎腫瘍では，椎間板はあまり破壊されず，骨棘などを介して隣接椎体に波及する場合や，血行性に各椎体に転移する点が，結核性脊椎炎と異なる．また，転移性脊椎腫瘍は腰椎に好発し，まず椎弓根とその周辺に転移するのも，結核性脊椎炎との相違点である[3]．また，結核性脊椎炎は，非連続性に多椎体に感染が存在することが多い．全脊椎の MRI 撮像を行うことにより，16.3％の脊椎カリエス患者で非連続性の多椎体病変を認めたとも報告されており，脊椎カリエスの診断がついた場合には，頸椎，胸椎，腰椎の MRI を行うべきである[4]．

C 治療

1．保存療法

結核性脊椎炎の診断が確定した場合には，抗結核薬を多剤併用する化学療法を行う．標準的には，RFP 450 mg, INH 300 mg, EB 750 mg を分1，PZA 1.2 g を分2で投与を開始する．この量は，年齢，体重や，肝機能によって調整を要する．また，床上安静や硬性コルセット装着により椎体の破壊を防止する．全身的には消耗性疾患であるので，栄養管理も大切な治療のひとつとなる．しかし，結核性脊椎炎では，椎体破壊が進行しやすいので，椎体破壊が高度な例では，手術による脊椎再建が必要となる．また，保存療法でも，手術療法でも，原因が結核菌感染であるので，化学療法を長期に必要とする．長期間の化学療法後に沈静化したと思っても，再発する可能性があることを，常に考

えながら治療を行わなければならない．この点に関しては，患者自身の理解もなければ，治療の中断を招いてしまう恐れがあるので，十分に説明しなければならない．また，化学療法中にもかかわらず，膿瘍形成や椎体圧潰が生じ，神経圧迫による下肢麻痺や膀胱直腸障害が出現，増悪して手術を要する脊椎カリエス症例はまれではない[5]．保存療法を開始しても，神経症状の推移は常に観察しなければならない．

2．手術療法

抗結核薬投与による化学療法を長期間行っても改善が得られない場合や，椎体破壊による高度な脊柱変形，神経症状の発現がみられる場合には，手術療法が選択される（図2）．腐骨がある例では，血流が乏しいことから，組織に潜在的に残存した結核菌が原因となって再燃する危険性が高いので，手術療法が選択される．しかし，この場合でも術前から化学療法を行う．

手術は，罹患病巣の掻爬，郭清や生理食塩水などによる感染部位の洗浄を要するので，前方進入による病巣掻爬，骨移植術が必要となる．頸椎では血管束の内側から，胸椎では胸膜外路から，腰椎では腹膜外路から，病巣に到達する．筆者は，頸椎は反回神経麻痺を避けるため，腰椎は下大静脈がない側を好むため左から，胸椎では大動脈の位置により進入側を選んでいる．しかし，膿瘍が進入側と反対になってしまう場合には，進入側を通常と左右反対にして手術を行う．移植骨には，腸骨や腓骨を採取して用いる．胸椎では，進入時に切除した肋骨も利用できる．移植骨の脱転防止，術後早期の離床を目的として，後方からのインストゥルメンテーションを併用する場合がある．昨今，経皮的に椎弓根スクリューとロッドを挿入するシステムが発達してきており，併用される例が増えてきている．

D 特筆すべきポイント

症状や検査結果から，感染性の脊椎炎を疑う症例で，椎体に高度な破壊像があったら，結核性脊椎炎も鑑別診断のひとつとして考えなければならない．日本では，頻度が比較的低いために，化膿性脊椎炎や，透析例では破壊性脊椎関節症と診断されることが意外に多い．病巣の穿刺を行い，通常の培養検査だけでなく，抗酸菌培養検査用の検体も採取しなければならない．

文献
1) Jain AK et al: Magnetic resonance evaluation of tubercular lesion in spine. Int Orthop 36: 261-269, 2012
2) Nene AM et al: Tuberculosis of the spine 2011 update. Argospine News & Journal 23: 105-109, 2011

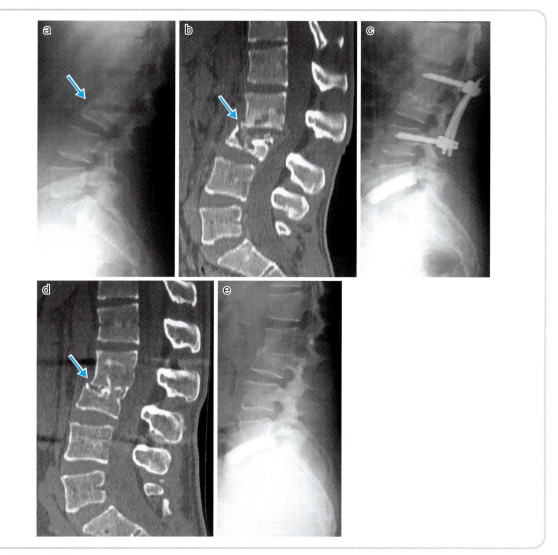

図2　27歳，男性

a：術前単純X線側面像．L3椎体頭側の著明な破壊像を認める（矢印）．
b：術前腰椎CT矢状断像．L3椎体頭側の著明な破壊像と，L2椎体内の骨融解像を認める（矢印）．
c：術後単純X線側面像．まず，腹臥位にして，整復位が得られたところで，経皮的に椎弓根スクリューとロッドを刺入して，整復位を保持した．次に，側臥位にして，腸骨から骨を採取した．経腹膜外路から椎体に達し，病巣部を掻爬，洗浄して，骨移植を行った．
d：術後1年腰椎CT矢状断像．L2/L3間の骨癒合が確認できる（矢印）．
e：術後1.5年腰椎単純X線側面像．インストゥルメンテーションを抜去した．L2/L3間の骨癒合は良好である．

3) Algra RR et al: Do metastases in vertebrae begin in the body or the pedicles? Imaging study in 45 patients. AJR Am J Roentgenol **158**: 1275-1279, 1992
4) Polley P et al: Noncontiguous spinal tuberculosis: incidence and management. Eur Spine J **18**: 1096-1101, 2009
5) Fuentes Ferrer M et al: Tuberculosis of the spine: a systematic review of case series. Int Orthop **36**: 221-231, 2012

Ⅱ. 各論：疾患編

C. 脊髄疾患・末梢神経疾患・血管疾患

1 脊髄係留症候群

A 疾患概念

　胎生のごく初期には脊椎と脊髄の長さは同じであり、両者の髄節高位は一致しているが、胎児の成長に伴い、脊椎の長軸方向への成長が脊髄の成長を上回るために、脊髄円錐部が相対的に頭側へ移動して行く。この脊髄円錐の頭側への移動が、何らかの原因で妨げられることにより、脊髄が引き延ばされて神経症状を生じる。原因として神経管の閉鎖不全に伴って生じる二分脊椎に伴うことが多い。脊髄が係留する理由として、二分脊椎に合併した腰仙椎部の脂肪組織との癒着があげられる。中枢神経系の原基となる神経管形成時の神経外胚葉と皮膚外胚葉の分離障害が原因となり、種々の神経管癒合障害が生じる。分離が行われなかった場合が脊髄髄膜瘤であり、分離が早期に起こり神経外胚葉と皮膚外胚葉の間に中胚葉系の脂肪組織が迷入すると脊髄脂肪腫となる。欧米と比較すると日本での発症頻度は低いとされており、性差はない。また、脊髄の係留は認めないものの、脊髄の尾側端で神経管が退化して形成された線維性の索状物である終糸（film terminale）が緊張して神経症状を生じたものは緊張性終糸（tight film terminale）と呼ばれ、脊髄係留症候群（tethered cord syndrome）の一型に含まれる。

　症状に関しては、神経症状はほとんどが腰仙髄レベルで生じる。具体的には下肢の腱反射異常、運動感覚障害、膀胱直腸障害である。症状の出現は必ずしも同時ではなく、成長とともにまだらに生じることが多い。腰痛や下肢痛を生じることもある。神経管形成障害そのものに伴う脊髄機能障害、脊髄・神経根が牽引されることによる神経組織の変性・障害と、局所に存在する脂肪腫などによる直接の圧迫などが症状の発現に関与しているとされる[1]。また、新生児期より背部皮膚異常を認めることも多い。代表的皮膚症状は脂肪による皮膚膨隆、血管腫、異常毛髪、皮膚陥凹、皮膚突起、human tailなどが現れるが、皮膚の異常を呈する部位と、脊柱管内病変の高位は必ずしも一致しない。腫瘤が脂肪腫となっており、そのまま脊柱管内に通じ脊髄と連続性を示すこともある。

B 診断

　出生時の腰背部の皮膚異常所見は、本疾患を疑う重要な所見である。乳児期、小児期には症状の正確な把握は困難であり、画像診断が重要である。骨成熟が進むと、単純X線での二分脊椎を認める例が多い。確定診断はMRIで行うが、脊髄円錐の腰椎あるいは仙椎レベルでの係留の所見と、多くの例で椎弓の正中での欠損、ならびに同部位に神経組織や脂肪腫の存在が確認できる（図1）。また、CTも二分脊椎、仙骨形成不全、側弯の程度を診断するうえで有用である（図2）。ただし、乳幼児の二分脊椎診断においては、椎弓正中の癒合骨化の完成は出生時には完成していなくても異常とはいえず、特に仙骨の骨癒合が完了するのが10歳代である場合も多いため、注意が必要である。

　榊原は、脊髄係留症候群を、その係留の原因によって、Grade I：脊髄円錐が下垂しておらず、終糸にのみ過度の緊張や肥厚などの異常をきたすもの、Grade II：脊髄円錐部がL2高位以下に係留されており、脂肪腫などの異形成組織を認めないもの、Grade III：脊髄が仙骨高位まで係留しており、脂肪腫などにより脊髄実質に奇形が及ぶもの、の3型に分類した[2]。これらの3型間に発症年齢の差は認められず、発症時期にはあまり差がないことが報告されている。また、18歳以上の発症が20～30％に認められ、成人期発症例は小児期の発症例と比較すると、外傷などの契機となるイベントが存在することが多い[3]。また、脂肪腫を伴う場合、脂肪腫が脊髄に癒合する部位、脊髄が脊柱管内にとどまっているかなど、形態学的特徴および係留の解除法を評価しやすいように、Chapman分類にAraiの分類を追加した分類が用いられる[4,5]。

　①dorsal type：皮下脂肪腫は硬膜欠損部を貫通し、脊髄の背側のみに癒合するタイプで馬尾は脂肪腫に巻き込まれない。

　②transitional type：皮下脂肪腫が硬膜欠損部を貫通し脊髄に付着する。脊髄背側のみならず側方や腹側にも付着するため馬尾が脂肪腫に巻き込まれる。

　③caudal type：皮下脂肪腫が硬膜背側の硬膜欠損部を貫通して脊髄の尾側部に癒合するタイプで馬尾の一部は脂肪腫のなかを通過する。

1. 脊髄係留症候群

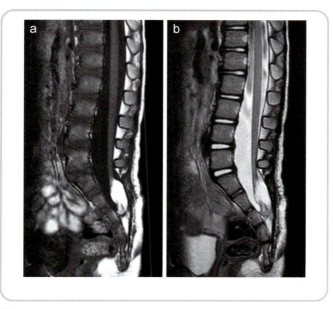

図1　MRI
a：T1強調像
b：T2強調像
MRIで脊髄円錐の下垂および連続する脂肪腫が確認できる．

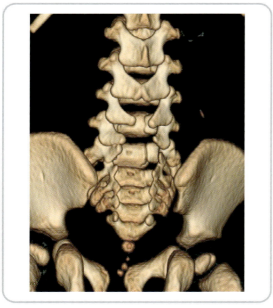

図2　CT
CTは骨の状態を評価するのに有用である．3D-CTで第4腰椎から仙骨までの二分脊椎を認めている．

④lipomyelomeningocele：脊髄や神経根が硬膜嚢とともに脊柱管外に脱出し，脊髄に癒合する脂肪腫は皮下脂肪に連続する．脊柱管外に脱出した馬尾は脊柱管内の硬膜嚢に戻る．

⑤filar type：脊髄円錐から脊髄終糸に連続する形態を持つ脂肪腫で，脊髄が脂肪腫によって腫大した脊髄終糸によって係留される．硬膜は欠損しない．

C 治療

　榊原分類でGrade Iの終糸のみの異常では，軽度なものは脊髄症状が可逆的な場合もあり，注意深い経過観察で症状の改善をみる場合もある．しかしながら，神経症状が進行する場合には脊髄の係留の原因となっている脂肪腫と，脊髄の連続性を絶つ手術が行われる（図3）．過度の脂肪腫切除は神経障害の悪化を高率にきたすため，椎弓切除のみを勧める報告もある．Grade IIあるいはIIIの場合に手術をいつ行うかは意見の分かれるところであり，明らかな麻痺がない無症候性症例に対する手術は，有用であるという意見と有用でないという意見がある．手術そのものに髄液漏や感染などの合併症を生じるリスクも決して低くないことから，症状が出現してから手術を行う場合も多い．しかしながら，症候性症例に対する手術でも，症状が

223

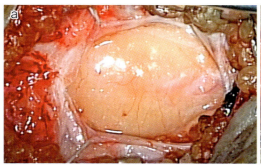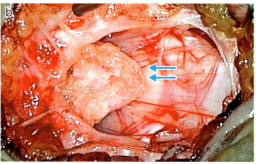

図3　榊原分類 Grade Ⅲ, dorsal type に対する手術所見
脂肪腫（a）を過度に摘出せず，脊髄との連続性を絶つと，脊髄円錐部が頭側に移動した（b）.

いったん完成してしまうと，特に膀胱直腸障害の改善はほとんど期待できないとの報告もある．いずれにしても患者に十分な説明を行い，手術に関する理解を得ることが重要である．症状が出現した場合は，いずれの年齢でも積極的な手術が望ましい．術式に関しては，腫大した終糸を切離することで脊髄の頭側移動を促す方法が標準的であるが，成人例では近年，脊椎そのものを短縮し，終糸にかかる緊張を緩和する方法がとられる場合もある[6]．

文献

1) James CC et al: Spinal dysraphism: spinal cord lesions associated with spina bifida occulta. Physiotherapy **48**: 154-157, 1962
2) 榊原健彦ほか：Tethered cord syndrome（脊髄係留症候群）の診断と治療．整形外科 **37**: 1927-1943, 1986
3) Pang D et al: Tethered cord syndrome in adults. J Neurosurg **57**: 32-47, 1982
4) Chapman PH: Congenital intraspinal lipomas: anatomic considerations and surgical treatment. Childs Brain **9**: 37-47, 1982
5) Arai H et al: Surgical experience of 120 patients with lumbosacral lipomas. Acta Neurochir (Wien) **143**: 857-864, 2001
6) Hsieh PC et al: Posterior vertebral column subtraction osteotomy for the treatment of tethered cord syndrome: review of the literature and clinical outcomes of all cases reported to date. Neurosurg Focus **29**: E6, 2010

謝辞

本項の執筆にあたり，横浜市脳卒中・神経脊椎センター脳神経外科医長・清水　曉先生，北里大学医学部整形外科学講師・中原邦晶先生に多大なご協力を賜りました．深く感謝申し上げます．

Ⅱ-C 脊髄疾患・末梢神経疾患・血管疾患

2 脊髄空洞症

A 疾患概念

脊髄空洞症の原因は先天性の異常である Chiari 奇形Ⅰ型，水頭症，外傷，脊髄腫瘍，脊髄変性疾患などがあるが，特発性（原因が不明）の場合もある．外傷後に起こる脊髄空洞症は，脊髄損傷を生じて一定期間後，脊髄内に生じた間隙に脳脊髄液が流入し，形成される．脊髄損傷部位周囲で起こる癒着性くも膜炎による灌流障害がチェックバルブとなり，髄液の灌流障害を惹起することで生じるとされる．一方，脊髄空洞症患者に側弯症が高頻度に発生することが報告されており，その要因として左右非対称に拡大した空洞により脊髄に不均等な圧が加わって，腹内側および背内側灰白質や下肢運動ニューロンが障害を受けることにより体幹筋の不均衡が生じ，結果として側弯症を生じると推測されている．

B 診断

1．画像所見

確定診断には MRI を用いる．T1 強調像で低信号，T2 強調像で高信号となる空洞を認める．flow viod 効果により，T2 強調像で低信号となるタイプもあり，注意が必要である．脊髄腫瘍に合併する空洞症の鑑別には，造影 MRI を用い，おのおのの状態を評価する．Chiari 奇形Ⅰ型に合併する脊髄空洞症にも側弯症との関連性が指摘されており，側弯症患者の 14〜50％に Chiari 奇形Ⅰ型が合併すると報告されている[1]．そのような患者では矯正固定術術後の麻痺の発生の要因となるため，側弯症の術前には，症状がなくとも MRI で潜在的な空洞の有無を評価する必要があり，側弯症患者に対して矯正固定術を行う際には，術前に頚椎 MRI をルーチンで撮影することが望ましいと考える．一方，Chiari 奇形Ⅰ型患者の 23〜57％に脊髄空洞症が合併すると報告されている[2,3]．また，近年の報告では，Chiari 奇形Ⅰ型患者のなかで，空洞症の直径が大きく，小脳扁桃の下垂が 5〜12 mm の症例で側弯症の発生頻度が高いこと[4]．Chiari 奇形Ⅰ型を伴う特発性側弯症では，通常では頻度が低い左凸カーブ，胸椎高度後弯，早期発症側弯症，急速進行性など，非典型的なカーブパターンが 12〜51％にみられたこと[5]が報告されており，非典型的なカーブパターンの患者の術前では，殊更 MRI による異常の確認が重要である．

2．神経所見

脊髄障害のパターンとして，中心障害型の形態を取り，初期には病変高位に一致する宙吊り型の解離性感覚障害と，前角細胞障害による上肢遠位筋の筋力低下，筋萎縮が起こる．片側から両側性に進行することもある．進行すれば側索，後索，脊髄視床路の障害による病変部位より下位高位の症状が生じ，下肢の痙性麻痺に至る．しびれや痛みを生じ，時間の経過ともに筋力低下や，アロディニアのような持続的な強い慢性痛に至る場合もあり，進行症例の治療は難渋しやすい．症状が進行性の場合や MRI で空洞が増大する症例に対しては手術を行うことで，障害の進行を最小限にすることが必要となる．

C 治療

脊髄空洞症に対する手術は空洞症発症の原因となる疾患によって異なる．空洞の縮小を目的としたシャント術は以下の2種に大別される．

syringo-subarachnoid shunt（S-S shunt）：空洞からくも膜下腔へのシャントであり，くも膜の癒着が限局し，空洞の存在する高位に正常なくも膜下腔が確認できる症例に対し行われる．

syringo-peritoneal（pleural）shunt（S-P shunt）：空洞から腹腔あるいは胸腔へのシャントであり，広範なくも膜の癒着により，空洞周囲にくも膜下腔が存在しない症例に対して行われる．

空洞症の原因が Chiari 奇形の場合は大後頭孔除圧術が，脊髄腫瘍の場合は腫瘍の摘出術が行われる．Chiari 奇形に合併した側弯症に対して矯正固定術を行う場合，大後頭孔除圧術を先行して行うかは意見の分かれるところである．筆者らは術前 MRI で Chiari 奇形に伴う脊髄空洞症を認める場合でも，明らかな麻痺症状がなく，術前に覚醒下で牽引による矯正位で神経

症状が出現しないことが確認できた際には，大後頭孔除圧術は行っていない．術前は潜在的な神経症状として腱反射や腹壁反射の左右差を必ず評価する．大後頭減圧を行わずに矯正固定術を行う際には，術前に脳神経外科や神経内科と連携してリスク評価を行うこと，術中も運動誘発電位（motor evoked potential：MEP）などによるモニタリング下，安全性に留意して矯正固定を行うこと，術前に患者説明を十分に行い，同意を得ることが重要である．

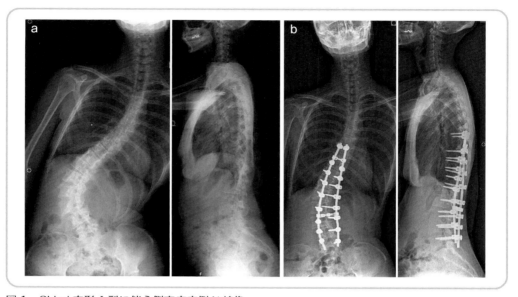

図1　Chiari 奇形 I 型に伴う側弯症症例 X 線像
　a：術前
　b：術後

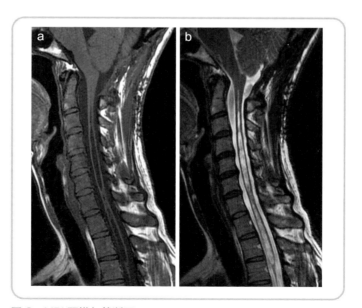

図2　MRI 頸椎矢状断面
　a：T1 強調像
　b：T2 強調像
　Chiari 奇形 I 型，および C1 から T3 高位に至る脊髄空洞症を認めている．

D 特筆すべきポイント

3症例を提示する.

症例1

42歳, 女性. 徐々に進行する側弯に対し, 手術を予定した. 神経症状は認めなかった. 術前の単純X線前脊柱正面像で, T10–L4 84°の側弯症を認めた(図1a). MRI頸椎矢状断面像では, Chiari奇形I型, およびC1からT3高位に至る脊髄空洞症を認めた(図2). 術前に牽引による矯正位で神経症状が出現しないことが確認できたため, 大後頭孔の減圧は行わず, MEPモニタリング下に矯正固定術を行った. 術後の麻痺の発生はない(図1b).

症例2

36歳, 男性. 脊椎骨折に対する整復固定術後, 長期経過したあとに発症した脊髄空洞症例である. 13年前にスノーボードで転倒し, 下位胸椎骨折に伴う胸髄損傷を受傷, 整復固定術を受けたがFrankel Cの麻痺が残存した. 1年前より左体幹の感覚鈍麻が上行, 上肢にも感覚鈍麻が進行したため, 当院を受診した. 術前MRI(図3a)では, C5高位より尾側に脊髄空洞形成を認めた. 脊髄造影後24・48時間で施行したCTで, くも膜下腔から空洞内への造影剤の移行と残留を認めたが, くも膜下腔の造影剤のクリアランスは維持されていた. 外傷後の癒着性くも膜炎に伴う空洞形成が疑われ, S–Sシャントを施行した. T4およびT5を椎弓切除後, エコーで空洞を確認後, 顕微鏡視下に硬膜切開し, 空洞が透見された後根侵入部を小切開, シャントチューブを空洞の頭側へ25 mm挿入し, 軟膜に縫合固定した(図4). くも膜下腔側は脊髄腹側へチューブを誘導し, 留置した. 術後1ヵ月で施行したMRIで空洞は著明に縮小し左上肢・体幹のしびれも軽減している

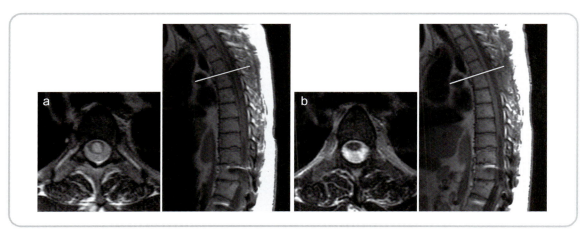

図3 脊椎骨折の術後13年経過後に発症した脊髄空洞症
術前のMRIではC5高位より遠位に脊髄空洞形成を認めたが(a), S–Sシャント施行後1ヵ月で, 空洞は著明に縮小している(b).

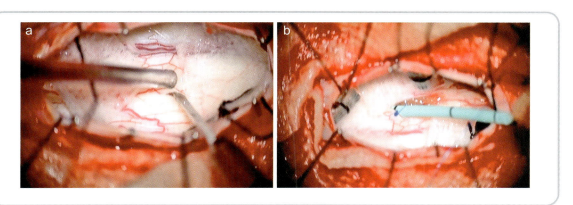

図4 S–Sシャントの術中写真
脊髄表面より, 空洞に向けて切開を加え(a), シャントチューブを挿入した(b).

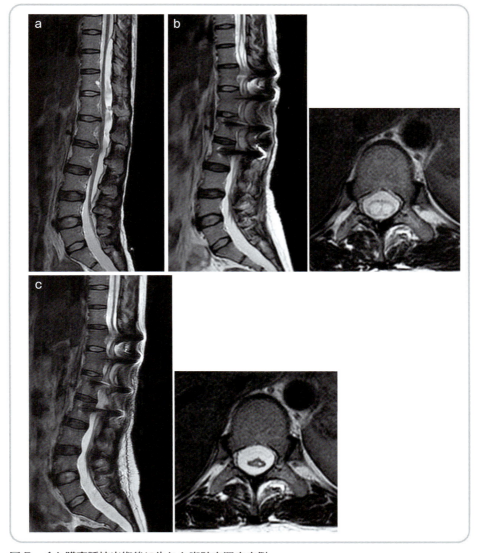

図5 くも膜囊腫摘出術後に生じた脊髄空洞症症例
T9からL3/L4高位に至るくも膜囊腫(a)に対し，囊腫摘出後，2年で徐々にT8/T9高位より遠位に脊髄空洞形成を認めた(b)．S-Sシャント術施行後，空洞の縮小を認めている(c)．

(図3b)．

症例3

46歳，女性．くも膜囊腫摘出術後に生じた脊髄空洞症症例．3年前に当科で硬膜外くも膜囊腫に対し，囊腫摘出手術施行(図5a)．術後，主訴であった下肢痛は軽減したが，術後1年半で右下肢脱力，両下肢痛が再燃，その半年後には便秘，残尿が出現し，自己導尿が開始された．術前のMRIではT8/T9高位より尾側に脊髄空洞形成を認めた(図5b)．両下肢のアロディニア，筋力低下が徐々に進行し歩行障害となり，手術施行．エコーで空洞径が大きく，正中の隔壁も薄いT9/T10高位を確認し，同部位にシャントチューブを挿入する．S-Sシャント手術を施行した．術後1ヵ月で平行棒歩行開始，5週より自尿が出現した．術後のMRIでは空洞の縮小を認めている(図5c)．

文献

1) Godzik J et al: Comparison of spinal deformity in children with Chiari I malformation with and without syringomyelia: matched cohort study. Eur Spine J 25: 619-626, 2016

2) Zhu Z et al: Comparison of the scoliosis curve patterns and MRI syrinx cord characteristics of idiopathic syringomyelia versus Chiari I malformation. Eur Spine J **25**: 517-525, 2016
3) Strahle J et al: The association between Chiari malformation Type I, spinal syrinx, and scoliosis. J Neurosurg Pediatr **15**: 607-611, 2015
4) Godzik J et al: Relationship of syrinx size and tonsillar descent to spinal deformity in Chiari malformation Type I with associated syringomyelia. J Neurosurg Pediatr **13**: 368-374, 2014
5) Qiu Y et al: Radiological presentations in relation to curve severity in scoliosis associated with syringomyelia. J Pediatr Orthop **28**: 128-133, 2008

謝辞
　本項の執筆にあたり，横浜市脳卒中・神経脊椎センター脳神経外科医長・清水　曉先生，北里大学医学部整形外科学講師・中原邦晶先生に多大なご協力を賜りました．深く感謝申し上げます．

II-C 脊髄疾患・末梢神経疾患・血管疾患

3 脊髄ヘルニア

A 疾患概念

脊髄ヘルニアは，硬膜欠損部に脊髄が脱出・嵌頓して障害されるまれな疾患である．発生高位は T3–T8 が主である．硬膜が二重になっており，内層の硬膜欠損部に脊髄が嵌頓した状態で持続的に髄液圧がかかり，脊髄が強く圧迫される．このため自然治癒は起こらないと考えられている．硬膜は頭蓋内では二重であるが腰椎レベルではその外層が脊椎後面の骨膜に移行し完全に一層になっている．この移行部にあたる胸椎部に好発するものとされている．

B 診断

1. 問診・診察上のポイント
慢性緩徐進行性の痙性不全対麻痺を呈する．

2. 画像検査
MRI・CT ミエログラフィでの局所的な脊髄の前方への偏位が特徴である（図 1）．脊髄前方にくも膜下腔が存在しない，脊髄が硬膜に嵌頓またははみ出している像が明らかであれば診断が確定できる．二重硬膜像がCT ミエログラフィではっきりみえる例もある．鑑別診断としては同様の局所的な脊髄前方偏位をきたす硬膜内くも膜嚢腫やくも膜 web（図 2）などがあげられる．いずれも脊髄前方にくも膜下腔が保たれていること

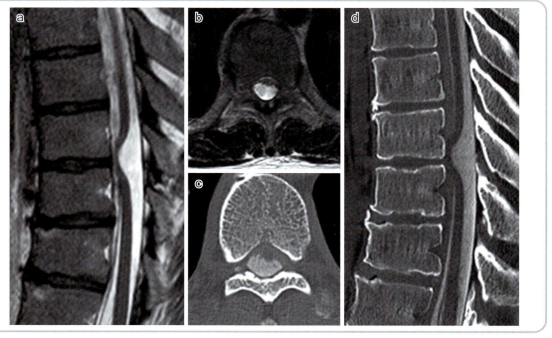

図 1　脊髄ヘルニアの画像
MRI（a, b）では局所的な脊髄の前方偏位が著明である．CT ミエログラフィでは局所的な脊髄前方偏位に加え同部でのくも膜下腔消失（c, d）および脊髄の嵌頓（c）が明らかであり，脊髄ヘルニアの確定診断が得られた．

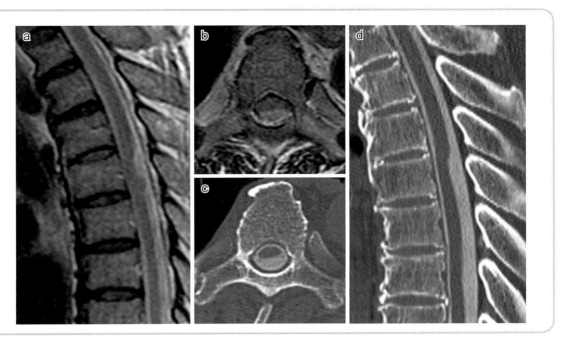

図2 くも膜 web
　MRI では脊髄ヘルニアと類似の局所的脊髄前方偏位がみられ，脊髄ヘルニアとの鑑別は困難であった (a, b). CT ミエログラフィでは脊髄前方偏位部においても前方くも膜下腔は保たれており (c, d)，脊髄ヘルニアとの鑑別が可能であった．くも膜 web (Arachnoid web) は Paramore (Paramore: J Neurosurgery, 2000) らにより報告された．くも膜の局所的肥厚・癒着による脊髄背側からの圧迫により脊髄症を呈するくも膜嚢腫の一亜型である．上位胸髄に好発し MRI 上 "Scalpel sign" といってメス刃のような形状の脊髄背側圧迫像を呈するのが特徴である (Peardon: Am J Neuroradiol, 2013).

とで脊髄ヘルニアとの鑑別が可能である．

治療

　自然治癒は望めないため，診断がつき次第手術を行う．手術はヘルニア孔の頭尾側を切開して嵌頓した脊髄を開放する硬膜欠損拡大術が行われる[1]．再発率は低く手技も比較的容易である[2]．ほかには人工硬膜で脊髄前側方をくるむようにして再嵌頓を防ぐ硬膜形成術の報告もある[3]．罹病期間の長さと術後回復が逆相関するとされており[1]，可能な限り早期の診断・手術が望まれる．慢性緩徐進行性の痙性不全対麻痺患者においては脊髄ヘルニアも鑑別すべき疾患のひとつであることを念頭に置くことが重要である．

文献
1) 大前隆則ほか：特発性脊髄ヘルニアの1例．整形外科 **61**: 628-632, 2010
2) Nakamura M et al: Long-term surgical outcomes of idiopathic spinal cord herniation. J Orthop Sci **16**: 347-351, 2011
3) 内田　雄ほか：特発性脊髄ヘルニアの1例．整形災害 **51**: 324-329, 2002

II-C 脊髄疾患・末梢神経疾患・血管疾患

4 胸郭出口症候群

A 疾患概念

　上肢に向かう神経と血管である腕神経叢と鎖骨下動脈は，第 1 肋骨，斜角筋群，鎖骨，小胸筋，頸肋などによって絞扼されやすく，上肢・肩甲帯・頸部周囲に疼痛，しびれ感，だるさ，冷感などを引き起こす．これらの疾患は以前より，頸肋症候群，斜角筋症候群，肋鎖症候群，過外転症候群などと絞扼の分類によって報告されていた．Peet らが 1956 年に，これらの疾患の臨床所見や病態に類似点を認め，胸郭出口症候群（thoracic outlet syndrome：TOS）という統括した概念で提唱した[1]．

　胸郭出口には可動性の大きな肩甲帯があり，上肢の動きや肩甲帯の動きにより腕神経叢や動静脈は胸郭出口で大きく滑走する．そのため，解剖学的構造物による腕神経叢の静的圧迫のみならず，頸椎や肩甲帯の肢位の変動，動作に伴う動的絞扼や腕神経叢の下方への牽引，累積微小外傷などによっても起こると考えられており，日本では，通常，絞扼型，牽引型に分類されている．このような腕神経叢や動静脈の大きな滑走（動的因子）と肩甲帯の構造的変化（圧迫因子）が相互に作用し，症状発現には静的絞扼，動的絞扼が関連し合っていると考えられている．

　一方，北米において 1999 年に Wilbourn により提唱された分類では，神経型（neurogenic TOS），血管型（vascular TOS）および混合型（combined TOS）に分けられ，それぞれが原因不明（disputed TOS）または外傷型（traumatic TOS）に区別されている[2]．日本と北米の概念の違いの原因は，診察している医師の専門性に関係があると考えられている．日本では TOS 例のほとんどが主に脊椎外科医，手外科医が絞扼性神経障害として診察している一方で，北米では主に血管外科医が TOS の診察に携わることが多いため，基本的に血管性の疾患と理解されている[3]．日本では，頸椎症性神経根症や手根管症候群などほかの絞扼性神経症との鑑別診断が積極的に行われるため，併存例も経験される．これらを含めて胸郭出口症候群とは胸郭出口部における神経血管束の走行の変化と肩甲帯周囲の動的構造変化が相互に作用しながら，圧迫，狭窄，摩擦，牽引刺激となり，腕神経叢や血管に過敏性や虚血が生じることによって上肢・肩甲帯・頸部周囲に症状が惹起される疾患といえる[4]．

　患者数は比較的多く，社会的に重要な疾患にもかかわらず，様々な病態があり，画像や電気生理学的診断が困難であり，たとえ TOS を疑ったとしても確定診断を下す検査手技が確立していないため，適切な診断や治療が行われていない症例も多いと考えられる．

　発症年齢は 20 歳代にピークがあり，女性ではやせ型〜標準的体格のなで肩の人に多いが，男性の場合には筋肉質で肩周囲の筋がよく発達している人に多い．職業としては，手を挙上して作業を繰り返す大工，左官などの建築業や自動車修理，電気工事などに多くみられる．

B 診断

1. 症状および所見

　頸肩腕部の痛み，しびれを主訴とする患者をみた場合は，まず患者の病歴，職業歴を聴取する．発症は一般に緩徐に生じ，増悪，寛解を繰り返し，慢性の経過をとるとされているが，打撲などの外傷後や重いリュックサックの使用などの誘因が認められるという報告もある[5]．自覚症状は障害される部位や組織により多彩であり，上肢，後頸部，肩甲上部，肩甲部のこり感，疼痛，だるさや上肢の冷感，チアノーゼ，蒼白もみられる．また，めまい，悪心などの自律神経障害や心因反応による頭痛，不眠，不安感などが加わることがある．これらの症状が洗髪などの上肢挙上位の持続や重量物の保持などの特定の肢位によって悪化することが特徴であるが，進行すると常時出現するようになる．他覚的に明瞭な感覚鈍麻や筋力低下などの神経学的異常所見を認めることは乏しいとされている．そのため，自覚症状のみで客観的な所見がないために他疾患や心身症と診断されることも多い．

　他覚所見のなかでも頻度の高いものは，上肢尺側の感覚障害と握力の低下であり，筋萎縮を認めることは少ない．TOS を疑う場合は Morley テストなどの神経の過敏性を評価する神経刺激試験や Adson テスト，Eden テスト，Wright テストなどの上肢や頸椎の肢位

により橈骨動脈の拍動消失および症状の再現を確認する脈管試験を行い，本疾患を疑う根拠にする．

a）Morleyテスト

斜角筋三角部を圧迫して圧痛，放散痛を調べるテストである．本テストが陰性の場合，神経原性TOSの可能性が低い．また，斜角筋隙への圧痛は正常例でもみられることが多いため，放散する所見と症状の再現が重要である．

b）Adsonテスト

坐位で患側に頭部を回旋させ，頸椎伸展位として深吸気のところで息を止めさせ，患側の脈拍が消失すれば陽性とする．患側への回旋と頸椎の伸展により，前斜角筋の伸展が生じ，第1肋骨と前中斜角筋で形成される斜角筋三角が狭くなり，加えて深吸気させると胸郭は上昇し肋鎖間隙がさらに狭くなるために，鎖骨下動脈や腕神経叢が圧迫されやすくなる．胸郭出口症候群における陽性率は12～30％と低く，正常例で陽性となることもあり，症状の再現と20～30秒の観察が必要である[4]．

c）Edenテスト

坐位で両側橈骨動脈を触知しながら両上肢を下方へ下げ，肩甲帯を後方へ引き下げる．拍動の減弱または消失する場合を陽性とし，肋鎖間隙での鎖骨下動脈の圧迫が陽性の原因とされている．

d）Wrightテスト

肩を過外転位とすることで肋鎖間隙および烏口突起下部での小胸筋における腕神経叢，鎖骨下動脈の圧迫が生じやすくなる．この肢位において，拍動の減弱，消失するものを陽性とする．胸郭出口症候群における陽性率は40～84％と報告されているが，正常例においても少なからず陽性例があるため，30秒から1分以上続けることにより症状の再現性を重視する必要がある[5]．

e）3分間挙上負荷試験

Roosが報告したテストであり，90°外転外旋位にて3分間手指の屈伸を継続させる．手指のだるさやしびれのために持続ができないときは陽性と判断する．TOS症例では3分以内に症状の再現を認め，陽性率が高く，最も信頼性が高いとされる．

2．電気生理学的検査

運動神経伝導速度の測定は，体幹近位部での所見が得られにくく，解釈が困難であることが多い．しかし，末梢での絞扼性神経障害の合併を診断するためにも運動神経伝導速度の測定は必須である．また，90°外転外旋位などにて腕神経叢に局所的圧迫による虚血が生じると，無酸素による伝導遮断が起こる．そのため，患肢の挙上，あるいは90°外転外旋位などによる体性感覚誘発電位の測定は有用であるが，ストレス肢位での記録にはかなりの疼痛を誘発することがあり，被験者に苦痛を強いることが問題点である．

3．血管造影

血管型TOSを疑う症例では鎖骨下動脈造影（3D-CT angiography）を行い，胸郭出口内のどの部位で圧迫がみられるか，また，どの程度鎖骨下動脈が圧迫されているかを確認する．

4．腕神経叢造影

経皮的鎖骨下刺入法にて2～3倍希釈した造影剤を20～30mL注入する．上肢の挙上などにより肋鎖間隙，烏口突起下部などでの狭窄の有無を診断する．片岡ら[6]が腕神経叢造影を用いて神経牽引を主体に起因する疾患群の存在を報告し，TOSの病態に圧迫および牽引，さらに両要因の混在する病態の関与を示した．

5．その他の評価

頸椎X線検査やMRI検査は解剖学的異常やなで肩の評価，頸椎疾患の有無をみるために必要である．重複性絞扼性神経障害例，心身症依存例，複合性局所疼痛症候群併存例などもしばしば経験されるため，診断に注意を要することが多い疾患である．

C 治療

受診しても正確な診断がつかずdoctor shoppingをしたり，心理的要因が発症に関与したりすることがあるため，病態を説明し患者の不安感を除去することが必要である．一般に3～6ヵ月以上の保存療法を行い，症状の改善が得られず，日常生活や就業上，高度の障害をきたしている場合や手指の血行障害が明らかなものは手術を考慮する[5]．

1．保存療法

病状を悪化させる環境要因を患者に応じて検索し指導する．特に上肢挙上位での作業や不良姿勢での長時間の作業，重量物の保持などを注意して検索する．また，睡眠中の腕まくらや肩挙上位などの肢位に注意するよう指導する．肩甲挙筋，前鋸筋などの肩甲骨周囲筋の強化を目的とした筋力増強訓練を行い，肩甲骨の下垂を改善する．肩甲帯が下がり不良姿勢を呈し腕神経叢の牽引が原因である牽引型TOSにおいて装具療法が効果的である．薬物療法としては，神経障害性疼痛治療薬，非ステロイド性抗炎症薬（NSAIDs），中枢性骨格筋弛緩薬や抗不安薬などを用いる．

2．観血的治療

第1肋骨切除術，頸肋切除術，斜角筋切離術，小胸

筋切離術，大胸筋切離術，鎖骨切除術などを病態に合わせて選択する．複合的な要素が関与していることが多く，これらの手術単独では十分な成績が得られないことが多いため，大胸筋切離術以外は単独で行われることはまれである．現在，最も一般的な手術法は，Roos[7]が標準化した腋窩進入第1肋骨切除である．本法では第1肋骨を切除する際に，同部に付着する前・中斜角筋や第1肋骨に付着する索状物も同時に切除できるため，斜角筋間での腕神経叢の圧迫も除去される．本法の出現により，TOSの手術成績は著しく向上した．

症例提示

左上腕外側の疼痛，手掌から全指のしびれ，巧緻運動を主訴に受診した．半年の保存療法で改善したが，その後交通事故により症状再発，1年以上のオピオイドなどによる保存療法でも改善しなかった．手術を施行，前斜角筋，中斜角筋を切離，第1肋骨切除を行い症状は改善した（図1～3）（症例提供：千葉大学整形外科手の外科グループ　國吉一樹先生）．

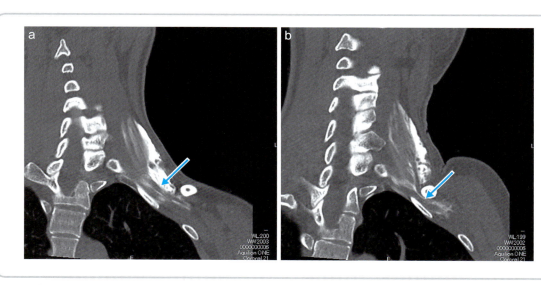

図1　術前腕神経叢造影像
下垂位（a：矢印）に比べ挙上位（b：矢印）で左腕神経叢が肋鎖間隙で圧迫されていた．

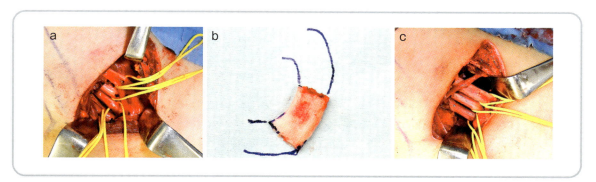

図2　手術写真
a：腕神経叢を展開．テープは頭側から順に上神経幹，中神経幹，下神経幹，鎖骨下動脈にかかっている．肩外転位では肋鎖間隙の著明な狭小化を認めた．
b：前斜角筋および中斜角筋を切離，第1肋骨をエアトームで切除し摘出した．肋鎖間隙は十分に拡大し，除圧されたが肩外転時に鎖骨による圧迫があったため，鎖骨を掘削し菲薄化した．
c：神経の圧迫はほぼ消失した．

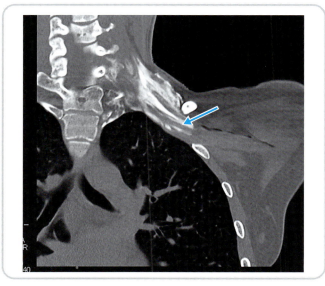

図3 術後腕神経叢造影像．挙上位
術後は挙上位でも左腕神経叢の圧迫が改善した．術後1ヵ月には安静時痛は消失したが，上肢挙上時の疼痛は残存していた．その後，軽快し術後9ヵ月後には挙上時痛も消失した．

特筆すべきポイント

TOSではほかの絞扼性神経症との併存，すなわち重複性絞扼性神経障害を認めることがあり，手根管症候群，肘部管症候群との併存が多く，頚椎症性神経根症，橈骨管症候群，尺骨管症候群との併存もみられる[3]．TOSや単独の絞扼性神経症では症状の原因を説明できない症例が含まれることもあり，近位あるいは遠位でのほかの絞扼性神経症が併存している可能性も考えて，症状誘発試験を行い慎重に診断すべきである．

また，TOS例では心身症やヒステリーなど精神的因子の関与している症例も多い．西田ら[8]は手術例の約40％が心身症を有すると診断されていた，と報告しており，精神的因子の関与しているTOSの治療には注意を要する．

文献

1) Peet RM et al: Thoracic-outlet syndrome: evaluation of a therapeutic exercise program. Proceedings of the staff meetings Mayo Clinic 31: 281-287, 1956
2) Wilbourn AJ: Thoracic outlet syndromes. Neurol Clin 17: 477-497, 1999
3) 西田 淳ほか：胸郭出口症候群―その概念をめぐって―胸郭出口症候群の概念をめぐって―重複性神経障害の観点から．脊椎脊髄ジャーナル 25: 619-622, 2012
4) 北村歳男ほか：肩甲帯部痛の診療―胸郭出口症候群．Orthopaedics 23: 15-22, 2010
5) 田口敏彦ほか：胸郭出口症候群―その概念をめぐって―胸郭出口症候群について―整形外科の立場から．脊椎脊髄ジャーナル 25: 613-618, 2012
6) 片岡泰文ほか：腕神経叢造影によるTOSのタイプ分類と手術成績について．肩関節 15: 262-267, 1991
7) Roos DB: Transaxillary approach for first rib resection to relieve thoracic outlet syndrome. Ann Surg 163: 354-358, 1966
8) 西田 淳ほか：胸郭出口症候群の治療成績．日手の外科会誌 14: 462-466, 1997

II-C 脊髄疾患・末梢神経疾患・血管疾患

5 脊髄非腫瘍性病変

A 疾患概念

ここでは脊髄に発生する非腫瘍性病変について述べる．多発性硬化症，視神経脊髄炎，脊髄サルコイドーシス，HTLV-I 関連脊髄症など広義の脊髄炎は内科療法対象の疾患であるが，外科療法対象疾患との鑑別が必要になることがある．画像上脊髄圧迫のあるところにこれらの病変が合併することもあり，除圧手術を行ったあとに脊髄炎であったことが判明するケースもある（図 1）．脊髄髄内腫瘍であるのか脊髄非腫瘍性病変であるのか診断に難渋するケースもある（図 2）．不要な外科的侵襲を避けるためにはこれらの疾患の基本的事項を知っておくことが重要である．

B 診断

症状はいずれも横断性脊髄障害を呈するので症状からの鑑別は困難である．

MRI では T2 強調像での髄内高信号変化を呈するが，圧迫性脊髄症との鑑別においては圧迫程度に比して信号変化の広いことが鑑別点になる（図 3b，図 4b）．多発病変が発生すれば鑑別可能となる（図 5，図 6）．髄内腫瘍か脊髄非腫瘍性病変かの鑑別には造影 MRI が有用である．非腫瘍性病変では T2 高信号の病変部内の一部が断続的に造影されることが多い（図 3c，図 4c，図 6b，図 7c）．ただし，星細胞腫では腫瘍の一部のみが造影されるものもあるので鑑別は難しい．

髄液検査は診断の補助になる．圧迫性脊髄症や髄内腫瘍では細胞数や髄液中 IgG の増加はみられないが，脊髄炎では細胞数や髄液中 IgG の増加がみられること

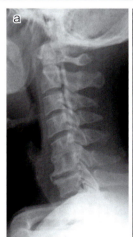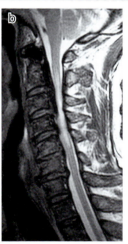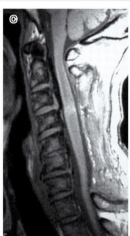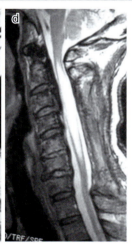

初診時　　　　　　　　　　　　　術後 3 ヵ月

図 1　55 歳，男性．急速に進行する頚髄症
　a：初診時 X 線像
　b：初診時 MRI T2 強調像
　c：術後 3 ヵ月 MRI T1 強調像
　d：術後 3 ヵ月 MRI T2 強調像
C2〜C7 後縦靱帯骨化症に対して椎弓形成術を施行．一時改善するも，術後 3 ヵ月ころから再悪化し，神経内科で検査の結果サルコイドーシスとの診断となった．

5. 脊髄非腫瘍性病変

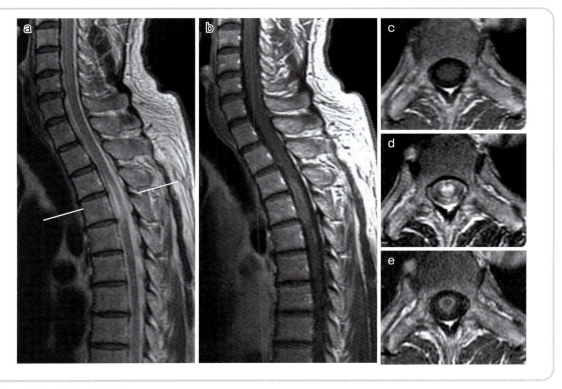

図2 49歳, 男性. 胸髄症
a: MRI T2 強調矢状断像
b: Gd 造影矢状断像
c: T1 強調横断像
d: T2 強調横断像
e: Gd 造影横断像
T4 レベルに髄内信号変化あり, 髄内腫瘍を疑い脊髄生検術を施行したが, 腫瘍性病変ではなく炎症であった.

がある.
　診断がつかない場合にはやむを得ず脊髄生検手術を行う場合もある. 愛護的操作により神経脱落症状を発現させずに生検を行うことは可能である (図2).

1. 多発性硬化症
　中枢神経系の炎症性脱髄を特徴とする疾患であり, 再発と寛解を繰り返し空間的・時間的に多発性を有する独特の臨床経過を呈する. 成因はいまだ不明であるが免疫異常が疑われている. 好発年齢は 20～40 歳くらいであり女性に多い. 脳・脊髄・視神経など中枢神経系のあらゆる部位の神経障害に起因した症状を呈する. 診断は多発性が証明されることでなされる. 2005 年改訂 McDonald 基準がよく用いられる (表1).
　脊髄における多発性硬化症の MRI 所見は T2 強調像での白質における卵円形ないし紡錘形の高信号病変である (図5). 個々の病変は小さいことが多く, 2 椎体以下のことが多い. 横断像では白質に好発し, 後索に最も多い. 髄液検査における IgG の増加, オリゴクローナルバンドの出現, ミエリン塩基性蛋白の上昇は診断の補助となる.

2. 視神経脊髄炎
　多発性硬化症の視神経脊髄型と考えられていた疾患である. 視神経と脊髄を選択的におかし, 重度の視神経炎と横断性脊髄炎を呈する. 主にアストロサイトに発現する水チャンネル蛋白であるアクアポリン 4 に対する自己抗体による疾患と考えられる. 発症年齢は多発性硬化症よりも 10 歳ほど高く, 女性に多い. 診断には 2006 年の Wingerchuk 基準が用いられる (表2).
　視神経脊髄炎の脊髄における特徴的 MRI 所見は, 脊髄中心部で 3 椎体以上の長大な範囲にわたる T2 強調像での高信号病変とされる (図3, 図6). 血液中の抗アクアポリン 4 抗体は 50～90% で陽性とされる.

237

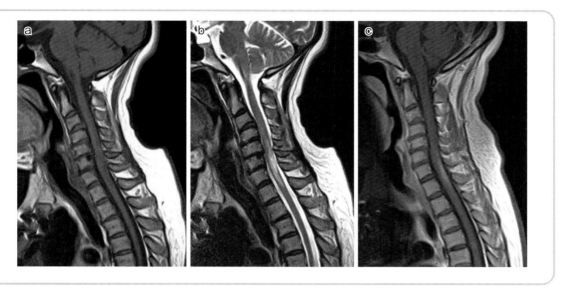

図3　視神経脊髄炎症例のMRI所見
　a：T1強調矢状断像
　b：T2強調矢状断像
　c：Gd造影像

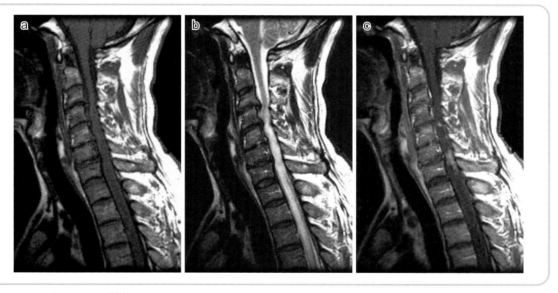

図4　サルコイドーシス症例のMRI所見
　a：T1強調像
　b：T2強調像
　c：Gd造影像

3．脊髄サルコイドーシス

　非乾酪性類上皮細胞肉芽腫を病理学的特徴とする疾患であり，肺門リンパ節，肺，皮膚，眼など全身諸臓器に出現する．脳・脊髄・末梢神経にも出現しこれらは神経サルコイドーシスと呼ばれる．脊髄が初発となることは非常にまれであるが存在する．成因不明の難治性疾患である．40歳以下の成人に好発すし，性差はない．複数の臓器において臨床所見があることと，組

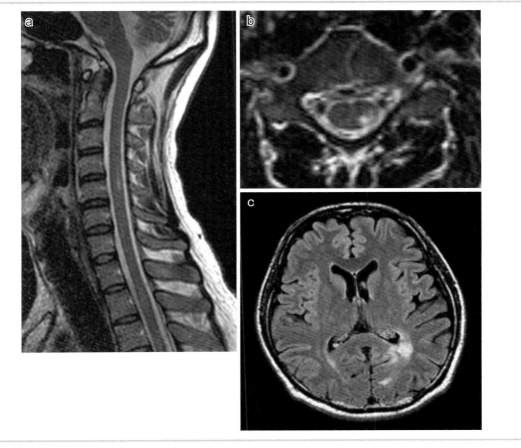

図5 多発性硬化症例のMRI所見
a：T2強調矢状断像
b：T2強調横断像
c：脳flair像

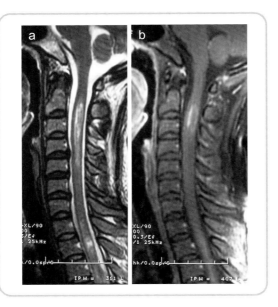

図6 視神経脊髄炎症例のMRI所見
a：T2強調矢状断像
b：Gd造影像
　頸髄〜胸髄に広範囲に信号変化があり，部分的な造影効果を認める．特発性血小板減少症の合併があり，これに対する治療としてプレドニン内服を開始したところ，神経症状・画像所見ともに著明な改善をみた．初診より3年後に視神経症状が出現し視神経脊髄炎と診断された．

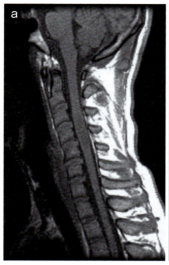 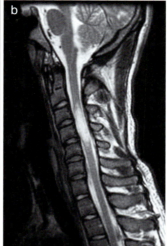 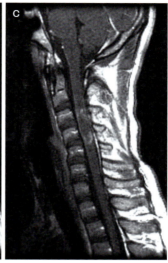

図7 アトピー性脊髄炎症例のMRI所見
- a：T1強調矢状断像
- b：T2強調矢状断像
- c：Gd造影像

表1 改訂McDonald診断基準（2005年）

臨床像	診断に必要な追加事項
2回以上の増悪と2個以上の臨床的他覚的病巣	なし
2回以上の増悪と1個の臨床的他覚的病巣	MRIによる空間的多発性の証明（表2） または MSに合致する2個以上のMRI病巣と髄液所見陽性[*1] または ほかの病巣に由来する臨床的増悪（を待つ）
1回の増悪と2個以上の臨床的他覚的病巣	MRIによる時間的多発性の証明（表3） または 2回目の臨床的増悪（を待つ）
1回の増悪と1個の臨床的他覚的病巣 （単一病巣のCIS）	空間的多発性の証明 　Barkhof基準（表2）を満たすMRI病巣 　または 　MSに合致する2個以上のMRI病巣と髄液所見陽性 および 時間的多発性の証明 　表3を満たすMRI病巣 　または 　2回目の増悪（を待つ）
MSを示唆する進行性の増悪（一次性慢性進行型）	1年間の進行性の増悪（前向きあるいは後ろ向きに調査決定） そして以下のうちの2つ ・9個以上のMRI病巣または4個以上のMRI病巣とVEP異常[*2] ・2個の脊髄MRI病巣 ・髄液所見陽性

[*1]：髄液所見陽性とは，オリゴクローナルバンドあるいはIgG index 高値をいう．
[*2]：VEP異常は，MSに合致する波形の保たれた潜時の延長をいう．
表2：以下のうち3つ．①1個以上の造影される病巣または9個以上のT2高信号病巣，②1個以上のテント下病巣，③1個以上の傍皮質下病巣，④3個以上の脳室周囲病巣．[1個の脊髄病巣は1個のテント下脳病巣と同等とみなしてよい．1個の造影される脊髄病巣は1個の造影される脳病巣と同等とみなしてよい]
表3：以下のいずれか．①初回発作の開始から3ヵ月以降に，初回発作と異なる部位に造影される病巣を検出，②初回発作の30日以降に撮影されたMRIスキャンと比較して，新しいT2高信号病巣を検出．
MS：多発性硬化症，CIS：clinically isolated syndrome，VEP：visual evoked potential（視覚誘発電位）
（多発性硬化症ガイドライン2010，医学書院より引用）

表2 改訂 NMO 診断基準（2006年）

1. 視神経炎
2. 急性脊髄炎
3. 以下の3項目のうち2つを満たす
    a) 3椎体以上に長さを有する脊髄 MRI 病巣
    b) 発症時に脳 MRI 病巣が MS 基準を満たさない[*1]
    c) NMO-IgG が末梢血で陽性[*2]

[*1]：脳 MRI 上の MS 診断基準としては、Wingerchuk らは Paty 基準（3個以上の脳病巣があり、そのうち1個は側脳室に接していること）を用いてる.
[*2]：NMO-IgG は、抗 AQP4 抗体と同等と考えられる.
(Wingerchuk DM et al: Neurology 66: 1485-1489, 2006)
(多発性硬化症ガイドライン2010, 医学書院より引用)

織学的所見が必須である．詳細は診断基準を参照されたい[1]．

肺門部リンパ節腫脹，血清 ACE 高値，ツベルクリン反応陰性，ガリウムシンチにおける病巣への集積，気管支肺胞洗浄液におけるリンパ球増加または CD4/CD8 比高値，血清あるいは尿中カルシウム高値は重要な検査所見である．

脊髄サルコイドーシスにおける MRI 所見は以下のごとくである．病変初期には脊髄の腫大を認めないが造影 MRI にて脊髄表面に造影効果を示すとされる．脊髄腫大を認めるようになると，造影を認めない場合，びまん性に造影される場合，単発もしくは多発する結節性造影病変を呈する場合と様々である．脊髄圧迫がある場合に腫大や造影所見を読み取ることが困難なこともある（図1b）が，圧迫範囲を超える長大な範囲の髄内信号変化，圧迫では説明困難な脊髄腫大，造影所見などが鑑別点である（図4）．

髄液中の ACE が高い場合は診断的価値が高い．髄液中のリゾチームや可用性インターロイキン2受容体が上昇することがある．

4. HTLV-Ⅰ関連脊髄症（HTLV-Ⅰ associated myelopathy：HAM）

成人T細胞白血病（ATL）の原因ウイルスである human T lymphotropic virus type Ⅰ（HTLV-Ⅰ）のキャリアに見い出された慢性進行性の痙性脊髄麻痺である．感染者のごく一部にのみ発症し，HTLV-Ⅰキャリアの大多数は生涯にわたって HAM を発症しない．多くは孤発例で成人期に発症し女性に多い．症状は慢性緩徐進行性の痙性対麻痺を呈することが多く，上肢には出現しにくい．したがって，胸髄症のパターンを呈する．排尿排便障害を伴うことが多く，膀胱障害が初期症状となることがある．診断は，HTLV-Ⅰ抗体または抗原が血清ならびに髄液に存在し，ほかの疾患が除外されることでなされる．MRI などの画像所見で診断することは困難である．

C 特筆すべきポイント

ここに述べた以外に全身性エリテマトーデス（SLE），Sjögren 症候群などの自己免疫疾患に合併する脊髄炎や，アトピー性皮膚炎に合併する脊髄炎もある（図7）．

MRI の結果で脊髄腫大や広範な髄内信号変化などがあり脊髄炎が鑑別にあがった場合には，神経内科に相談することはもちろんであるが，検査として造影 MRI を行うこと，生化学的検査を行うことが重要である．血液では血清 ACE，抗アクアポリン4抗体，HTLV-Ⅰ抗体を適宜調べる．髄液では細胞数などの髄液一般に加え，IgG index（髄液中 IgG/Alb 比と血清中 IgG/Alb 比の比較により髄液中 IgG 増加を判定），オリゴクローナルバンドの出現，ミエリン塩基性蛋白量，ACE，リゾチーム，可用性インターロイキン2受容体，HTLV-Ⅰ抗体価を適宜調べる．これらの検査によって不必要な外科的侵襲を避けることができる可能性がある．

脊髄炎が鑑別しきれない状態で圧迫性脊髄症に対して手術を行う場合には，脊髄炎合併の可能性をインフォームドコンセントに加える必要がある．

最終的に圧迫性脊髄症なのか脊髄炎なのか診断できず経過観察となる症例も存在する．

文献
1) サルコイドーシス診断基準改定委員会（編）：サルコイドーシスの診断基準と診断の手引き—2006．日サ会誌 **27**: 89-102, 2007

II-C　脊髄疾患・末梢神経疾患・血管疾患

6 脊髄血管障害

A 疾患概念

脊髄の血管障害には以下のようなものがある．

1. 圧迫病変（椎骨動脈奇形，走行異常など）

血管が脊髄，神経根を直接圧迫することによる障害である．頸椎では椎骨動脈が脊髄，神経根に近接して走行することから，その走行異常による直接の圧迫をきたしうる．窓形成，第1分節動脈遺残などの奇形により C1/C2 間で硬膜貫通したあとの蛇行による C1 部での脊髄圧迫，あるいは正常な C0/C1 間での硬膜貫通後にも，蛇行走行により延髄から上位頸髄部の圧迫による脊髄症を呈することが報告されている．しかし，硬膜貫通後の椎骨動脈の蛇行による延髄，脊髄圧迫の画像は，高齢者においては正常例においてもまれならずみられることから診断には注意が必要である．

下位頸椎では横突孔間での蛇行により神経根症を呈することがある．

2. 梗塞

脊髄梗塞は大動脈手術，解離性大動脈瘤などの大動脈疾患に合併することが多い．外傷，膠原病，血液凝固異常などを合併することもあるが，原因不明例も多く，なかには小児発生例もみられる．「梗塞」であるから急性発症の麻痺で，前脊髄動脈，後脊髄動脈の灌流域に応じた症状分布を考えやすい．しかし，実際には症状出現から麻痺の完成までは数時間から2日間ほどの開きがある．また，症状分布に関しても Brown-Séquard 症候群や，病初期には横断性麻痺を呈する例もある．このほか膀胱直腸障害はほぼ必発であり，発症時には腰背部の痛みを伴うことが多い．

3. 出血

出血をきたした部位により髄内，くも膜下，硬膜下，硬膜外に分けられる．腫瘍，奇形，動静脈瘻などからの出血のほか特発性も多く認められる．硬膜下血腫では腰椎穿刺後などの報告もみられる．硬膜外血腫で麻痺の程度の強い例，進行性の麻痺を呈する例は緊急手術の対象であり，良好な成績を期待するのであれば発症から24時間以内の除圧手術が望ましい．また，保存加療では再発もみられるが，手術療法後の再出血の報告はない．このことからも，「疑わしきは手術する」という態度で診療にあたるべきである．

4. 脊髄動静脈奇形，動静脈瘻

様々な分類が報告されているが[1,2]，ここでは学問的な分類ではなく一般の（血管内治療のエキスパートではない）脊椎・脊髄外科医が見落としのない正確な診断をするうえで有用と思われる分類を提示する．

はじめに，動静脈奇形（arteriovenous malformation：AVM）と動静脈瘻（arteriovenous fistula：AVF）の違いであるが，動静脈が直接吻合するシャントがAVF，間に nidus という毛玉のような血管網を介するものが AVM である．しかし，シャント血流の多い症例では，両者の鑑別は必ずしも容易でない．

画像の特徴はこのシャント形状と怒張した流出静脈の走行によって決まる．分類は原因となるシャントの横断面での局在を基礎とする．

①傍脊椎動静脈瘻（paraspinal AVF：PS-AVF）：脊柱管外に存在する動静脈瘻．

②硬膜外動静脈瘻（spinal epidural AVF：ED-AVF）：脊柱管内，硬膜外腔に存在する動静脈瘻．

これらは症例が少ないこともあり，これまで区別して記述されることは少なかった．脊髄静脈に逆流して脊髄内の静脈圧上昇によるうっ血性脊髄症（congestive myelopathy）を呈するものと，硬膜外の怒張した静脈・静脈瘤により圧迫性脊髄症を呈するものがある．PS-AVF は脊柱管内に流入しなければ脊髄症状を呈することはない．

③硬膜動静脈瘻（spinal dural AVF：D-AVF）：硬膜上に存在する AVF で脊髄静脈への逆流によるうっ血性脊髄症を呈する．脊髄の AVM，AVF のなかでは最も頻度が高い．

④脊髄辺縁部動静脈瘻（perimedullary AVF：PM-AVF）：脊髄表面に存在する AVF．大きさ，シャントの数によりさらに3型に細分されることが多い[3]．

⑤脊髄動静脈奇形（intramedullary AVM：IM-AVM）：髄内に存在する，真正の奇形．nidus がコンパクトにまとまった形状の glomus 型と，緩くまとまった毛玉のような形状の diffuse（juvenile）型があ

⑥metameric AVM：病変は体節性の分布を呈し髄内，髄外からさらに脊椎，軟部組織内に存在する．硬膜内病変は AVF と AVM が混在した複雑な病態を呈する．

このほか注意を要するものとして，シャントの局在は頭蓋内であるが流出静脈が脊柱管内に下行するため脊髄症を呈する頭蓋内硬膜動静脈瘻（Cognard typeⅤ）がある．脊髄レベルの MRI では D-AVF との鑑別が困難であり，確定診断には血管造影で頚動脈領域の検査を必要とする．脊椎脊髄疾患を扱う外科医にとっては認識しておくべき疾患のひとつであろう．

B 診断

脊髄血管障害は特徴的な症状経過を呈し臨床的に推察できることもあるが，多くはほかの脊髄疾患と区別できない．診断は画像診断が中心となり，なかでもMRI の果たす役割は大きい．以下に診断の要点をまとめる．

1．圧迫病変

脊髄圧迫は椎骨動脈の走行異常が原因で，硬膜貫通後の上位頚髄で生じる．神経学的には強い四肢痙性と上肢の失調による巧緻障害を呈することが多い．しかし，表在感覚の低下はあまり自覚していないことがある．MRI では，椎骨動脈の血管性信号消失（flow-void sign）はあたかも脊髄に食い込んだように描出される．しかし，動脈硬化の進んだ高齢者においては，正常でもこのような画像を呈することがある．正常例においても明らかな脊髄の変形を呈することがまれではないことに注意する．

神経根障害例では単純Ｘ線像で椎管孔の拡大を認め，あたかも砂時計腫を思わせる．MRI では明らかな信号消失の蛇行をみることから診断は容易である（図1）．

2．梗塞

数時間から 2 日ほどで完成する急性の麻痺で，発症時には強い背部痛を伴うことが多いが，痛みの先行は診断に必須とはいえない．確定診断となる陽性所見は特に急性期には少なく，MRI による画像診断も除外診断が中心となる．発症初期には脊髄浮腫も明らかではなく，出血や造影がみられないことなど他疾患の否定から本疾患を想定することになる．

最近では急性期診断に拡散強調像の有用性が報告されているが，低い画質の問題もあり，いまだ一般的検査とはいえない．発症から 1〜2 週すると病変レベルか，そのやや尾側に椎体梗塞がみられることもあり，本疾患を疑う根拠のひとつとなる[4]．また，下位胸髄から腰膨大にかけての梗塞では発症から 2〜3 週ほどで馬尾に造影効果を認めることがある．慢性期には脊髄萎縮が明らかとなり，前脊髄動脈の梗塞では前角部が陥没したような形状となる．

このように発症初期には MRI においても診断は容易ではなく，数週間の画像，臨床経過から確定診断されることが多い．

3．出血

髄内出血の症状は強い背部痛に続く麻痺の出現であり，経過は脊髄梗塞に類似する．画像では早期から脊髄の腫大を認める．MRI における血腫の画像は機種（磁場強度），撮像条件，撮像時期によって一定ではない．しかし，時間経過で信号強度が変化していくことから，血腫であることの診断は遡及的には難しくはない．血管腫や動静脈奇形などの基礎疾患の有無を確認することが重要である．

くも膜下出血は痛みをもって発症することもあるが，その出現様式は急性から慢性まで様々である．くも膜下出血自体の特徴的画像所見はない．頭蓋内くも膜下出血のように CT で捉えることも困難である．確定診断は髄液検査による．画像では出血部位，原因となる疾患の検索が中心となる．

硬膜下血腫は比較的まれな病態である．急性麻痺を呈するものから，ゆっくりした慢性の経過で発症し痛み以外の症状がほとんどなく保存的に軽快する例まで存在する．脊髄造影検査で硬膜下造影になってしまったときのように，血腫は硬膜に接して頭尾方向に長く伸びる傾向があり，MRI 矢状断像で捉えやすい．横断像では硬膜の形状が明瞭であり，これに接してレンズ状に広がりをみせることから次に述べる硬膜外血腫との鑑別が可能である（図2）．

硬膜外血腫の多くは急性発症であり，慢性例の報告は例外的である．痛みに続く進行性の麻痺であり，発症様式からは脊髄梗塞やほかの出血との鑑別は困難である．麻痺が強いとき，進行性の場合は緊急手術の対象となる．このため緊急で MRI 検査ができない状況では CT のみで診断する必要に迫られることがある．CT では軟部条件とすることで硬膜外に連続する高吸収域病変として描出できる．この場合，画像だけからは硬膜外膿瘍や悪性リンパ腫との鑑別は困難である．臨床所見，経過，検査結果から総合判断することになるが，ときには確定診断に至らずとも緊急除圧手術に踏み切ることが必要である．画像で捉えられる脊髄の圧迫は，症状程度に比較して意外なほど軽いことがある．ほかの脊柱管内占拠性病変では考えられないほど軽い圧迫で麻痺をきたすことがあるので注意が必要である（図2）．

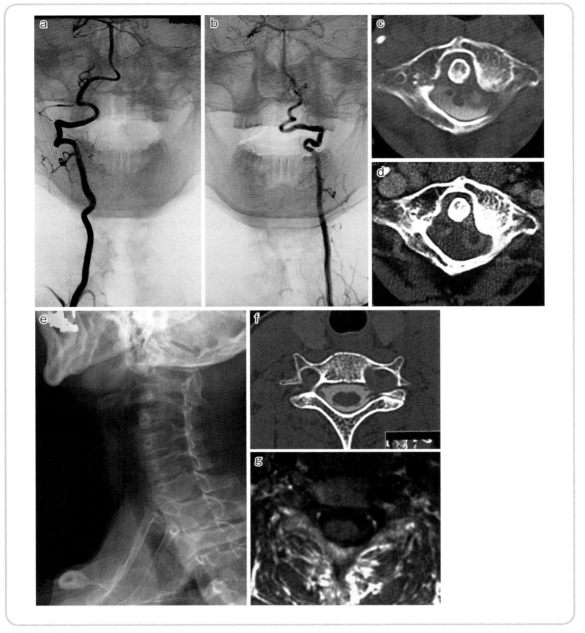

図1 VA 奇形
a～d：50歳，男性．椎骨動脈走行異常（両側第1分節動脈遺残）による脊髄圧迫
a：右椎骨動脈造影
b：左椎骨動脈造影
c：CT ミエログラフィ
d：造影 CT
e～g：52歳，女性．左椎骨動脈走行異常による神経根症
e：頸椎斜位像
f：CT ミエログラフィ
g：MRI T1 強調像

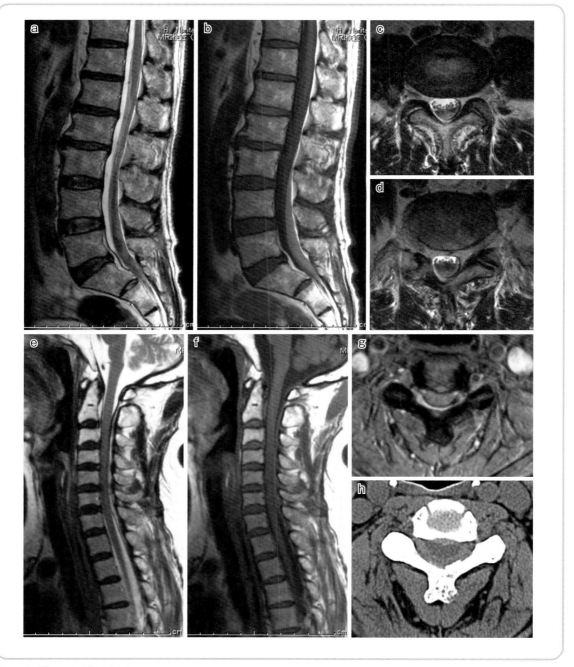

図2 硬膜下，硬膜外血腫

a〜d：74歳，男性．硬膜下血腫．腰下肢痛による発症から6日．保存加療にて軽快．血腫はおよそ6週間で自然吸収された．
a：T2強調像
b：T1強調像
c：L4/L5横断像
d：L5/S横断像

e〜h：72歳，女性．急性硬膜外血腫．血腫は薄く広がり圧迫．脊髄変形は強くはないが下肢完全麻痺のため緊急手術を行った．軟部条件にしたCTでも血腫のmassとしての同定は可能である．
e：T2強調像
f：T1強調像
g：C3/C4レベル．T2＊強調横断像
h：C3/C4レベル．CT軟部条件像

4. 脊髄動静脈奇形，動静脈瘻

硬膜外シャント病変である PS-AVF, ED-AVF, D-AVF と，硬膜内シャントである PM-AVF, IM-AVM, metameric AVM は神経症状発現の機序，臨床症状，経過，画像に類似するところが多い．診断のうえではまずこの 2 つを区別し，そのうえで細かな鑑別を考えるのが基本となる．

a) 硬膜外シャント病変（PS-AVF, ED-AVF, D-AVF）の診断

これらの疾患は脊髄症状発現の機序が同じであり，臨床経過，画像も類似するところが多い．そこで共通する事項をはじめにまとめて記載する．

神経症状発現の機序であるが，PS-AVF と ED-AVF では硬膜外静脈の怒張，静脈瘤により圧迫性脊髄症を呈することがある．PS-AVF, ED-AVF の一部と D-AVF ではシャントからの流出静脈が脊髄静脈に逆流することで髄内静脈圧が上昇しうっ血性脊髄症をきたす．頭頸移行部の D-AVF ではくも膜下出血で発症することもあるが，極めてまれである．

うっ血性脊髄症は緩徐進行性の対麻痺を呈するが，腰痛を伴うことがあり，膀胱直腸障害を伴うことが多い．脊髄表面の静脈は背側に発達していることから流出静脈は脊髄背側に存在することが多い．このため，ほかの脊髄疾患に比べ強い後索障害を呈する症例が多い．脊髄障害の進行程度により，膝蓋腱反射・股内転筋反射は強く亢進しているがアキレス腱反射は低下・消失ということもしばしばみられる．症状の進行は階段状で一般的には緩徐な経過をたどるが，なかにはいったん進行が始まると比較的短期間に不可逆的障害まで進む例がある．放置例の終末像は静脈性の多発梗塞による脊髄壊死（Foix-Alajouanine 症候群）である．膀胱直腸障害の回復は不良であり，これが進行しないうちに診断，治療に持ち込むことが望ましい．

MRI では圧迫による脊髄症の例は怒張した硬膜外静脈が T1 強調，T2 強調のいずれでも血流により信号消失した硬膜外腫瘤として描出される．脊椎には scalloping を呈することがある．これに対してうっ血性脊髄症の MRI は広範な脊髄浮腫と，くも膜下腔に蛇行する流出静脈による血管性信号消失が特徴である（図 3）．この所見だけでは PS-AVF, ED-AVF, D-AVF の 3 者を鑑別することはできず血管造影検査は必須である．

① PS-AVF

脊柱管内に流入しないものは神経症状を呈すること

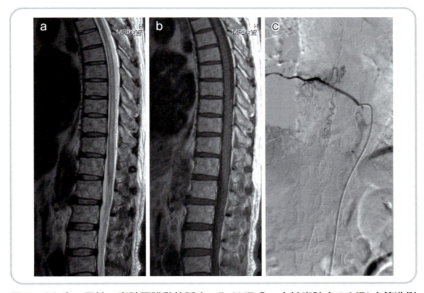

図 3 63 歳，男性．脊髄硬膜動静脈瘻．D-AVF うっ血性脊髄症の MRI 血管造影

右第 9 肋間動脈を feeder とする D-AVF で手術加療を行った．シャント直後の流出静脈を硬膜下に焼灼切離した．

a：T2 強調矢状断像．髄内は T2 高信号強度変化を呈し，腫大した脊髄背側には血管性信号消失（flow-void sign）を認める．髄内信号強度変化は中位胸髄から腰髄大までの広範囲にわたる．

b：Gd-DTPA 造影 T1 強調矢状断像．脊髄背側の怒張した静脈に造影効果を認める．髄内には造影を認めない．

c：右第 9 肋間動脈造影．硬膜枝が急激に径を広げて硬膜を貫通，逆流し脊髄背側を蛇行する．このシャント部を詳細に同定することで椎弓切除，硬膜切開の範囲を限定し手術侵襲を小さくすることができる．

はなく血管造影検査で偶然に発見され，これ自体はまれなものではない．また，硬膜外静脈叢に流入するすべての症例が神経症状を呈するわけではない．神経障害に至るのは，静脈怒張により圧迫性脊髄症，神経根症をきたす場合と，硬膜外からさらに硬膜内への逆流によりうっ血性脊髄症をきたす場合である．

確定診断は血管造影であるが，シャントの存在部位を正確に判断することが重要である．うっ血性脊髄症を呈する症例では，脊柱管外のシャントから硬膜外静脈叢に流入した静脈血は硬膜外静脈叢に広く行きわたり，その後に複数の根静脈を介して硬膜貫通することがある．このような流出経路は PS-AVF 以外ではみられない特徴的な所見である．この血流は極めて遅く，造影開始から 30～40 秒以上経過してはじめて硬膜貫通と脊髄静脈の造影が淡く確認される．この描出は極めて薄いため，30 秒以上の撮影時間中は造影剤注入を続ける必要がある．通常の選択的脊髄血管造影検査の手順では見落とす可能性が高い（図 4）．

②ED-AVF

PS-AVF 同様にまれな疾患であるが報告例はやや多い．血管造影では先述の PS-AVF と異なり硬膜外静脈叢全体が造影されることはなく局所の一部のみが造影される．脊髄静脈への逆流，硬膜貫通も基本的には 1 本の静脈を介する．こうした所見からシャント形成後の硬膜外静脈の血栓形成が硬膜貫通，逆流の原因と考えられている．この血流は速く豊富であり通常の血管造影手技で見落とすことはない．しかし，ときに症例数の多い D-AVF と混同されることがある．ED-AVF の診断には硬膜貫通部で静脈径に変化がないことを確認することが重要である．血管径の急激な変化は硬膜貫通部ではなく，硬膜外静脈に流入するところで確認される．これには複数の分節動脈が関与していることが多い（図 5）．

③D-AVF

脊髄 AVM，AVF のなかで最も頻度が高い病態で中高年の男性に多い．スクリーニングとしては MRI が有用であり，くも膜下腔の血管性信号消失と広範囲，多くは 5 髄節以上に及ぶ髄内 T2 高信号強度変化が典型的所見である．このうち血管性信号消失は血管芽腫をはじめとする腫瘍などの他疾患でもみられるが，腫瘍であればその鑑別は容易である．ときには正常例においても認められることがあるがその頻度は低い．これに対して D-AVF における血管性信号消失は 45～91％の出現率（自験例では 41 例中 36 例：88％）とされる．すなわち血管性信号消失は特異度は高いが感度はやや劣る所見といえる．これに対して 5 髄節以上に及ぶ髄

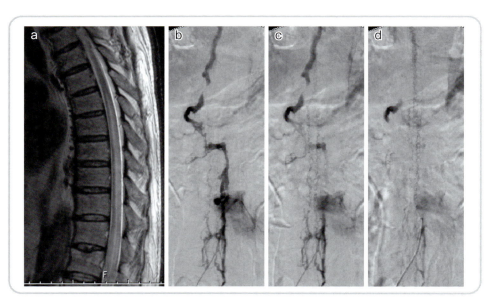

図4　75歳，男性．PS-AVF

　　血管内手術によりシャント部を閉塞し症状は改善した．
　　a：MRI T2 強調矢状断像．髄内の広範囲に高信号強度変化を認める．血管性信号消失（flow-void sign）は明らかではない．
　　b～d：左第 3 腰動脈造影．造影剤注入開始から 9 秒（b），26 秒（c），38 秒（d）．feeder は分節動脈から直接椎体内に貫通し椎体静脈にシャントする．そのあと，内椎骨静脈叢に流入し，上行する枝は対側に回って奇静脈に至る．下降する枝は硬膜外静脈から両側の L4，L5，S1 神経根の根静脈に流入して硬膜を貫通し上行する．造影開始から 30 秒以上経過して脊髄静脈の造影が得られる．脊髄静脈の造影を確認するには，少なくとも腰仙椎部の硬膜外静脈叢の造影が得られるまで造影剤注入を続ける必要がある．

内 T2 高信号強度変化は脊髄炎などでもみられる所見であり疾患特異度は低いが，D-AVF においてはほぼ 100％（自験例では 41 例中 40 例：98％）の出現率とされており感度は高いといえる（図 6）．

このことから，くも膜下腔に血管性信号消失を認めた場合，髄内信号強度変化を伴っていればほぼ D-AVF と考えてよい．しかし，髄内信号強度変化を欠く場合は D-AVF を否定できないが，まず他疾患や normal variant の可能性を考慮すべきである[5]．逆に髄内の広範囲に T2 高信号強度変化を認めるが血管性信号消失がみられない場合は，まず脊髄炎などを考慮するが，D-AVF を鑑別診断から除外することはできない．

確定診断は治療法の選択のためにも選択的脊髄血管造影検査が必要である．D-AVF におけるシャントは根嚢付近の硬膜上にあり，流出静脈の多くは根嚢の尾側で硬膜貫通している．シャントは頭頸移行部から仙椎までどのレベルにも生じるが，中下位胸椎高位に多い．

b）硬膜内シャント病変（PM-AVF，IM-AVM，metameric AVM）の診断

硬膜内の病変は髄内・くも膜下出血による急性麻痺，あるいは進行性の脊髄症を呈する．脊髄症は病巣による圧迫，盗血（arterial steal），静脈圧上昇によるうっ血性障害が原因となる．このうち PM-AVF の脊髄症は数年間にわたって安定し変わらないこともあるが，病巣が残存している限りは基本的に進行性である．これに対して IM-AVM では出血をきたさない限り 10 年以上の長期にわたり進行しないで経過することがある．両者の鑑別はその意味でも重要である．

metameric AVM は脊柱管外にまでシャント病変が広がるが，その脊髄病変は奇形だけではなく AVF が混在するため基本的に進行性である．脊髄病変だけではなく脊椎にも浸食による破壊性の変化をきたすことがある（図 7）．

病変の存在診断は MRI で行われる．髄内病変を伴うものは脊髄内に網目状の flow-void を認めることから診断は容易である．PM-AVF のうちシャントが 1 本で血流量が少ないタイプでは髄内には信号消失はなく D-AVF と類似の MRI 所見を呈する．このタイプを含め PM-AVF では脊髄浮腫を伴うことがあるが，IM-AVM の脊髄浮腫はわれわれには経験がない．

治療，および予後の判断のうえで PM-AVF と IM-AVM の鑑別は重要である．鑑別には血管造影にて前・後脊髄動脈の分枝，ときには二次分岐の走行までの詳細な検討が必要である．しかしながら，複数のシャントを有し血流量の多い PM-AVF では IM-AVM との鑑別が困難である．ときには治療の途中（部分閉塞・塞栓）まで両者の鑑別がつかないこともある．

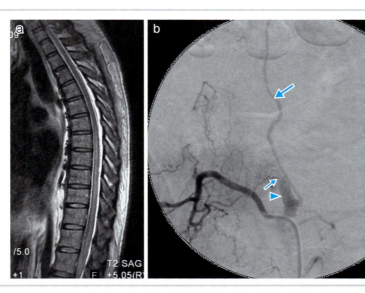

図 5　55 歳，男性．ED-AVF

直達手術により硬膜貫通直後で流出静脈を焼灼切離した．症状は軽快しその後の経過も順調で再発はない．
a：MRI T2 強調矢状断像．図 3a，図 4a と同様に脊髄は広範囲に高信号変化をきたしている．脊髄背側の流出静脈怒張による血管性信号消失を認める．
b：右第 3 腰動脈造影．この症例では左第 2 腰動脈，両側第 3 腰動脈が feeder となっていた．シャント（小矢印）から硬膜外静脈（矢頭）に流入するいずれの feeder からも造影される硬膜外静脈はここに示された範囲にとどまる．上下は血栓形成，器質化したものと考えられる．ここから出た静脈は径を変えることなく硬膜貫通し，腰膨大部まで上行して脊髄静脈に合流する（大矢印）．血管径が急激に膨大するシャント部の局在が明らかである．

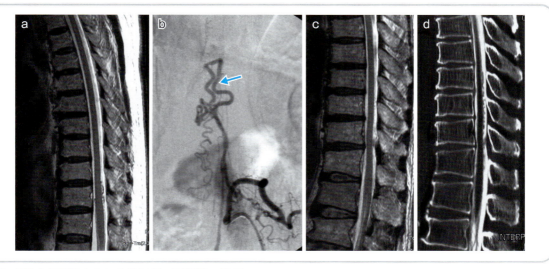

図6　T2高信号強度を欠くDAVF，正常例のFVS

a～b：78歳，男性．髄内信号強度変化を欠くD-AVF症例．直達手術にてシャント直後の流出静脈を硬膜下に焼灼切離した．
a：MRI T2強調矢状断像．脊髄背側のほぼ1椎体高位のみに血管性信号消失を認める．脊髄内に信号強度変化はみられない．
b：左T12肋下動脈造影．血管造影では明らかなD-AVFの所見である．同一動脈から左後脊髄動脈も描出される．流出静脈はこのあとに下降し，左L2から硬膜外へ流出する．流出路の硬膜内走行が短い特徴がある．このように髄内信号強度変化のないことをもってD-AVFを否定することはできない．
c～d：65歳，男性．腰部脊柱管狭窄症．MRIで認められる血管性信号消失が異常血管ではなかった症例．
c：MRI T2強調矢状断像．脊髄内には信号強度変化を認めない．脊髄背側に血管性信号消失を認める．
d：ミエロ後CT矢状断再構成画像．CTではより明瞭に血管の怒張が確認される．CTの性能向上により，このような血管像は正常例においてもしばしばみられるようになった．再構成断面を調整することによりAdamkiewicz動脈の走行をミエロ後CTで描出することも可能である．しかし，動脈と静脈の鑑別，異常血管と正常血管の鑑別はミエロ後CTのみでは困難である．

c）頭蓋内硬膜動静脈瘻（Cognard typeⅤ）の診断

脊髄疾患ではないが脊髄に病変がおよび頚髄MRIが診断の手がかりとなることから脊髄外科医は認識しておくべき疾患である（図7）．病態としてはこれもうっ血性脊髄症であるが，脊髄レベルのシャント疾患と比較して臨床的な特徴がある．

症状としては下肢に初発する上行性の脊髄症で多くは排尿障害を伴うが，ときに下肢症状にとどまり上肢症状を欠くことがある．逆に症状が延髄障害，自律神経障害まで及ぶこともある．注意すべきは，急性発症例が多く，その後の進行も速く不幸な転帰をとるケースがみられることである．MRIはD-AVFをはじめとする硬膜外シャント病変と同様であるが，血管性信号消失の出現率は低く1/3との報告もある．また，髄内信号強度変化は頚髄に限局することが多く，広範囲に出現するD-AVFとは様相を異にする．すなわちMRIのスクリーニングとしての信用性が低いことにも注意が必要である．

C 治療

症例が限られることもあり，一般の脊椎脊髄外科医が治療にあたる機会は少ないと思われる．ここでは基本事項を簡単に述べることにする．

①椎骨動脈圧迫による神経障害の治療は手術による除圧である．吊り上げて移動，固定するが吊り上げる素材に関しては様々な報告がある．無理に引き上げるのではなく，移動させてhammer effectを除けばよい．

②脊髄梗塞に対して確立した有効な治療法はない．正確に診断して対処することに尽きる．

③出血に関しては基礎疾患の治療が優先される．すなわち確定診断のための検査が優先される．急性麻痺である髄内出血において血腫除去による除圧を考慮する場合も，基本は待機手術となる．これに対して硬膜外血腫は緊急手術の適応であり，時期を逸することなく治療に踏み切る必要がある．止血に苦慮する血管奇形や血管腫などが存在する可能性は極めて低く，追加検査にいたずらに時間を浪費することなく可及的早期の手術が望ましい．

④脊髄動静脈奇形，動静脈瘻：硬膜外シャント病変の多くは手術療法の対象となる．しかし，PS-AVFで

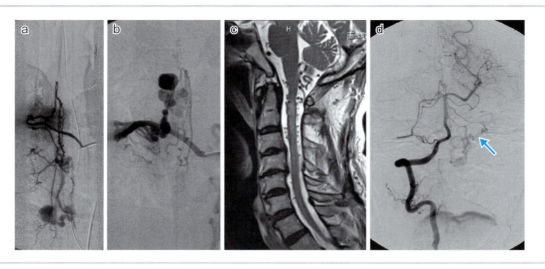

図7　metameric AVM と Cognard typeⅤ

a〜b：48歳，男性．metameric AVM．血管内手術により一部閉塞したが病巣は残存している．神経症状の推移を慎重に見守っている．
　a：右第6肋間動脈造影
　b：右第8肋間動脈造影．PM-AVF，AVM，硬膜内外の静脈瘤形成による複雑な病態を示す．硬膜外病変により脊椎にも変化をきたす．動脈瘤，静脈瘤を閉塞してくも膜下出血，髄内出血を予防することを最低限の目標とするが，病勢のコントロールは容易ではない．
　c〜d：77歳，男性．頭蓋内硬膜動静脈瘻 Cognard typeⅤ．2年の経過で徐々に進行する両下肢しびれを主訴に受診した．受診時には間欠跛行100mであったが上肢症状，膀胱直腸障害はみられなかった．直達手術による流出静脈焼灼切離にて治療し経過は良好である．
　c：MRI T2強調矢状断像．症状は下肢に限局しているが髄内信号強度変化は第5頸髄までで，下位頸髄以下の胸髄・腰髄には異常を認めない．この症例ではくも膜下腔の血管性信号消失は明瞭である．
　d：右椎骨動脈造影．後下小脳動脈硬膜枝を feeder として左後頭蓋窩でシャント形成し，流出静脈は脊柱管内に流入する．頭蓋内への上行性流出はない．

硬膜内への流入経路が多数である症例は，脊柱管内病変を手術で治療することはできない．脊髄に向かう流出経路ではなく，脊椎近傍にあるシャント自体を閉塞することが現実的であり，血管内手術（塞栓術）のよい適応である．これに対して ED-AVF と D-AVF の多くは，ともに血管内手術，直達手術のいずれでも対応可能である．基本は脊髄静脈へ向かうシャントからの流出静脈を硬膜貫通直後で遮断すればよい．直達手術が有利な点としては Adamkiewicz 動脈をはじめとする脊髄栄養血管がシャントの feeder と同一分節動脈から分枝している場合は血管内手術より安全とされることがあげられる．また，流出静脈を切離してしまうことから再開通はあり得ず，治療の確実性は直達手術が上とされている．逆に直達手術では血管内治療に比較して侵襲が大きいと考えられる．しかし，直達手術でも術前の画像を仔細に分析することで侵襲を小さくすることは可能である．シャントの局在を根嚢との位置関係から細かく同定することで，片側部分椎弓切除とくも膜を完全に温存した硬膜下操作で対処できることが多い．

硬膜内病変（PM-AVF，IM-AVM，metameric AVM）に対しては血管内手術，外科手術，およびその組み合わせが行われるが，最近では定位放射線治療の報告もある．シャント血流の少ない一部の PM-AVF を除けば，血管内手術が治療のメインとなり直達手術の適応は限定的である．血管内治療は脊髄栄養血管を介する塞栓術であり，NBCA などの液状塞栓物質が使用されることが多い．知識とともに極めて高度な特殊技術が必要で，脳脊髄血管内治療のエキスパートのみに許される領域である．一般の脊椎脊髄外科医の対応できる範囲を完全に逸脱している．脊椎脊髄外科医には治療に向けた正確な診断を下せること，直達手術との組み合わせが必要な場合に適切な判断・対処できることが求められる．

特筆すべきポイント

D-AVF はここにあげた比較的症例数の少ない疾患のなかにあって，脊椎脊髄外科医にとって最も遭遇する

可能性の高い疾患である．しかしながら，診断の遅れから満足すべき結果に至れないケースも存在する．これには日常臨床に潜む落とし穴がある．

D-AVFは中高年男性の中下位胸椎高位に多く，胸髄症であるにもかかわらず初期には腰痛が多くみられ，体幹の感覚障害は自覚していないことがある．典型例は「腰痛と下肢のしびれ，間欠跛行を訴える中高年男性．アキレス腱反射は消失しているが膝蓋腱反射は亢進．排尿障害があり夜間頻尿と軽い残尿を認める．単純X線像では頸椎，腰椎に脊椎症性変化を認める．」といった臨床像となる．画像を踏まえると"無症候性の頸髄症を伴う腰部脊柱管狭窄症で軽い前立腺肥大を伴う"と考えるとほぼ説明できる所見となる．このような症例には日常臨床で事欠かないが，D-AVFは極めてまれな疾患である．どうしても普通の疾患を想定してしまう．実際，多くの症例は腰椎検査を先に受けている．そこでD-AVFの診断で注意すべき点をあげると，

①多くの腰椎MRIでは下位胸髄–腰膨大は描出されている．D-AVFではここに脊髄浮腫を認めることが多い．

②D-AVFの間欠跛行は馬尾性と異なり急な脱力を訴えることが多い．

③D-AVFでは歩行などの運動以外の，ある種の日常生活動作で急激な症状悪化をきたすことがある．具体的には飲酒，入浴，大量の食事摂取，布団・こたつで暖まる，などである．

④硬膜外ブロック，仙骨裂孔ブロックなどにより数時間続く急激な下肢麻痺を生じることがある．

もちろん詳細な神経症状をとることで体幹までの感覚障害，強い位置覚低下などを確認すべきことはいうまでもない．しかし，簡単な問診の追加と読影時の注意で見逃しを減らすことも可能と思われる．

類似した疾患としてPS-AVF，ED-AVFがある．先に述べたように通常の脊髄血管造影検査でED-AVFを見逃すことはないが，PS-AVFの一部の症例は特別な注意を払う必要がある．すなわち脊柱管外のシャントから硬膜外静脈叢への流入を認めた場合は，少なくとも30秒以上造影剤注入を続けながら撮影を続ける必要がある．

様々な病態が隠されている可能性を常に意識して診察，検査に臨むことが肝要である．

文献

1) Anson JA, Spetzler RF: Classification of spinal arteriovenous malformations and implications for treatment. Barrow Neurol Inst Q **8**: 2-8, 1992
2) Spetzler RF et al: Modified classification of spinal cord vascular lesions. J Neurosurg (spine 2) **96**: 145-156, 2002
3) Riche MC et al: Classification of spinal cord vascular malformations: Radiat Med **3**: 17-24, 1985
4) Yuh WT et al: MR imaging of spinal cord and vertebral body infarction. AJNR Am J Neuroradiol **13**: 145-154, 1992
5) Rodesch G, Lasjaunias P: Spinal cord arteriovenous shunt: from imaging to treatment. EJR **46**: 221-232, 2003

Ⅱ. 各論：疾患編

D. 腫瘍性疾患

Ⅱ-D 腫瘍性疾患

1 脊髄腫瘍

A 疾患概念

　脊柱管内に生じた腫瘤性病変を総称して広義での脊髄腫瘍と呼ぶ．腫瘤性病変のうち囊腫性病変については別項で述べ，ここでは腫瘍性病変について述べる．
　腫瘤が神経を圧迫することにより症状を呈する．頻度の多いものは疼痛である．動的に圧迫が変化することが少ないので腫瘍による痛みは安静時にもみられることが多く，夜間痛を呈することもある．脊髄がある程度圧迫されると脊髄症を生じ，運動麻痺・感覚障害が出現する．脊椎症や脊柱靱帯骨化症などの変性疾患による脊髄症に比べると麻痺の進行が非常に速く，麻痺が出現し始めると急速に重度の麻痺に至ることがあり，経過観察には注意を要する．無症状で偶然発見されるケースもある．
　発生高位により，頚髄腫瘍，胸髄腫瘍，脊髄円錐部腫瘍，馬尾腫瘍に分類される．また，横断面での局在により，硬膜外腫瘍，硬膜内髄外腫瘍，髄内腫瘍に分類される．硬膜内髄外腫瘍が最も多く，特に神経鞘腫，髄膜腫が多い．硬膜外腫瘍は転移性腫瘍や悪性リンパ腫などの悪性腫瘍であることが多い．髄内腫瘍には上衣腫，星細胞腫が多い．髄内腫瘍では手術に際し脊髄切開を必要とし経験および修練が必要である．硬膜の内外あるいは脊柱管の内外に存在する形態をとるものを砂時計腫と呼ぶ．
　硬膜内髄外腫瘍が約60％，髄内腫瘍が約20％，硬膜外腫瘍・砂時計腫が約20％を占める．組織型では神経鞘腫が最も多く40～50％を占める．次いで髄膜腫が約20％である．

B 診断

1．問診のポイント
　安静時痛・夜間痛は腫瘍性疾患を積極的に疑う症状である．頚椎椎間板ヘルニア，頚椎症性神経根症，腰椎椎間板ヘルニア，腰部脊柱管狭窄症における神経根の圧迫に伴う痛みは動きによって変化することが多い

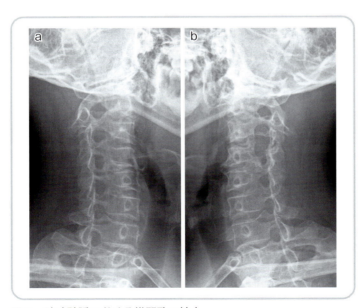

図1　砂時計腫における椎間孔の拡大
左C3/C4椎間孔の拡大がみられる．

が，腫瘍では動的に圧迫が変化することが少ないので安静時にも疼痛がみられることが多く，夜間痛を呈することもある．

神経症状を呈した場合には，神経学的高位診断が重要である．下肢のしびれや筋力低下を呈する場合に腰椎疾患を疑うのは当然であるが胸髄疾患，頚髄疾患でも下肢症状が主症状となることがあるので，腱反射やBabinski反射の評価が重要である．

X線所見で脊髄腫瘍に特異的な所見は少ない．砂時計腫において椎間孔の拡大がみられることがある（図1）．巨大な馬尾神経鞘腫において脊柱管の拡大・椎体の陥凹がみられることがある（図2）．骨浸食像があれば悪性を疑う所見である（図3）．

髄膜腫には腫瘍内石灰化をきたすものがあり単純CTで描出可能なことがあるので，髄膜腫と神経鞘腫の鑑別に単純CTが有用なことがある（図4）．

MRIは脊髄腫瘍の診断には必須である．硬膜外か硬膜内髄外か髄内か局在を評価し，信号強度によって質的診断を行う．ガドリニウムによる造影は質的診断には必須である．MRI所見については各論で述べる．

脊髄造影はMRIの普及に伴いその機会が減ってきているが，呼吸性移動の有無を評価することで神経鞘腫と髄膜腫を鑑別することが可能な場合がある．呼吸性移動があれば神経鞘腫の可能性が高い．

悪性腫瘍が疑われた場合にはPETが有用である．

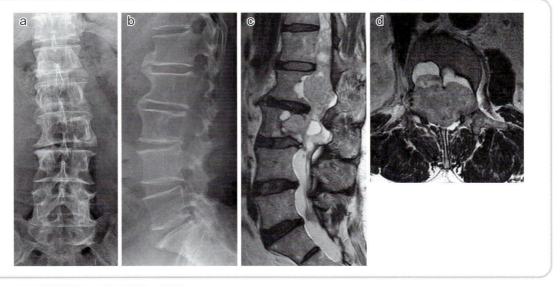

図2 巨大馬尾腫瘍における椎体の陥凹

L2・L3椎体に陥凹がみられる．

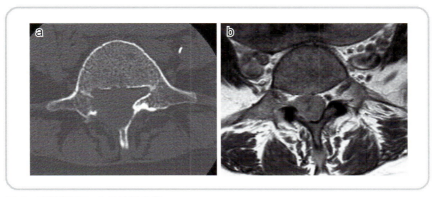

図3 悪性腫瘍による骨浸食像

本例の病理組織所見は悪性末梢神経鞘腫瘍（malignant peripheral nerve sheath tumor：MPNST）であった．

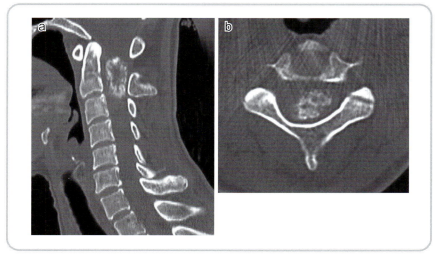

図4　単純 CT における髄膜腫の石灰化

C 治療

脊髄腫瘍の多くが手術適応となる．無症候の場合に経過観察する場合もあるが，麻痺が出現し始めると急速に進行するので注意が必要である．腫瘍が大きくなると癒着をきたし摘出困難となることもある．手術成績は術前の麻痺の程度に大きく依存するため，比較的軽症でも手術が行われる場合が多い．

神経組織原発ではない硬膜外腫瘍においては診断がつけば内科療法が優先されることが多い．診断のための生検術を行うこともある．

D 各論

1. 神経鞘腫（neurinoma，Schwannoma）

最も多い脊髄腫瘍である．シュワン細胞由来であり，末梢神経組織であれば発生する可能性があるが，脊髄では後根発生が多い．

MRI では T1 強調像で等信号，T2 強調像で等～高信号，ガドリニウムでよく造影される腫瘍を呈する．内部に囊腫形成（出血による水貯留）がみられることがしばしばあり，囊腫の部分は T1 強調像で低信号，T2 強調像で高信号を呈し，ガドリニウムでは造影されない（図5）．囊腫のある硬膜内髄外腫瘍は神経鞘腫の可能性が高い．また，脊髄造影やシネ MRI にて呼吸性移動が確認されれば神経鞘腫の可能性が高い．

多くの脊髄神経鞘腫は片側椎弓切除により摘出可能である．椎弓切除のあと，硬膜およびくも膜を開いて，腫瘍を切除する．切除に際しては，発生神経根糸を含めて切除するが，発生根糸以外は可及的に剥離をして温存するのが望ましい．後根発生は切除が比較的容易であるが，前根発生では工夫を要する．囊腫のある腫瘤は 25～26 G の針を注射筒に付けて穿刺し内部を吸引すると囊腫が縮小し摘出しやすくなる．巨大な腫瘤では切開を加え内部減圧を行ってから摘出を行う．摘出による神経根脱落症状の出現率は 30％程度である．

2. 髄膜腫（meningioma）

2番目に多い脊髄腫瘍である．硬膜を母床として発生することが多い．

MRI では T1 強調像で低～等信号，T2 強調像で等信号，ガドリニウムで均一に造影される腫瘤を呈する（図6）．囊腫形成がみられることはなく，可動性はない．硬膜付着部があるため硬膜からの立ち上がりが鈍である．付着部硬膜が造影されることがあり，dural tail sign と呼ばれる（図 6c）．内部に石灰化を伴うことがあり，その場合には単純 CT で描出される（図 4）．

切除に際しては，発生母床の完全摘出が重要であり，完全摘出を行わないと再発する[1]．再発髄膜腫は根治が極めて困難である．したがって，発生母床硬膜を腫瘍とともに切除し，人工硬膜などを用いて硬膜再建を行うのが基本である．腫瘍はくも膜の外にあるものなのでくも膜を温存して摘出すると術後の髄液漏が軽度で済むため，くも膜温存を心がける．最近では発生母床硬膜の内層のみを切除し外層を温存することにより硬膜パッチを必要としない術式の報告がみられる．この方法での長期成績はいまだ不明である．

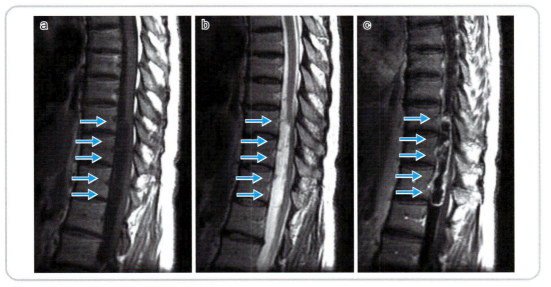

図5 神経鞘腫のMRI
a：T1強調像
b：T2強調像
c：Gd造影
造影される部分が腫瘍の実質であり，内部はT1低信号・T2高信号で・造影されない嚢腫構造である．

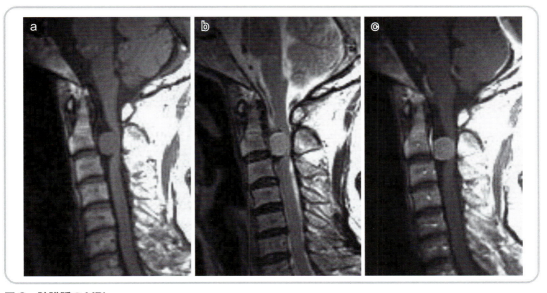

図6 髄膜腫のMRI
a：T1強調像
b：T2強調像
c：Gd造影
腫瘍発生母床硬膜に造影効果がみられ，dural tail signと呼ばれる．

3．上衣腫（ependymoma）

髄内腫瘍では最も頻度が高い．脊髄の中央部に発生する．MRIでは脊髄腫大を呈しT1強調像で等〜低信号，T2強調像で境界明瞭な高信号を呈し，ガドリニウムで比較的均一に境界明瞭に造影される腫瘤を呈することが多い．腫瘍の頭尾側に空洞形成を伴うのが特徴

である（図7）．腫瘍と正常組織との境界は比較的明瞭であり，基本的に手術による全摘出が可能である．脊髄後方正中切開により腫瘍に到達し摘出する．髄内摘出操作時には脊髄モニタリングが必須である．

4．星細胞腫（astrocytoma）

浸潤性に発育し，偏在性に発生するので，上衣腫に比べ摘出が困難である．MRI所見は様々であり，脊髄の腫大が特徴である（図8）．一般にT1強調像で等〜低信号，T2強調像で境界明瞭な高信号を呈しガドリニウムによる造影は不均一であり，異型性が強いほど境界不明瞭である．

WHO GradeⅠ・Ⅱでは全摘出可能であるが，GradeⅢ・Ⅳでは全摘出困難でありかつ予後不良であ

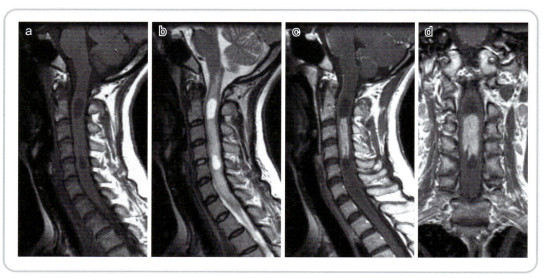

図7 上衣腫のMRI
a：T1強調像
b：T2強調像
c：Gd造影
d：造影冠状断像
中心管から発生するためほぼ中央にあり，比較的境界明瞭である．上下に空洞を伴う．

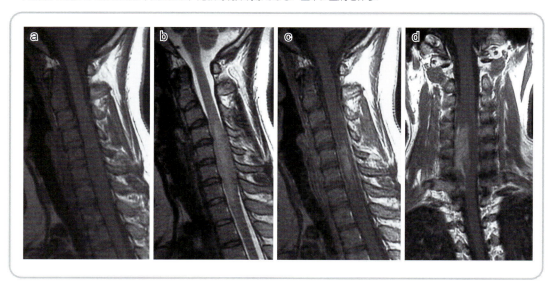

図8 星細胞腫（GradeⅢ）のMRI
a：T1強調像
b：T2強調像
c：Gd造影
d：造影冠状断像
脊髄の腫大があり，境界は不明瞭で偏在している．本例では髄外進展がみられる．

る．全摘出不能例では補助療法として放射線治療，化学療法を行う．適応のある薬剤としてテモゾロミド（テモダール®）がある．

5. 血管芽細胞腫（hemangioblastoma）

脊髄表面の軟膜下に怒張した血管性腫瘤を形成する．腫瘍本体はガドリニウムで強く造影される．腫瘤は小さくても広範囲に脊髄空洞を形成するのが特徴である（図9）．手術は一塊として摘出することが重要である．腫瘍を傷つけると出血し摘出が困難となる．

6. 血管腫

髄内腫瘍として血管腫もしばしばみられる．軟膜下の脊髄表面に存在するものと，脊髄実質内にあり髄内出血による血腫を形成するものがある．前者では血管芽細胞腫に酷似した画像所見を呈する（図10）．後者では血腫の画像所見を呈する（図11）．

7. 粘液乳頭状上衣腫

上衣腫の特殊型である．20歳代の若年者に多い．髄内腫瘍に分類されるが形態は硬膜内髄外腫瘍の形態をとる．脊髄円錐末端の髄内あるいは終糸に発生する．すなわち L1～L3 高位に発生することが多く，馬尾の神経鞘腫と診断して手術を行ったところ粘液乳頭状上衣腫であったということがあるので要注意である．画像上の神経鞘腫との鑑別は困難である（図12）．全摘出を行わないと高率に再発し，再発例では髄内播種をきたし生命予後不良であると報告されている．全摘出不能例では放射線治療が推奨されている[2]．

8. 砂時計腫

ほとんどが神経鞘腫である．神経線維腫症に合併するものは神経線維腫であることもある．硬膜の内外にわたるものでは硬膜貫通部を切除することになるので硬膜の再建が必要となる．椎間孔の内外にわたるものでは，椎間関節を切除して後方から一期的に切除するか，椎間関節を切除しないで脊柱管内部分は後方から切除し脊柱管外部分は前方から切除する前後合併手術が必要となる．椎間関節切除となった場合にインプラントを用いた固定術を併用するかどうかについては議論のあるところである．

9. 髄内転移性腫瘍

担癌患者では脳転移と同様に脊髄髄内転移をきたすことがある．肺癌に多い．麻痺の進行が急速である．画像所見は脳転移と類似しており，造影 MRI にて rim-enhance あるいはリング状の造影効果を示すことが多い．

10. 髄内神経鞘腫

神経鞘腫は基本的に硬膜内髄外であるが，まれに脊髄軟膜下に発生する．摘出に際して軟膜切開を必要と

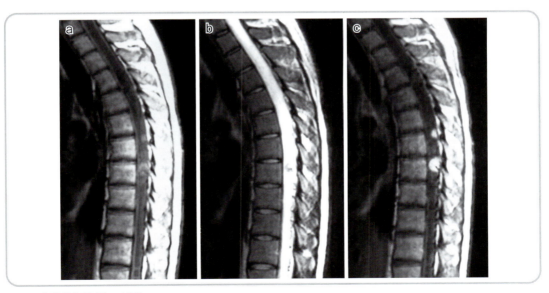

図9 血管芽細胞腫の MRI
　a：T1 強調像
　b：T2 強調像
　c：Gd 造影
脊髄表面に造影される腫瘍があり，広範な空洞を伴う．

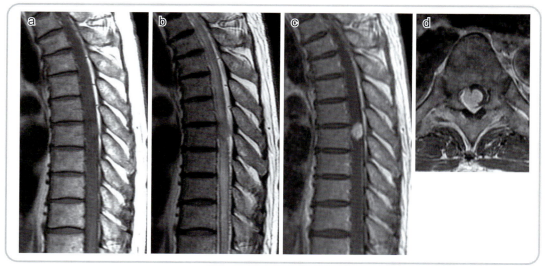

図10　毛細血管腫のMRI
　a：T1強調像
　b：T2強調像
　c：Gd造影
　d：造影横断像
脊髄表面に造影される腫瘍があり，空洞を伴う．

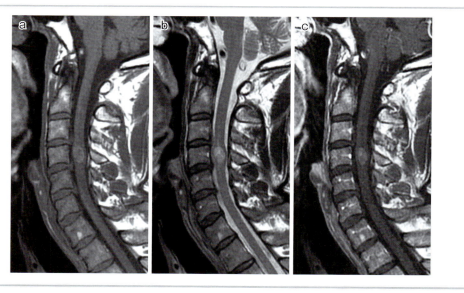

図11　海綿状血管腫のMRI
　a：T1強調像
　b：T2強調像
　c：Gd造影
造影はなされない．

するので摘出手術は硬膜内髄外のものに比べるとはるかに難しい．脊髄のシフトが少ない，脊髄造影にてブロックを呈しにくい，T2強調像にて腫瘍の頭尾側に髄内信号変化を伴う，といった特徴がある（図13）．硬膜内髄外神経鞘腫と予想されてもこのような画像所見を呈する際には要注意であり，軟膜下に存在する可能

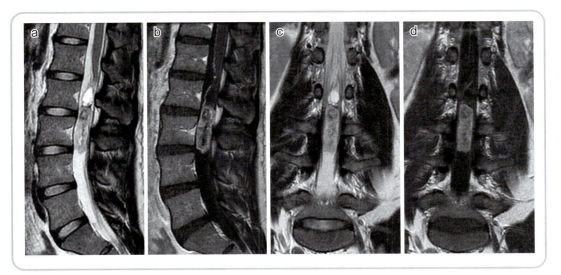

図12 粘液乳頭状上衣腫のMRI
a：T2強調矢状断像
b：Gd造影強調矢状断像
c：T2強調冠状断像
d：造影冠状断像

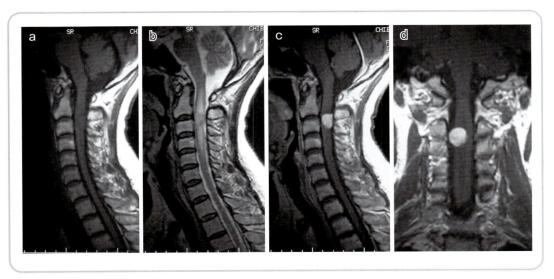

図13 髄内神経鞘腫のMRI
a：T1強調像
b：T2強調像
c：Gd造影
d：造影冠状断像
脊髄のシフトが少なく，T2強調像にて腫瘍の頭尾側に髄内信号変化を伴う．

性を念頭に置いて手術に臨む必要がある．

11．硬膜外腫瘍

神経鞘腫，髄膜腫などの神経組織由来の腫瘍のほかに，転移性腫瘍，悪性リンパ腫，白血病性腫瘤などの悪性腫瘍がある（図14，図15）．硬膜外腫瘍は悪性の可能性を念頭に置く必要がある．

Ⅱ．各論：疾患編 ── D．腫瘍性疾患

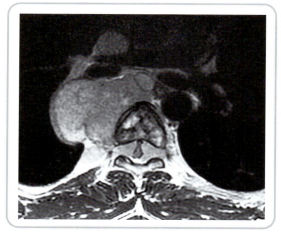

図14　硬膜外腫瘍　PNET（原始神経外胚葉性腫瘍）による硬膜外腫瘍

縦隔にも腫瘤がみられる．

E 特筆すべきポイント

　馬尾腫瘍は神経鞘腫が多く，硬膜・くも膜切開後に腫瘍を硬膜外に引っ張り出すことが可能であり，一般的に脊髄レベルの硬膜内髄外腫瘍に比べて手術の難易度が低いと考えられている．しかし，なかには難易度の高いケースがあるので注意が必要である．腫瘍が馬尾に癒着していて剝離に困難を極めることがあり，巨大な腫瘍の場合に馬尾の多数が腫瘍内に埋没してしまっていて全摘出困難なことがある．L1～L3高位の腫瘍では粘液乳頭状上衣腫のことがあるが前述したように治療の難しい腫瘍である．

文献

1) Nakamura M et al: Long-term surgical outcomes of spinal meningiomas. Spine (Phila Pa 1976) **37**: E617-E623, 2012
2) Nakamura M et al: Long-term surgical outcomes for myxopapillary ependymomas of the cauda equina. Spine (Phila Pa 1976) **34**: E756-E760, 2009

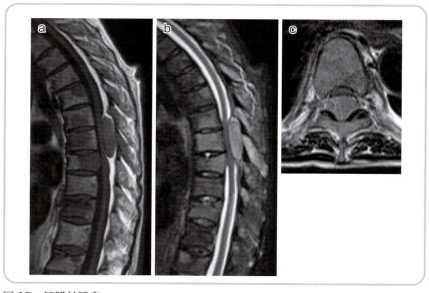

図15　硬膜外腫瘍
　a：T1強調像
　b：T2強調像
　c：T2強調横断像
　骨髄腫の硬膜外腫瘤であった．

II-D 腫瘍性疾患

2 脊椎腫瘍―a. 原発性腫瘍

A 疾患概念

1. 頻度

日本における全国骨腫瘍登録（1972～2003年）による脊椎発生腫瘍の頻度は，原発性脊椎腫瘍37％，転移性脊椎腫瘍63％である．原発性脊椎腫瘍のなかでは，良性が54％，悪性が46％を占める．良性の原発性脊椎腫瘍は，発生頻度順に，骨巨細胞腫（20％），好酸球性肉芽腫（13％），血管腫（12.5％），骨軟骨腫（10％），類骨骨腫（8％），動脈瘤様骨嚢腫（7％），骨芽細胞腫（7％），神経鞘腫（5％），骨嚢腫（5％），線維性骨異形成症（3％）である．一方，悪性の原発性脊椎腫瘍は，脊索腫（41％），骨髄腫（17％），軟骨肉腫（12％），骨肉腫（9％），悪性リンパ腫（7％），Ewing肉腫（5％），悪性線維性組織球腫（2％），血管肉腫（1％）である[1]．

筆者が2000～2012年に経験した脊椎腫瘍手術症例を表1に示す．上述の全国骨腫瘍登録の頻度とおおよその類似が確認できる．ただし，脊索腫に関しては，日本で重粒子線治療が開始されて以降，大部分の患者が重粒子線治療を受けているため，手術療法の対象となった患者はいない（表1）．

2. 好発年齢

原発性腫瘍のうち，10歳代までであれば，好酸球性肉芽腫，骨軟骨腫，動脈瘤様骨嚢腫，骨芽細胞腫，Ewing肉腫が発症しやすい．20歳代から40歳代までは，骨巨細胞腫，血管腫，骨軟骨腫が好発する．50歳代以降では，脊索腫，骨髄腫，悪性リンパ腫が診断の候補となるとされる[2]．

3. 好発部位

椎体などの脊椎前方に発生しやすい腫瘍としては，骨巨細胞腫，骨髄腫，血管腫，悪性リンパ腫，軟骨肉腫，骨肉腫があげられる．一方，椎弓などの脊椎後方に発生しやすい腫瘍としては，類骨骨腫，骨軟骨腫，動脈瘤様骨嚢腫，骨芽細胞腫があげられる．

B 診断

1. 画像検査

a）X線

疼痛部のX線所見を評価するのは画像検査の基本である．骨硬化性か溶骨性か，椎体の圧潰の有無，単椎体病変か多椎体病変か，椎体外への腫瘍の広がりがあるかなどの評価を行う．前後屈像で脊柱の不安定性が即時に評価できることは，X線検査の有利な点である．治療後の経過観察の際は，定期的にX線検査を行う．好酸球性肉芽腫では，長期的に椎体高の回復が続く．

b）MRI

X線検査で異常所見が認められた場合は，MRIで精査を進める．単純MRIで腫瘍のかなりの部分の診断が

表1 脊椎腫瘍手術例（n＝95）（2000年3月～2012年10月，千葉大学＋千葉県がんセンター）

原発性悪性 (n＝17)		原発性良性 (n＝27)		転移性 (n＝51)	
悪性リンパ腫	3例	骨巨細胞腫	11例	腎癌	11例
多発性骨髄腫	2	血管腫	4	甲状腺癌	9
孤立形性質細胞腫	2	好酸球性肉芽腫	3	乳癌	8
線維肉腫	2	骨芽細胞腫	3	肺癌	7
血管肉腫	2	神経鞘腫	3	大腸癌	6
軟骨肉腫	1	骨軟骨腫	2	悪性黒色腫	2
滑膜肉腫	1	動脈瘤性骨嚢腫	1	胸腺癌	2
脂肪肉腫	1			前立腺癌	1
悪性神経鞘腫	1			上顎癌	1
その他	2			その他	4

筆者が術者または第1助手として手術にかかわった症例のみを提示

MRIとCTを組み合わせることで腫瘍のより詳細な情報が入手できる．最近のCTではmulti-planar reconstruction（MPR）および三次元画像で任意の面・立体像を再構築できるため，得られる情報が多い．特に術前のプランニングでの有用性が高い．

d）PET，骨シンチグラフィ

転移のスクリーニングとして，以前は骨シンチグラフィを行っていたが，現在ではFDG-PET検査を行う

可能であるが，造影MRIを追加することにより，腫瘍の質的な情報をより詳細に把握可能である．X線検査で異常所見が見い出せない場合でも，脊椎腫瘍が疑われる場合は単純MRIでスクリーニングを行い，腫瘍の有無の確認を行うことが望ましい．

c）CT

骨梁の形態など骨そのものの情報を詳細に描出することが可能である．MRIが骨の描出能に劣るため，

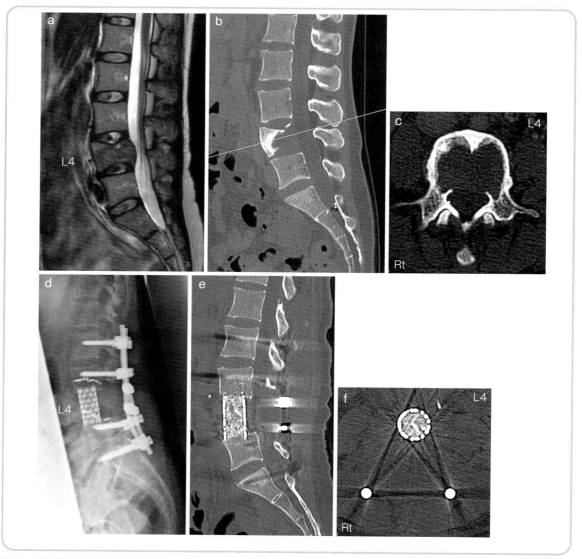

図1 腫瘍脊椎骨全摘術を施行した腰椎骨巨細胞腫例
a：術前T2強調MRI矢状断像
b：術前CT矢状断像
c：術前L4高位水平断像
d：術後X線側面像
e：術後CT矢状断像
f：術後L4高位水平断像

30歳代，女性．第4腰椎骨巨細胞腫．術前にL3，L4，L5分節動脈の塞栓術を行い，前方・後方アプローチによる腫瘍脊椎骨全摘術（TES）を施行した．

ことが多い．骨シンチグラフィが骨に限局した情報しか得られないのに対し，PET検査では骨以外の多くの組織（脳，肺，肝臓，腎臓，リンパ節など）の腫瘍病変を捉えることが可能である．

ただし，PET検査には偽陽性と偽陰性があるので，評価にあたっては注意を要する．急性および慢性の炎症で偽陽性となることがある．一方，腫瘍が小さい場合（1cm以下），細胞成分が少ない場合，高血糖状態，尿路に接している場合は偽陰性になりやすい．

e）血管造影

腫瘍の血管分布と栄養動脈の同定を目的に行う．最近では，手術療法前に術中出血の軽減を目的とする塞

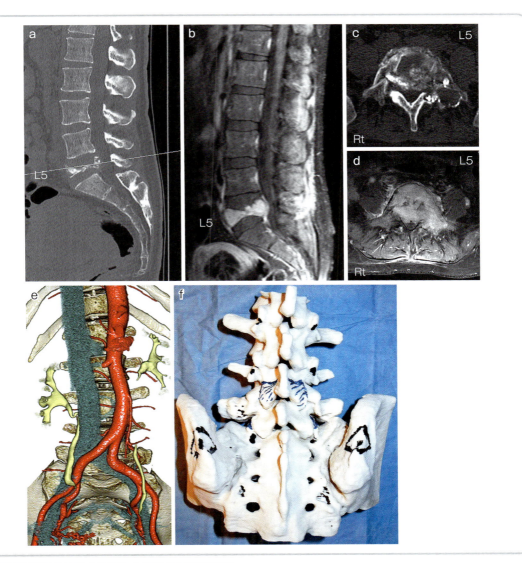

図2 腫瘍脊椎骨全摘術を施行した腰椎骨巨細胞腫例

- a：術前CT矢状断像
- b：術前Gd造影MRI矢状断像
- c：術前L5高位CT水平断像
- d：術前L5高位Gd造影MRI水平断像
- e：術前3D-CTA所見
- f：三次元実体模型

40歳代，女性．第5腰椎骨巨細胞腫．前方・後方アプローチによる腫瘍脊椎骨全摘術（TES）を施行した．撮影方法およびデータ合成を工夫することにより，大動脈（赤色）のみならず下大静脈（緑色）や尿管（黄色）の走行も描出可能である．前方進入アプローチに際して，この情報が極めて有用であった．術前プランニングおよび術中ナビゲーションとして有用であった．

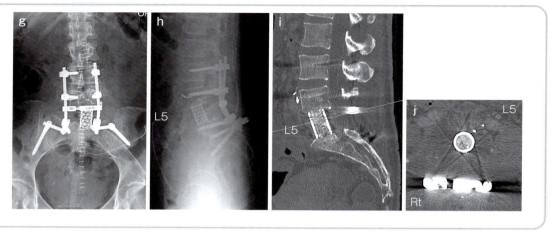

図2 （つづき）
g：術後X線正面像
h：術後X線側面像
i：術後CT矢状断像
j：術後L5高位水平断像

栓術を兼ねて行うことが多い．

2．生検

確定診断には生検が必要である．まずは，CTガイド下の針生検を計画する．脊椎の多くの領域で針生検が可能だが，頸椎の前方部分の腫瘍では椎骨動脈の存在のため針生検は困難である．また，針生検では得られる組織がわずかなため，診断がつかない場合が少なくない．したがって，針生検では1箇所でなく，数箇所の組織を採取するように努める．針生検で診断がつかない場合は，直視下切開生検を行うことを患者にあらかじめ説明しておく．

C 治療

1．良性腫瘍

無症候性のものは通常，治療を要さない．神経症状を呈するものでは，腫瘍切除または病巣掻爬（intralesional excision）＋骨移植を基本的に行う．一方，組織学的には良性だが，悪性腫瘍に酷似する著しい骨破壊，骨外への浸潤，旺盛な局所再発を呈する腫瘍（aggressive tumorと呼称される）に対しては，腫瘍の被膜を含めた全切除が必要になる．

a）骨巨細胞腫

20〜40歳に好発する．再発率が高く，肺転移を生じることがある．aggressive tumorであることを認識して，腫瘍全切除を行うのが望ましい（図1, 図2）．頸椎発生例で椎骨動脈を巻き込んで腫瘍が浸潤している場合は，全摘が困難であり，再発は避けられない（図3）[3]．放射線治療については，肉腫変化の報告があり，適応は慎重に決定すべきである．術前の塞栓術が有効なことが多い．

日本では2013年6月からデノスマブが骨巨細胞腫に対して保険適用となり，その効果が報告されている[4]．自験例でも，再発例にデノスマブを使用し，骨内病変のみならず骨外病変の縮小を認めた．ゾレドロン酸が骨内病変のみに作用するのに対し，デノスマブが骨外病変にも効果を示すことは注目に値する．今後は，デノスマブを術前に使用し，腫瘍を縮小させてから摘出を行う治療法も考慮される．また，再発例の腫瘍のコントロールがデノスマブで可能となれば，あえてリスクの高い広範囲切除を選択する必要がなくなるかもしれない．今後の研究が期待される．

逆に，デノスマブを長期に使用することで発生の可能性がある合併症（顎骨壊死，非定型骨折など）について，現時点ではデータが限られている．特に若年の患者にどのようにデノスマブを使用するかに関しては，今後の検討が必要である．

b）血管腫

約1/3が多発性である．通常は無症候性であり，latent benign tumorに分類され，経過観察でよい．治療の対象となるのは，神経圧迫により麻痺が生じている場合，病的骨折により疼痛が著しい場合，近い将来に神経圧迫の発生が危惧される場合である．症候性のものは30歳以降の女性に多い．

2. 脊椎腫瘍—a. 原発性腫瘍

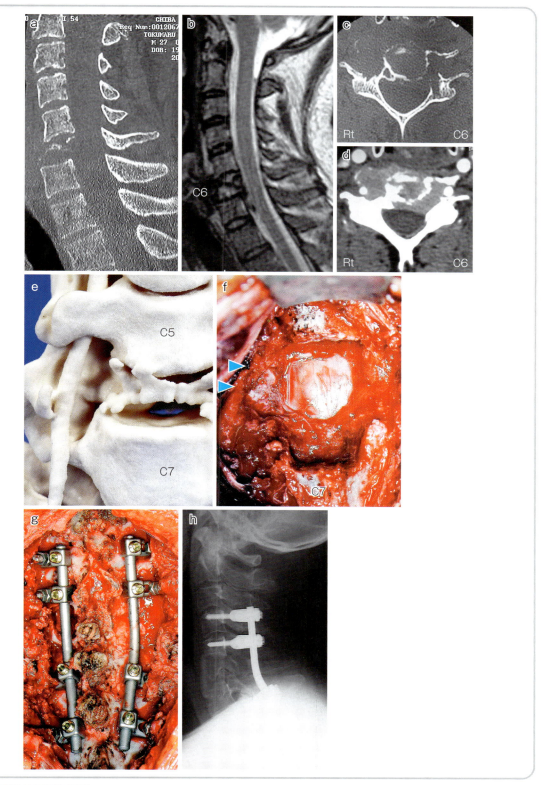

図3　頚椎骨巨細胞腫例

267

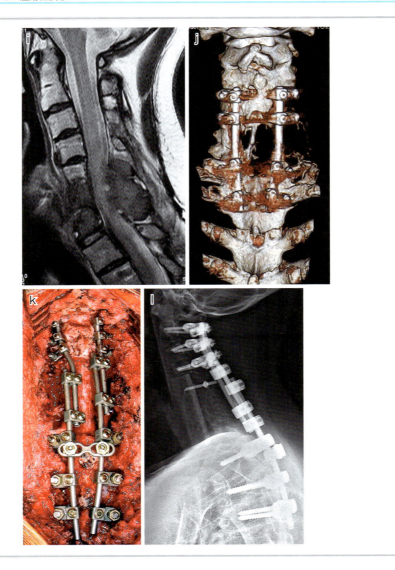

図 3 （つづき）
　a：術前 CT 矢状断像
　b：術前 T2 強調 MRI 矢状断像
　c：術前 C6 高位 CT 水平断像
　d：術前 C6 高位造影 CT 水平断像
　e：三次元実体模型
　f：術野
　g：術中写真後方視
　h：術後 X 線側面像
　i：術後 3 年経過時の T2 強調 MRI 矢状断像
　j：術後 3 年経過時の CT 三次元像
　k：再手術時の術中写真後方視
　l：再手術後 X 線側面像

20 歳代，男性．第 6 頚椎骨巨細胞腫．前方・後方アプローチによる腫瘍摘出術および固定術（C4-T1）を施行した．本例では，C6 高位で腫瘍が左右の椎骨動脈領域まで浸潤していたため，術前に椎骨動脈を含めた三次元実体模型を作製し（e），術中は模型と術野を対比することにより椎骨動脈（f：矢頭）を同定した．術後 3 年で腫瘍の再発を認めた．再手術として前方・後方アプローチによる腫瘍摘出術および固定の延長（C2-T4）を行った．

放射線治療やエタノール注入療法が奏効したとの報告がある．

血管腫のなかには，著しい骨破壊，骨外への浸潤，脊髄圧迫をきたし，aggressive hemangioma と呼ばれるものがある（図4）．このような症例に対しては，margin を含めた腫瘍全切除が望ましい．術前に腫瘍栄養血管の塞栓術を行い，術中の出血のコントロールを行うことが重要である．

c）好酸球性肉芽腫

小児に好発するが，成人例もある．扁平椎が単発で発生することが多く，激しい痛みを呈する．脊椎後方要素，傍脊柱へ進展することもまれではない（図5）[5]．

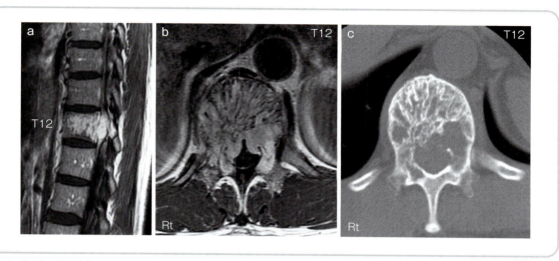

図4 胸椎血管腫例
　a：術前 T2 強調 MRI 矢状断像
　b：術前 T12 高位水平断像
　c：術前 T12 高位 CT 水平断像
　40歳代，男性．第12胸椎に発生した aggressive hemangioma．背部痛と進行性の両下肢麻痺を認める．腫瘍脊椎骨全摘術（TES）を施行した．

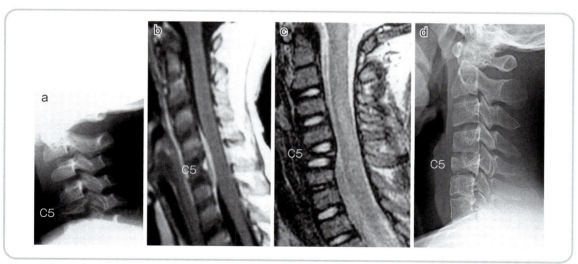

図5 好酸球性肉芽腫が疑われた小児例
　a：発症時の頸椎 X 線側面像
　b：発症時の Gd 造影 MRI 矢状断像．
　c：ハローベスト固定後3ヵ月の時点での T2 強調 MRI 矢状断像
　d：17 歳時頸椎 X 線側面像
　4歳，男児．第5頸椎破壊性病変と激しい頸部痛・両上肢痛，腱反射亢進を認めた．生検と同時にハローベスト固定を3ヵ月間行い，疼痛のみならず脊髄症の改善も得られた．長期経過では，椎体高の回復も得られた．

Ewing 肉腫，骨肉腫との鑑別が重要である．通常は装具や鎮痛薬で加療される．不安定性が顕著な例，神経症状を呈する例に限って手術適応となる．

d）骨芽細胞腫・類骨骨腫

骨芽細胞腫と類骨骨腫とは類似の疾患で，長径1.5 cm 以下が類骨骨腫，それより大きいと骨芽細胞腫に分類される．10～20 歳代に好発する．後方要素に好発する．根性痛に由来する疼痛性側弯や斜頸を呈することがある．夜間痛を訴える患者が特に類骨腫例で多く，消炎鎮痛薬が著効する．

初回手術時に腫瘍の margin を含めて完全切除することが望ましい（図 6）．取り残しがあると，10～20%の局所再発があるとされる．

e）骨軟骨腫（外骨腫）

表面を覆う骨膜下に軟骨帽が存在する骨性隆起病変である．椎体，椎弓，横突起に好発し，多発性の場合もある．10 歳代で発見されることが多い．頸椎や胸椎の脊柱管内に増大する腫瘍では，脊髄症を呈する（図 7）[6]．成人例で成長し続ける場合は，軟骨肉腫の可能性がある．

神経症状を呈する例や，成人で成長を続けている例は，手術適応となる．腫瘍摘出術を行う．軟骨帽を完全に切除することが再発防止のために重要である．

2. 悪性腫瘍

手術によって根治を目指すべき例では，margin を確保した腫瘍学的切除を選択する．化学療法や放射線治療が奏効する例では，手術は麻痺や脊柱不安定性に対しての除圧固定を主に行う．

a）悪性リンパ腫

リンパ系組織から発生する腫瘍であり，日本では非 Hodgkin 型が大部分である．原発不明の脊椎転移癌と初期診断されていることがしばしばである．全身検索を行っても原発巣が同定できない場合は，脊椎原発の悪性リンパ腫を念頭に置く必要がある．

血液検査で IL-2 受容体および LDH の上昇を認めることが多い．画像検査では，椎体外の腫瘤形成，硬膜外腫瘍，傍脊柱から椎間孔を経ての脊柱管内浸潤など，多彩な像を示す（図 8）．脊柱管内に浸潤した腫瘍が硬膜管を両側から圧迫すると，脊髄が「猫の目」のような形態を呈する．

全身化学療法や局所放射線治療を行うのが基本である．進行性の神経麻痺を呈する例では，手術療法が適応になる．腫瘍の全摘を行う必要はなく，通常は後方除圧固定術が選択される．確定診断以前に脊髄麻痺が進行している例では，生検と脊髄除圧を兼ねて後方除圧（固定）術を行う．

b）多発性骨髄腫・孤立性形質細胞腫

腫瘍化した形質細胞の増殖により，異常な単クローン性γグロブリン（M 蛋白）が産生される．血中の総蛋白値が上昇し，赤沈値が上昇する．形質細胞が骨に浸潤し，高カルシウム血症が生じる．異常産生されるグ

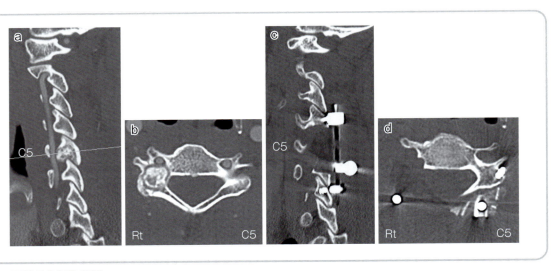

図 6　頸椎骨芽細胞腫例
　a：術前造影 CT 矢状断像
　b：術前 C5 高位水平断像
　c：術後 CT 矢状断像
　d：術後 C5 高位水平断像
20 歳代，男性．第 5 頸椎の右側椎弓から外側塊に発生した骨芽細胞腫．後方アプローチにて，椎骨動脈に注意を払いながら腫瘍の完全切除を行った．

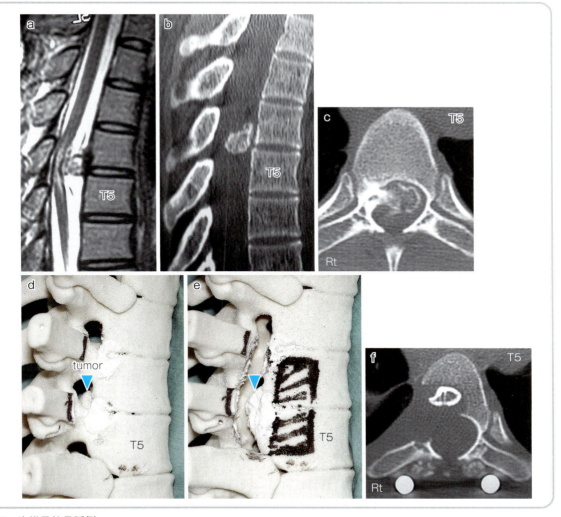

図7 胸椎骨軟骨腫例
a：T2強調MRI矢状断像
b：CT矢状断像
c：T5高位水平断像
d, e：三次元実体模型
f：術後のT5高位CT水平断像

10歳代，女性．第5胸椎の右側椎弓根から脊柱管内に発生し，進行性の重度下肢麻痺を呈する骨軟骨腫．経胸膜前方アプローチでの腫瘍完全切除を計画した．本例では術前に三次元実体模型を作製して，手術シミュレーションを行った（d, e）．実際の手術では，計画どおりに腫瘍の完全切除が可能であった．

ロブリン軽鎖蛋白（Bence Jones蛋白）により腎障害が生じる．抗体産生能が低下し免疫不全の状態になるため，感染症のリスクが上昇する．

50歳以降の中高年に多い．画像検査では，溶骨性のpunched out lesionを呈する．孤立性形質細胞腫では扁平椎を呈するため，転移性脊椎腫瘍や骨粗鬆症性椎体骨折との鑑別が重要である．血清および尿中のM蛋白および尿中のBence Jones蛋白が特徴的である．た

だし，孤立性形質細胞腫ではこれらの陽性率は25%程度に過ぎないので注意を要する．

化学療法と放射線療法が基本であるが，生命予後は悪い．進行性の脊髄麻痺を呈する例では手術（脊髄除圧，腫瘍掻爬，脊椎固定術）が選択される．

c）軟骨肉腫
腫瘍細胞が硝子軟骨を形成し，骨形成を示さない悪性腫瘍である．悪性度はGrade I〜IIIの3段階に分類

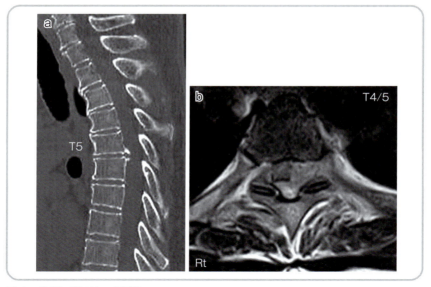

図8 胸椎悪性リンパ腫例
a：CT 矢状断像
b：T4/T5 高位 T2 強調 MRI 水平断像
60 歳代，男性．両下肢麻痺が急速に進行した．椎体の破壊はほとんど認めない．脊柱管内に浸潤した腫瘍が硬膜管を左側から圧迫している．本例では生検と脊髄除圧を兼ねて後方除圧術を行い，悪性リンパ腫の診断であった．

される．多くが低悪性度の Grade I または II である．脊椎発生の通常型の軟骨肉腫は椎体などの前方要素を中心に発生し，好発年齢は 40～60 歳代である．一方では，間葉性軟骨肉腫に分類されるものは，10～30 歳代に多い．

X 線・CT 検査では，比較的明瞭な骨透亮像を呈し，不規則な斑点状の石灰化を伴った骨破壊像が特徴である．MRI T2 強調像で，硝子軟骨部は高信号，石灰化部は低信号を示す（図9）．

遠隔転移はしにくいが，放射線治療の効果は少なく，化学療法は一般に無効である．初回手術で切除が不十分な場合は，局所再発が必発である．したがって，初回手術で，腫瘍の全摘出を行うことが重要である．

d）脊索腫

胎生期の椎間板髄核を構成する細胞である脊索（notochord）細胞に由来する腫瘍であり，低～中悪性度を呈する．60～70 歳代の高齢者に好発する．仙骨部の発生が多く，頭蓋，脊椎にも発生する．脊椎では頚椎，特に第 2～3 頚椎に多い．slow-growing であるため，症状が出にくく，診断までに長期間を要することが少なくない．

X 線・CT 検査では溶骨性・破壊性の所見を認める．MRI では T1 強調で低～等信号，T2 強調で高信号を呈し，分葉構造を呈する．

化学療法は無効であり，通常の放射線治療にも抵抗性である．以前は手術療法が第一選択とされ，腫瘍内切除での再発率が高いため *en bloc* 切除が望ましいとされた．しかし，仙骨切除に伴う神経機能・膀胱直腸障害が術後の大きな問題であった．

最近では，日本で重粒子線治療が開発され，より高い線量を腫瘍に選択的に照射することにより，腫瘍の局所制御が可能になってきている（図10）[7]．術後管理が不要であり，神経機能・膀胱直腸障害の発生が手術に比べて少ないなどの利点がある．現在では，多くの患者が手術療法に代わり，重粒子線治療を希望するようになってきている．

重粒子線治療の問題点として，インストゥルメンテーションが設置されている領域には照射できない，腫瘍の辺縁に高い線量を照射した際に隣接する皮膚や腸管に壊死が生じる可能性がある．遅発性に神経機能・膀胱直腸障害が生じるなどがあげられる．今後，日本での症例が蓄積され中長期成績が明らかになることにより，重粒子線治療の適応が明確になることが期待される．

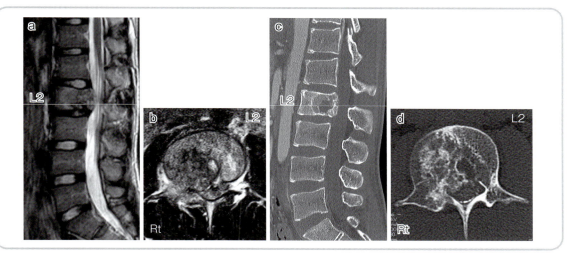

図9 腰椎軟骨肉腫例
a：T2強調MRI矢状断像
b：L2高位T2強調MRI水平断像
c：造影CT矢状断像
d：L2高位CT水平断像
10歳代，男性．腰痛・右下肢痛が増悪．CTガイド下針生検で軟骨肉腫（GradeⅠ）の診断．腫瘍脊椎骨全摘術（TES）を施行した．

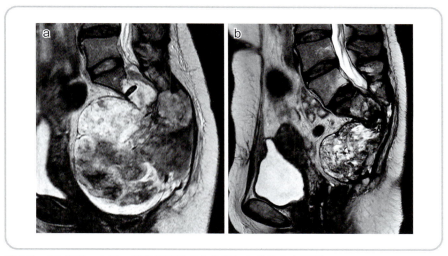

図10 40歳代，女性．重粒子線治療を施行した仙骨脊索腫例
a：治療前のT2強調MRI矢状断像
b：重粒子線治療後3年6ヵ月の時点でのT2強調MRI矢状断像
（放射線医学総合研究所，今井礼子先生のご厚意による）

特筆すべきポイント

1. 三次元CT血管造影による術前のプランニングの有用性

最近のCT検査法の進歩は著しい．造影＋再構築の手法（3D-CTA）により，頸椎領域では椎骨動脈の骨内・骨外走行の詳細な評価が可能であり，CTは頸椎インストゥルメンテーション手術には必須である．また，胸椎腰椎領域では大動脈・下大静脈などの大血管のみならず尿管の描出も可能である．この情報は，胸

椎・腰椎前方進入のアプローチ，特に腫瘍脊椎骨全摘術に際して，極めて有用である（図2）．

2. 三次元実体模型を用いた術前手術シミュレーション・術中ナビゲーション

筆者らは，解剖学的な把握が特に重要な頸椎・胸椎の非定型手術例に際しては，症例のCTデータをもとに三次元実体模型を作製し，手術プランニング，手術シミュレーションを行ってきた．さらに，術中は模型と術野を対比することによるナビゲーションを行い，手術の精度向上に努めてきた[3,6]．

文献

1) 日本整形外科学会骨軟部腫瘍委員会（監修）：全国骨腫瘍患者登録一覧表（平成18年度），国立がんセンター発行，2006
2) 岩崎幹季：脊椎腫瘍．脊椎脊髄病学，金原出版，東京，p326-352，2010
3) Yamazaki M et al: Usefulness of three-dimensional full-scale modeling of surgery for a giant cell tumor of the cervical spine. Spinal Cord **45**: 250-253, 2007
4) Mattei TA et al: Sustained long-term complete regression of a giant cell tumor of the spine after treatment with denosumab. Spine J **14**: e15-e21, 2014
5) 古矢丈雄ほか：好酸球性肉芽腫が疑われた小児頸椎破壊性病変の1例．臨整外 **40**：317-321, 2005
6) 山崎正志：手術における三次元実体模型の有用性―術前手術シミュレーションおよび術中ナビゲーション．OS NOW Instruction No. 14，内視鏡・ナビゲーションを併用した脊椎手術―最新の手術手技の見逃せないポイント，馬場久敏（編），メジカルビュー社，東京，p102-117，2010
7) Imai R et al: Carbon ion radiotherapy for sacral chordoma. Br J Radiol **84**: S48-S54, 2011

Ⅱ-D 腫瘍性疾患

2 脊椎腫瘍—b. 転移性腫瘍

A 疾患概念

　脊椎に発生する悪性腫瘍としては，転移性脊椎腫瘍が最も多い．原発巣別の頻度としては乳癌と肺癌が最も多く，続いて前立腺癌，腎癌が多い[1,2]．
　筆者が2000～2012年の期間に手術を施行した転移性脊椎腫瘍としては，腎癌，甲状腺癌，乳癌，肺癌，大腸癌が多かった（Ⅱ章-D-2-a の表1参照）．

B 診断

　X線，CT，MRI，PET・骨シンチグラフィについては，原発性腫瘍の項に準じる．

1．生検

　椎体の病的骨折が疑われる症例で，疼痛が著しく，脊柱の不安定性が明らかな症例では，後方インストゥルメンテーション手術を行うと同時に，生検を行う方法が有用である．脊柱の安定性を獲得すると同時に，確定診断を行って，その後の治療方針を的確に立てることができる．腫瘍が前方部分に限局していて，直視下に生検が行えない場合は，経椎弓根的に生検を行う．C3–C6高位では椎骨動脈が存在するので，椎弓根内に慎重に生検針を進める（図1，図2）．

2．血液データ

　主な腫瘍マーカーとしてPSA（前立腺癌），PIVKA-Ⅱ，AFP（肝細胞癌），CEA（大腸癌，肺癌，乳癌など），CA19-9（膵臓癌，胆道癌など），CA-125（卵巣癌，子宮癌，膵臓癌など），SCC（食道癌，肺癌，子宮癌など）がある．

C 治療

　患者が生存している期間，脊椎病巣をコントロールし，疼痛・麻痺などのADL障害の改善を図ることが治療の目的となる．除痛，麻痺の改善，近い将来に予測される病的骨折（impending fracture）の予防が基本である[3]．

1．非手術療法

　ホルモン療法，化学療法（抗がん剤，インターフェロン，分子標的治療薬），ステロイド治療，放射線治療，ビスホスホネート療法および抗RANKL抗体療法などを適切に選択する．

2．手術療法

　進行性の脊髄麻痺，耐え難い疼痛，脊柱の不安定性が手術の適応となる．最近では，化学療法が進歩し，ビスホスホネート療法，抗RANKL抗体療法などの新しい治療法が開発され，転移後の予後が改善されている[4]．これに伴い，積極的な外科治療を行う機会が増している．

a）根治的手術

　後方単独アプローチによる腫瘍全摘出術（total en bloc spondylectomy：TES）または，前後合併による腫瘍全摘出術が行われる．

b）姑息的手術

　後方インストゥルメンテーション＋腫瘍内切除（＋人工椎体置換術），後方インストゥルメンテーション＋後方除圧術，または，後方インストゥルメンテーションのみの術式が選択される．

D 特筆すべきポイント

1．生命予後の推定

　転移性脊椎腫瘍に対する術前予後判定点数（徳橋スコア：1998年改訂）が簡便で，予後予測に有用である[5]．全身状態（0～2点），脊椎以外のほかの骨転移数（0～2点），脊椎転移の数（0～2点），原発巣の種類（0～5点），腫瘍臓器転移の有無（0～2点），麻痺の状態（0～2点）の15点満点で評価する．予想される予後は0～8点：6ヵ月以内，9～11点：6ヵ月以上，12～15点：1年以上とされる．

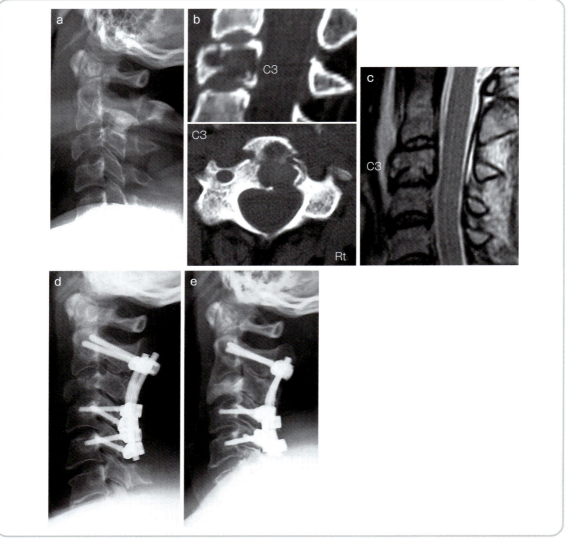

図1　経椎弓根的生検にて診断された乳癌頚椎転移例
　a：受傷後のX線側面像
　b：受傷後のCT矢状断像とC3高位水平断像
　c：受傷後のT2強調MRI矢状断像
　d：術後2週でのX線側面像
　e：術後3年でのX線側面像
　40歳代，女性．転倒して受傷，激しい頚部痛と上肢の不全麻痺を認め，緊急入院した．第3頚椎の病的骨折が疑われ，ハローベスト固定を行った．本例に対しては，C2-C5後方固定を施行し，同時に右C3椎弓根を経由して針生検を行った．病理診断で乳癌の転移が強く疑われた．その後の全身検索で，未治療の乳癌の存在が明らかとなった．術直後からハローベスト固定を外し，その後に乳癌に対する化学療法が施行された．

2．原発巣による特徴と治療方針

a）腎癌

　化学療法，放射線治療には抵抗性であり，手術療法を考慮すべきである．ただし，血中CRPが高値な転移例は予後不良であるので注意を要する．血管に富む腫瘍であり，術中の大量出血に備えて，術前に塞栓術を行うように努める．最近では原発巣やほかの主要臓器への転移巣が手術あるいは化学療法でコントロール可能な例があり，そのような例では根治手術が選択されることもある（図3）．

b）甲状腺癌

　甲状腺分化癌は進行が非常に緩徐であり，生命予後

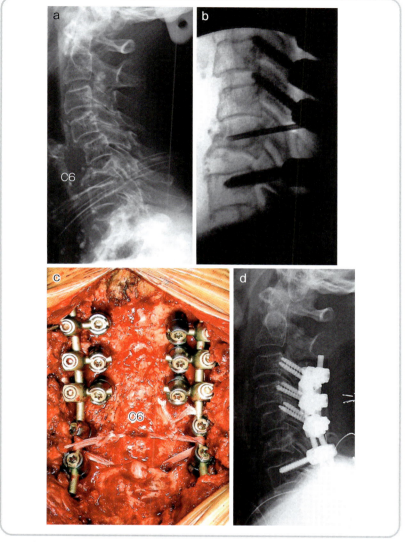

図2　経椎弓根的生検にて病的骨折との鑑別が可能であった頚椎骨折例

　a：受傷後のX線側面像
　b：術中の生検時の透視像
　c：インストゥルメンテーション設置後の術中写真
　d：術後X線側面像

　70歳代，女性．転倒して受傷し，緊急入院となった．受傷後のX線側面像（a）で第6頚椎の骨折と不安定性を認めたためハローベスト固定を行った．食道癌の治療中で，気管切開の状態である．乳癌の既往もあり，病的骨折の可能性が否定できなかった．本例に対しては，C3-T1後方固定を施行し，同時に右C6椎弓根を経由して針生検を行った．病理診断で病的骨折は否定された．術後はハローベスト固定を外し，通常の頚椎骨折に対する治療を行った．

が長い．遠隔転移の治療としては ^{131}I による内照射が行われる．肺転移には有効だが，骨転移に対しては骨転移巣が大きくなると限界がある．脊髄麻痺が重度になると内照射のための自立生活が不能となるので，進行性の麻痺は手術適応となる（図4）．原則的には姑息的手術を選択するが，主要臓器への転移がない例では，根治手術を施行することもある．

c）乳癌

　比較的生命予後が長い．ホルモン療法，化学療法，放射線治療が有効なことが多い．最近では，ビスホス

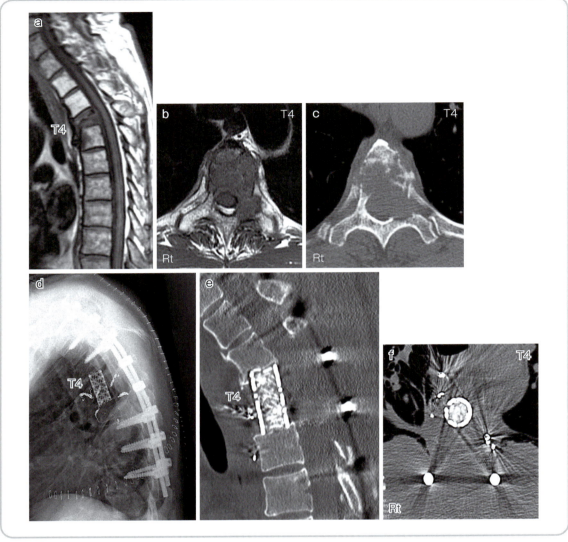

図3 腫瘍脊椎骨全摘術を施行した腎癌胸椎転移例
a：術前 T1 強調 MRI 矢状断像
b：術前 T4 高位水平断像
c：術前 T4 高位 CT 水平断像
d：術後 X 線側面像
e：術後 CT 矢状断像
f：術後 T4 高位水平断像
　50歳代，男性．針生検で腎癌の第4，5胸椎転移と診断される．原発巣の腎は外科的に摘出され，肺転移巣はインターフェロン投与で消失していた．根治手術の希望があったため，腫瘍脊椎骨全摘術（TES）を施行し，T4，T5 胸椎を完全摘出した．

ホネート療法，抗 RANKL 抗体療法も併用される（図5）．手術適応がある例では，原則的に姑息的手術が行われる．

d）肺癌

分子標的治療の有効例は予後が延長するが，一般的に予後は悪い．手術適応例では，原則的に姑息的手術が選択される．

e）大腸癌

分子標的治療の進歩により予後は伸びているが，一般的に予後は悪い．根治手術の適応はなく，手術適応例では姑息的手術が選択される．

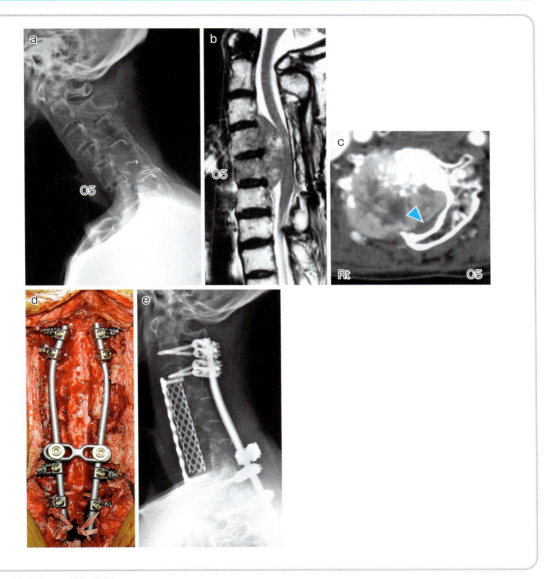

図4 甲状腺癌の頚椎転移例

a：X線側面像
b：T2強調MRI矢状断像
c：C5高位造影CT水平断像
d：インストゥルメンテーション設置後の術中写真
e：術後X線側面像

　70歳代，女性．20年前に頚椎後縦靱帯骨化症の診断で頚椎椎弓形成術を受けている．その5ヵ月後，甲状腺腫瘍の摘出を受けている．7年前の画像検査で頚椎に腫瘍様の所見が確認されている．5年前ころから上下肢麻痺が出現，次第に麻痺は増悪して重度の上下肢麻痺となったため手術目的に紹介された．生検の結果では甲状腺癌の頚椎転移が強く疑われた．X線側面像（a），T2強調MRI矢状断像（b），C5高位造影CT水平断像（c）では，脊髄が浮上椎弓と腫瘍（矢頭）で挟み込まれている．まず，後方アプローチによる除圧および椎弓根スクリューを用いたC2-T2固定術を行った．術後，麻痺は徐々に回復した．後方手術の10週後，前方アプローチにて，椎体開削，腫瘍摘出および固定術を行った．後方手術後，麻痺はさらに回復し，歩行可能となった．

文献

1) 日本整形外科学会骨軟部腫瘍委員会監修：全国骨腫瘍患者登録一覧表（平成18年度），国立がんセンター発行，2006
2) 岩崎幹季：脊椎腫瘍．脊椎脊髄病学，金原出版，東京，p326-352，2010

II. 各論：疾患編 ——D. 腫瘍性疾患

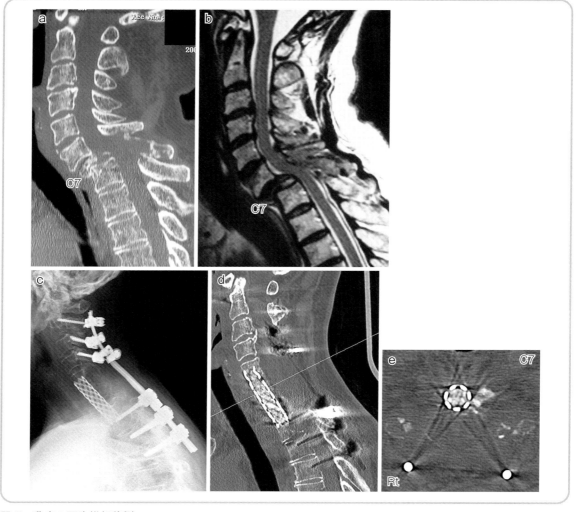

図 5 乳癌の頚胸椎転移例
a：CT 矢状断像
b：T2 強調 MRI 矢状断像
c：前方手術後 X 線側面像
d：CT 矢状断像
e：C7 高位水平断像

50 歳代，女性．9 年前に左乳癌の摘出術を受けている．6 年前に乳癌の頚椎転移が明らかとなり，放射線治療および化学療法を受けた．1 年 3 ヵ月前から頚部痛，両手のしびれ感が出現，その後，頚部痛が増強し，歩行障害も出現したため手術目的に入院となった．画像検査で C6，C7，T1 への転移の所見が確認された．まず，後方アプローチによる除圧および C2-T4 固定術を行った．術後，頚部痛消失し麻痺は回復した．後方手術の 1 年 9 ヵ月後，前方アプローチにて，椎体開削，腫瘍摘出および固定術を行った．前方手術後，ゾレドロン酸の投与を行った．腫瘍によって完全に浸食された脊椎の領域に，石灰化像が再度出現した（g：矢頭）．

3) 川原範夫（編）：脊椎腫瘍の手術．医学書院，東京，2010
4) 日本臨床腫瘍学会（編）：骨転移診療ガイドライン，南江堂，東京，2015
5) 徳橋泰明ほか：転移性脊椎腫瘍に対する手術治療の最前線．脊椎脊髄 24: 383-389, 2014

2. 脊椎腫瘍―b. 転移性腫瘍

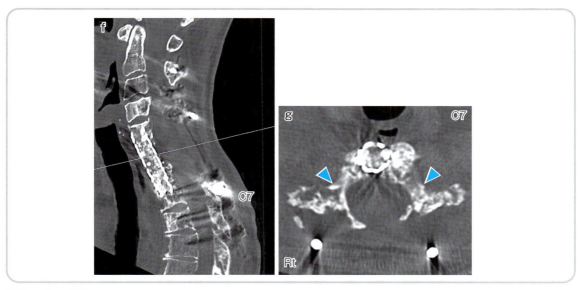

図5 （つづき）
f：ゾレドロン酸の投与開始後2年の時点でのCT矢状断像
g：ゾレドロン酸の投与開始後2年の時点でのC7高位水平断像

II-D 腫瘍性疾患

3 嚢腫性病変

脊柱管内嚢腫性病変は比較的まれな疾患であるが，MRIの普及により遭遇することが増えつつある疾患である．髄膜由来のものを総称して髄膜嚢腫と呼ぶが，硬膜内くも膜嚢腫（嚢胞），硬膜外くも膜嚢腫（嚢胞），perineural cyst などがある．硬膜内の嚢胞としては神経腸管嚢胞もある．脊柱管構成要素由来のものとして，椎間関節嚢腫，黄色靱帯嚢腫，椎間板嚢腫などがある．

A 硬膜内くも膜嚢腫

1．疾患概念
くも膜の憩室状病変あるいは隔壁病変により髄液の停滞をもたらす構造である．全周が取り囲まれた真の嚢胞構造ではないものが多い．局所性のくも膜肥厚性病変であり，その成因は先天性のものや癒着性くも膜炎によるものが考えられている．特発性のくも膜隔壁病変は Arachnoid web として報告されている[1,2]．癒着性くも膜炎を起こす原因としては，くも膜下出血，髄膜炎，脊髄外傷，油性造影剤，脊椎手術などがある．

髄液流のせき止め病変部位へ髄液拍動が繰り返しかかることによって脊髄が陥凹し脊髄障害を引き起こす．その周辺には脊髄空洞が合併することが多い．Chiari 奇形や脊髄腫瘍を伴わない脊髄空洞症では癒着性くも膜炎あるいは硬膜内くも膜嚢胞の可能性を考える必要がある．

症状は無症候のものから重度の脊髄症のものまで様々である．有症状例では緩徐進行性である．

2．診断
嚢腫は MRI で直接みえないので画像診断は容易ではない．くも膜下腔の拡大と脊髄の局所的陥凹が特徴である（図1，図2）．脊髄造影においても隔壁は描出されないが，髄液の停滞が透視下に読み取れることがある．脊髄の局所的陥凹は脊髄ヘルニアに類似しており，鑑別が必要である．

3．治療
手術療法では，髄液灌流障害の原因となっているくも膜肥厚病変を切除し髄液灌流を再獲得することを目的とする．硬膜を開く際にくも膜を損傷すると病態がつかめなくなるのでくも膜を損傷しないように硬膜を開く必要がある．癒着性くも膜炎例では，癒着剥離に加えシャント留置，硬膜形成を組み合わせて行う場合もある．止血など再癒着への配慮が重要である．

重度の脊髄障害例では成績は良好とはいえず，すでに出現した神経障害は回復しにくい．

B 硬膜外くも膜嚢腫

1．疾患概念
先天的な硬膜欠損部からくも膜が逸脱し拡大することで硬膜外に嚢胞を形成し，これが増大することにより神経圧迫症状が出る．あらゆる高位に発生するが，胸椎レベルと胸腰移行部に多い．横断面では脊髄の背側に多い．多椎にわたる病変のこともあり，多発病変もある（図3）．拡大する機序は，嚢腫と正常くも膜下腔との間の交通孔に神経根が介在し一方向弁の役割を果たすことでくも膜下腔内圧上昇時に嚢腫内へ髄液が流入し，くも膜下腔内圧下降時には神経根が蓋となって交通孔を塞ぐという機序が考えられる．

主症状は下肢しびれや腰背部痛のことが多く，緩徐進行性の神経症状を呈する．間欠跛行を呈することもある．

2．診断
特異的画像所見で診断は容易である（図4）．

3．治療
手術では交通孔の縫合閉鎖を行う．必ずしも嚢腫の全摘出は必要ない．かつては全摘出が行われていたが，長範囲の椎弓切除を要し後弯変形をきたすことがある．交通孔の閉鎖のみで再発はみられない．交通孔は硬膜の2時〜3時の位置，9時〜10時の位置に存在することがほとんどである．MRI と CT myelography を組み合わせることで交通孔の位置を推定することが可能であり（図3b），交通孔のある部位のみを展開すれば侵襲を少なくすることが可能である．

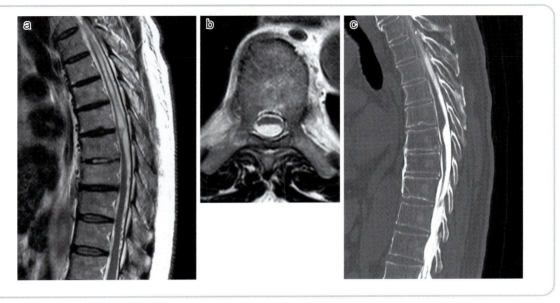

図1 硬膜内くも膜囊腫
a：MRI 矢状断 T2 強調像
b：MRI 横断 T2 強調像
c：CT myelography
囊腫部での脊髄の陥凹とその頭側に空洞形成を認める．

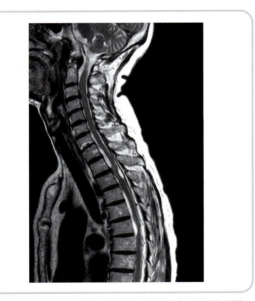

図2 癒着性くも膜炎に伴う多発硬膜内くも膜囊腫

ⓒ perineural cyst

1. 疾患概念

脊髄神経の後根から神経節にかけての endoneurium と perineurium の間に形成される囊胞性病変である．nerv root diverticula とも称される．最も頻度の高い部位は仙骨部であり特に S2・S3 に多い．仙骨部に生じたものは仙骨囊腫と呼ばれる．くも膜の炎症や増殖が発生に関与すると考えられる．

2. 診断・治療

仙骨囊腫の症状としては下肢痛，筋力低下，会陰部の疼痛・感覚障害，膀胱直腸障害が起こりうる．ただし，無症状で偶然発見されるものがほとんどであり，治療対象になるものは少ない．腰椎の変性疾患などほかの病変が症状の原因となっている可能性を考慮する必要があり，保存的加療を優先する．囊胞の穿刺吸引は効果があっても一時的であるとされる．フィブリン糊の注入や髄液圧を減らす目的の腰椎ドレナージを行う報告もある．囊胞に対する手術法については標準となるものはなく成績も良好ではない．

Ⅱ．各論：疾患編 ── D．腫瘍性疾患

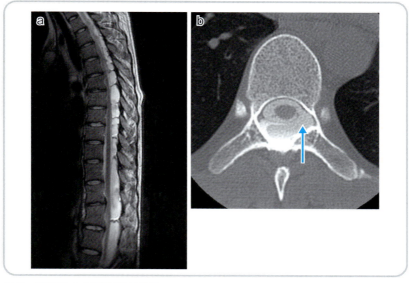

図3 硬膜外くも膜嚢腫多発例
a：T2強調像．胸椎腰椎多発例である．
b：同症例の CT myelography．矢印部に交通孔があると推定できる．

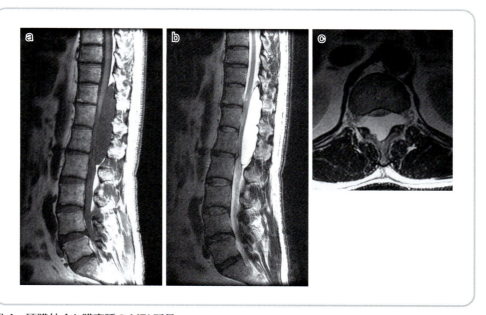

図4 硬膜外くも膜嚢腫の MRI 所見
a：T1強調像
b：T2強調像
c：T2強調横断像

D 神経腸管嚢胞（neurenteirc cyst）

1．疾患概念
胎生期の外胚葉と内胚葉の分離不全により生じる先天性嚢胞性病変である．enddermal cyst, enterogenous cyst とも呼ばれる．硬膜内髄外の嚢胞性病変であるがときに髄内病変の形態をとる．下位頚髄から上位胸髄レベルに好発し，脊髄の腹側正中に発生する．好発年齢は 20～30 歳代である．症状は頚部痛が多く，ときに脊髄症状を呈する．

2．診断
球形に近い嚢胞性病変で脊髄腹側に位置し脊髄を背側に圧迫する．T1 強調像で低信号，T2 強調像で高信号であり（図 5），嚢胞壁は造影されない．内容液の性質により信号強度はばらつきがある．

3．治療
治療は外科的摘出であるが，脊髄腹側に存在するため，方法については議論がある．後方から全摘出できればそれが最もよいだろうが，嚢胞壁の盲目的な牽引は脊髄を損傷する危険がある．部分摘出の報告が多いが再発の報告もある．前方から椎体亜全摘を行って嚢胞の全摘出を行う報告もある．

E 椎間関節嚢腫

1．疾患概念
神経組織を除く脊柱管内の構造物から発生する嚢腫性病変には椎間関節，靱帯，椎間板が関連する．椎間関節近傍に発生するものは，facet cyst, juxtafacet cyst, synovial cyst, ganglion cyst など様々な呼称で報告されている．ほとんどが腰椎発生であり，頚椎胸椎にはまれである．特に L4/L5 高位に多い．椎間関節の変性に伴って生じるものであり，関節包や黄色靱帯に変性による微小断裂が生じ粘液変性や滑液の流入により嚢胞を生じると考えられる．椎間関節との連続が確認できるものもできないものもある．腰椎変性疾患の除圧術後に生じる嚢腫の報告もある．

臨床経過や症状は腰部脊柱管狭窄症に類似する．すなわち疼痛を主体とし，病巣高位に一致した神経根症状馬尾症状を呈する．

2．診断
MRI では T1 強調像で低～等信号，T2 強調像で高信号を呈し（図 6），ガドリニウム造影では通常造影されないが辺縁が造影されることもある．

3．治療
自然経過で症状が改善し画像上も腫瘤が消退するこ

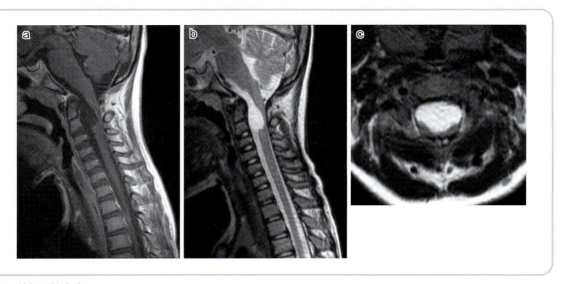

図 5　神経腸管嚢胞
　a：T1 強調像
　b：T2 強調像
　c：横断像

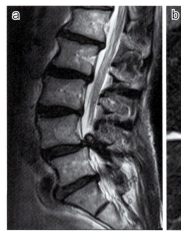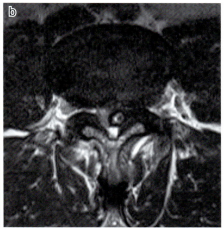

図6 椎間関節囊腫
a：T2強調像矢状断
b：T2強調像横断

とがまれではなく，保存療法が優先される．症状が軽度であれば経過観察でよい．椎間関節の穿刺，ステロイド注入が有効との報告もある．手術療法は腰部脊柱管狭窄症に準じ，椎間関節内側切除および囊腫摘出を行う．成績は良好であり，手技は難儀ではない．椎間不安定性のあるものは固定術の併用を考慮する．

F 椎間板囊腫

1．疾患概念

椎間板に由来する囊腫である．好発年齢は青年層であり，男性に多い．発生高位はL4/L5に多い．片側性に神経根および硬膜管を圧排するので単根性神経障害を呈する．片側性の下肢痛が多く，腰痛が先行することもある．

2．診断

画像上の当該椎間板の変性は軽微である．椎間板造影による囊腫内への造影剤流入により確定診断される．

3．治療

自然治癒例もあるので保存療法が優先されるが，手術を行う場合には椎間板ヘルニア手術に準ずる．

文献
1) Paramore CG: Dorsal arachnoid web with spinal cord compression: variant of an arachnoid cyst? report of two cases. J Neurosurg **93**: 287-290, 2000
2) Reardon MA et al: Dorsal thoracic arachnoid web and the "scalpel sign": a distinct clinical-radiologic entity. Am J Neuroradiol **34**: 1104-1110, 2013

索 引

欧文

A
Adamkiewicz 動脈　13
Adson テスト　233
Allen 分類　103
analgesia　33
Anderson 分類　101
AO 分類　106
arteriovenous fistula（AVF）　242
arteriovenous malformation（AVM）　242
astrocytoma　258
atlantoaxial subluxation（AAS）　208
atlantodental distance（ADD）　5
atlantodental interval（ADI）　5, 208
atlas　5

B
Babinski 徴候　12
Babinski 反射　35
Beevor 徴候　38
Brown-Séquard 症候群　37

C
cauda eqina　7
cervical flexion myelopathy　144
cervical line　33
Chiari 奇形　118, 225
compound muscle action potential（CMAP）　53
compressive extension　102
compressive flexion　102
compromised host　80
contact pressure mechanism　144
conus medullaris　38
coupling motion　4
COX　63
creep　4
CT 検査　46

D
degenerative spondylolisthesis　189
dens　5
developmental spinal canal stenosis　139
diffusion tensor tractography　115
distractive flexion　102
dorsal ramus　7, 8
drop head syndrome　141
dural sac　7
dysplastic spondylolisthesis　189

E
Eden テスト　233
ependymoma　257
epineurium　13
extreme lateral interbody fusion（XLIF）　166

F
femoral nerve stretch（FNS）test　28
fenestration　15
finger escape sign　135
foraminotomy　155
FRAX®　84
Froment 徴候　30
functional spinal unit　3
F 波伝導速度（F wave conduction velocity：FCV）　53

G
granulocyte colony-stimulating factor（G-CSF）　138
grip and release test　135

H
head compression test　135
hemangioblastoma　259
high amplitude potential　51
High-riding VA　14
Hoffmann 反射　35, 135
HTLV-I 関連脊髄症（HAM）　241
hypalgesia　33
hyperalgesia　33

I
image fusion 法　18
insertional activity　51
interference pattern　52
International Standards for Neurological Classification of Spinal Cord Injury（ISNCSCI）　113
intersegmental artery　15
inverted radial jerk　35
isthmic spondylolisthesis　189

J
Jackson テスト　135

K
Kemp 徴候　28

L
lamination　13
latency　53

287

lateral flexion　104
Levine 分類　101
Levine-Edwards 分類　102
Lhermitte 徴候　28
Load sharing 分類　108
long tract sign　36
low amplitude, short duration potential　52
Luschka 関節　5

M
mamillo-accessory ligament　8
manual muscle testing（MMT）　32
meningioma　256
Morley テスト　233
motion segment　3
motor nerve conduction velocity（MCV）　53
motor unit potential（MUP）　51
MRI 検査　41
myelopathy hand　134

N
neck compression test　135
nerve root block　7
neurenteirc cyst　285
neurinoma　256
nonsteroidal anti-inflammatory drugs（NSAIDs）　62

O
oblique lateral interbody fusion（OLIF）　166
os sacrum　10
ossification of posterior longitudinal ligament（OPLL）　168
ossification of yellow ligament（OYL）　168
osteogenesis imperfecta　119
overstretch mechanism　144

P
pars defect　189
pathological spondylolisthesis　189
patient controlled analgesia（PCA）　75
pedicle screw（PS）　122
percutaneous endoscopic lumbar discectomy（PELD）　166
percutaneous laser disc decompression（PLDD）　166
perineural cyst　283
perineurium　13
persistent 1st intersegmental artery　15
Pfirrmann 分類　43
Phalen テスト　30
pinprick テスト　33
polyphasic potential　51
Ponte osteotomy　125
posterior lumbar interbody fusion（PLIF）　166
postsurgical spondylolisthesis　189
pure conus syndrome　12

Q
Queckenstedt テスト　55

R
Ramus meningeus　7
Ramus recurrens　7
Ranawat 分類　209
receptor activator of NF-κB ligand（RANKL）　83
relaxation　4
Romberg 徴候　135
root sleeve　7

S
sacral sparing　14
sacred bone　10
sacrum　10
Schwannoma　256
segmental sign　36
sensory nerve action potential　53
sensory nerve conduction velocity（SCV）　53
sinuvertebral nerve　7
spinal canal stenosis　2
spinal cord stimulation（SCS）　71
spinal nerve　7
spinal nerve infiltration　7
spinal stenosis　2
spontaneous potential　51
Spurling テスト　27, 135
Staphylococcus aureus　81
straight leg raising（SLR）test　28
suboccipital triangle　5
surgical site infection（SSI）　75, 80

T
terminal latency　53
tethered cord syndrome　222
Thomsen テスト　30
thoracic outlet syndrome（TOS）　232
three-joint complex　4
Tinel 徴候　30
transforaminal epidural infiltration　7
transforaminal lumbar interbody fusion（TLIF）　166
traumatic spondylolisthesis　189

V
Valleix 圧痛点　162
ventral ramus　7
Vertebra prominens　5
vertival compression　102
viscoelasticity　4

W
Wartenberg 反射　35, 135
Wright テスト　233

X

X線検査　40

Y

young adult mean（YAM）　84

和文

あ

アキレス腱反射　12
足クローヌス　34
圧迫屈曲損傷　102
圧迫伸展損傷　102
アテトーゼ型脳性麻痺　147
アラキドン酸代謝系カスケード　63
アロディニア　58
鞍状感覚障害　12

い

異形成性脊椎すべり症　189
位置覚　34

う

運動診　27
運動神経伝導速度　53
運動単位電位　51
運動療法　69

え

嚥下障害　78
円錐部症候群　12

お

横位診断　36
黄色靱帯　6
黄色靱帯骨化症　168
黄色ブドウ球菌　81
横突間靱帯　6
オピオイド　65
温度覚　34
温熱療法　67

か

下位運動ニューロン障害　35
外傷性脊椎すべり症　189
外側仙骨稜　10
下位ニューロン　11
核医学検査　46
下肢伸展挙上テスト　28
肩関節周囲炎　158
下椎切痕　2
下頭斜筋　5
"かなめ石"構造　10
化膿性脊髄炎　80, 94

化膿性脊椎炎　213
顆粒球コロニー刺激因子　138
感覚検査　32
感覚神経活動電位　53
感覚神経伝導速度　53
環軸関節亜脱臼　208
干渉波形　52
関節リウマチ　88, 208
感染症　80
環椎　5
環椎骨折　100
環椎歯突起間距離　5, 208
漢方薬　67
関連痛　29

き

偽関節　94
危険的出血　76
急性痛　92
旧脊髄視床路　59
胸郭出口症候群　158, 232
胸椎　5
胸椎椎間板ヘルニア　160
胸腰椎骨折　104
棘間靱帯　6
筋弛緩薬　66
筋電図　51
筋力検査　32

く

首下がり症候群　141
くも膜　12
くも膜下腔　12

け

頚肩腕症候群　176
形成不全性脊椎すべり症　189
頚椎　5
経椎間孔的腰椎椎体間固定術　166
頚椎症性筋萎縮症　142
頚椎症性神経根症　152
頚椎症性脊髄症　139
頚椎椎間板ヘルニア　156
頚椎部屈曲性脊髄症　144
経皮的内視鏡下腰椎椎間板摘出術　166
経皮的レーザー椎間板除圧術　166
結核性脊椎炎　217
血管芽細胞腫　259
血管腫　259
牽引療法　67

こ

高位診断　37
抗うつ薬　65
後角・後根徴候　36

289

索引

抗痙攣薬　65
後根動脈　13
後索徴候　36
好酸球性肉芽腫　269
後縦靱帯　6
後縦靱帯骨化症　168
鉤状突起　5
高振幅電位　51
後脊髄動脈　13
後脊髄動脈症候群　37
鉤椎関節　5
交通枝　7
抗不安薬　65
後方腰椎椎体間固定術　166
硬膜　12
硬膜外くも膜囊腫　282
硬膜外血腫　44
硬膜外腫瘍　261
硬膜枝　7
硬膜内くも膜囊腫　282
硬膜囊　7
五十肩　158
骨外走行異常　15
骨芽細胞腫　270
骨巨細胞腫　266
骨形成不全症　119
骨質　83
骨粗鬆症　83
骨粗鬆症性椎体骨折　200
骨代謝マーカー　85
骨内走行異常　14
骨軟骨腫　270
骨密度　83
コラーゲン　83
根動脈　13

し

軸椎　5
軸椎骨折　100
シクロオキシゲナーゼ　63
歯状靱帯　12
視診　26
視神経脊髄炎　237
膝蓋腱反射　12
歯突起　5
刺入時電位　51
自発電位　51
尺骨神経障害　30
周術期管理　73
終末潜時　53
手根管症候群　30, 158
術後管理　75
術前管理　73
術中管理　74
上位運動ニューロン障害　35

上衣腫　257
上位ニューロン　11
小後頭直筋　5
上椎切痕　2
上頭斜筋　5
上腕骨外側上顆炎　30
触診　27
触覚　34
自律神経徴候　36
伸延屈曲損傷　102
侵害受容器　58
侵害受容性疼痛　60
神経学的検査　32
神経根　6, 11
神経根造影　50
神経根囊　7
神経根ブロック　7
神経根分岐異常　6
神経刺激症状　29
神経周膜　13
神経障害性疼痛　60
神経鞘腫　256
神経上膜　13
神経腸管囊胞　285
神経伝導速度　53
神経ブロック　70
新脊髄視床路　59
振動覚　34
深部腱反射　34

す

髄液漏　77
髄節徴候　36
錐体路徴候　36
垂直圧迫損傷　102
髄内神経鞘腫　259
髄内転移性腫瘍　259
髄膜　12
髄膜腫　256
砂時計腫　259

せ

星細胞腫　258
正中神経障害　30
正中仙骨稜　10
脊索腫　272
脊髄　11
脊髄円錐　38
脊髄円錐上部症候群　12
脊髄灰白質　13
脊髄空洞症　118, 225
脊髄係留症候群　222
脊髄サルコイドーシス　238
脊髄刺激療法　71
脊髄視床路徴候　36

脊髄腫瘍　254
脊髄神経後枝　7, 8
脊髄神経硬膜枝　7
脊髄神経前枝　7
脊髄神経反回枝　7
脊髄造影検査　48
脊髄損傷　29, 110
脊髄中心症候群　37
脊髄動静脈奇形　242
脊髄動静脈瘻　242
脊髄白質　13
脊髄ヘルニア　230
脊柱　2
脊柱アライメント　41
脊柱管狭窄症　2
脊柱機能単位　3
脊柱側弯症　122
脊椎外傷　29
脊椎側弯症　27
脊椎損傷　100
脊椎分離すべり症　189
節間動脈　15
前角・前根徴候　36
仙骨　9
仙骨角　10
仙骨翼　10
仙骨裂孔　10
前根動脈　13
潜時　53
前縦靱帯　6
前脊髄動脈　13
前脊髄動脈症候群　37
仙腸関節　9
先天骨奇形　16
前方除圧固定術　139
せん妄　77

そ
装具療法　67
層状配列　13
側屈損傷　104
腹側枝　7
ソフトカラー　68

た
大後頭孔　37
大後頭直筋　5
大前根動脈　13
大腿神経伸展テスト　28
打診　27
多相性電位　51
多発性硬化症　237
多発性骨髄腫　270

ち
中下位頚椎骨折　100
中間仙骨稜　10
中心性頚髄損傷　37
肘部管症候群　30, 158
長経路徴候　36

つ
椎間円板　4
椎間関節嚢腫　285
椎間関節包　6
椎間孔拡大術　155
椎間板　4
椎間板性疼痛　7
椎間板造影　48
椎間板摘出法　154
椎間板嚢腫　286
椎間板ヘルニア　156
椎弓　5
椎弓形成術　140
椎弓根　5
椎弓板　5
椎骨動脈　14
椎体摘出法　154
痛覚　33
痛覚過敏　33
痛覚消失　33
痛覚鈍麻　33

て
低振幅短持続電位　52
デオキシピリジノリン　83
デルマトーム　29, 33
転移性脊椎腫瘍　96
電気生理学的検査　51

と
透析脊椎症　196
洞脊椎神経　7
特発性側弯症　123
徒手筋力テスト　32

な
軟骨肉腫　271
軟骨無形成症　120
軟部組織評価　40
軟膜　12

に
乳頭副靱帯　8

ね
粘液乳頭状上衣腫　259
粘弾性　4

索 引

の
脳性麻痺　147
脳底動脈　14

は
背側枝　7, 8
発育性脊柱管狭窄　139
馬尾　6, 7
馬尾症候群　12
ハロー型装具　68

ひ
膝クローヌス　34
非ステロイド性抗炎症薬　62
表在性反射　34
病的脊椎すべり症　189
病的反射　34
平山病　144
フィードバック機構　60
フィラデルフィア・カラー　68

ふ
複合筋活動電位　53
副腎皮質ステロイド　64

へ
ペディクルスクリュー　122
変形性頚椎症　134
変性脊椎すべり症　189

ほ
放散痛　29

放線状肋骨頭靱帯　6
母指対立運動障害　31
保存療法　58
ポリネックカラー　68

ま
末梢神経　58
慢性痛　62, 92

み
ミルウォーキー型側弯症装具　69

よ
腰仙部移行椎　6
腰椎　6
腰椎すべり症　189
腰椎椎間板ヘルニア　96, 160
腰椎分離症　44
腰部脊柱管狭窄症　96, 181

り
隆椎　5

る
類骨骨腫　270

ろ
肋横突靱帯　6

わ
ワクシニアウイルス接種家兎炎症皮膚抽出液　65
腕橈骨筋反射の逆転　35

脊椎脊髄外科テキスト

2016 年 8 月 5 日　発行	編集者　高橋和久
	発行者　小立鉦彦
	発行所　株式会社　南江堂
	〒113-8410　東京都文京区本郷三丁目42番6号
	☎(出版) 03-3811-7236　(営業) 03-3811-7239
	ホームページ　http://www.nankodo.co.jp/
	印刷・製本　真興社

Textbook of Spinal Surgery
© Nankodo Co., Ltd., 2016

定価はカバーに表示してあります．
落丁・乱丁の場合はお取り替えいたします．

Printed and Bound in Japan
ISBN978-4-524-25877-2

本書の無断複写を禁じます．

JCOPY〈(社) 出版者著作権管理機構　委託出版物〉

本書の無断複写は，著作権法上での例外を除き禁じられています．複写される場合は，そのつど事前に，(社) 出版者著作権管理機構（電話 03-3513-6969，FAX 03-3513-6979，e-mail: info@jcopy.or.jp）の許諾を得てください．

本書をスキャン，デジタルデータ化するなどの複製を無許諾で行う行為は，著作権法上での限られた例外（「私的使用のための複製」など）を除き禁じられています．大学，病院，企業などにおいて，内部的に業務上使用する目的で上記の行為を行うことは私的使用には該当せず違法です．また私的使用のためであっても，代行業者等の第三者に依頼して上記の行為を行うことは違法です．

〈関連図書のご案内〉 ＊詳細は弊社ホームページをご覧下さい《www.nankodo.co.jp》

脊椎脊髄病用語事典(改訂第5版)
日本脊椎脊髄病学会　編　　　　　　　　　　　　　　　B6判・240頁　定価(本体3,500円＋税)　2015.5.

腰部脊柱管狭窄症診療ガイドライン2011
日本整形外科学会,日本脊椎脊髄病学会　監修　　　　　　B5判・78頁　定価(本体2,200円＋税)　2011.11.

腰痛診療ガイドライン2012
日本整形外科学会,日本腰痛学会　監修　　　　　　　　　B5判・88頁　定価(本体2,200円＋税)　2012.11.

頚椎症性脊髄症診療ガイドライン2015(改訂第2版)
日本整形外科学会,日本脊椎脊髄病学会　監修　　　　　　B5判・116頁　定価(本体3,000円＋税)　2015.4.

頚椎後縦靱帯骨化症診療ガイドライン2011(改訂第2版)
日本整形外科学会,日本脊椎脊髄病学会　監修　　　　　　B5判・182頁　定価(本体3,800円＋税)　2011.11.

腰椎椎間板ヘルニア診療ガイドライン(改訂第2版)
日本整形外科学会,日本脊椎脊髄病学会　監修　　　　　　B5判・108頁　定価(本体2,600円＋税)　2011.7.

JOABPEQ, JOACMEQマニュアル
日本整形外科学会／日本脊椎脊髄病学会診断評価等基準委員会　編　　B5判・94頁　定価(本体1,800円＋税)　2012.4.

脊椎外科書
清水克時　著　　　　　　　　　　　　　　　　　　　　A4判・156頁　定価(本体7,500円＋税)　2013.3.

脳・脊椎病変の画像診断(原書第1版)
青木茂樹・星地亜都司・斉藤延人　監訳　　　　　　　　A4判・960頁　定価(本体30,000円＋税)　2013.4.

脊椎脊髄損傷アドバンス 総合せき損センターの診断と治療の最前線
芝 啓一郎　編　　　　　　　　　　　　　　　　　　　A4判・238頁　定価(本体9,500円＋税)　2006.8.

椎体形成術 現在とこれから
德橋泰明　編　　　　　　　　　　　　　　　　　　　　B5判・208頁　定価(本体6,700円＋税)　2012.10.

関節外科診療ファーストステップ これ一冊で基本をマスター！
齋藤知行　編　　　　　　　　　　　　　　　　　　　　B5判・330頁　定価(本体7,000円＋税)　2016.5.

整形外科卒後研修Q&A 問題編／解説編(改訂第7版)
日本整形外科学会Q&A委員会　編　　　　　　　　　　B5判・698頁　定価(本体12,000円＋税)　2016.5.

整形外科学用語集(第8版)
日本整形外科学会　編　　　　　　　　　　　　　　　　B6判・630頁　定価(本体5,000円＋税)　2016.5.

運動器慢性痛治療薬の選択と使用法
山下敏彦・牛田享宏　編　　　　　　　　　　　　　　　A5判・242頁　定価(本体3,800円＋税)　2015.10.

小児運動器疾患のプライマリケア 愁訴・症状からのアプローチ
藤井敏男・高村和幸・柳田晴久　編　　　　　　　　　　A4判・158頁　定価(本体6,000円＋税)　2015.5.

臨床雑誌整形外科2016年7月増刊号特集 脊椎・脊髄外傷診療の最前線
竹内克志　編　　　　　　　　　　　　　　　　　　　A4変型判・216頁　定価(本体6,000円＋税)　2016.7.

別冊整形外科68 整形外科領域における移植医療
大川淳　編　　　　　　　　　　　　　　　　　　　　A4判・204頁　定価(本体6,300円＋税)　2015.10.

別冊整形外科69 足関節・足部疾患の最新治療
松田秀一　編　　　　　　　　　　　　　　　　　　　A4判・258頁　定価(本体6,300円＋税)　2016.4.

ただいま留学準備中 医師が知るべき留学へのコンパス
田中栄　監修／大谷隼一　著　　　　　　　　　　　　A5判・112頁　定価(本体2,200円＋税)　2016.4.

あなたのプレゼン 誰も聞いてませんよ！ シンプルに伝える魔法のテクニック
渡部欣忍　著　　　　　　　　　　　　　　　　　　　A5判・226頁　定価(本体3,000円＋税)　2014.4.

定価は消費税率の変更によって変動いたします．消費税は別途加算されます．